新生儿高级护理实践

主　编　成守珍　李智英

副主编　李素萍　司徒妙琼　杨　薇

编　者　（以姓氏笔画为序）

王泽丽　王嘉琳　史菊升　司徒妙琼　成守珍

吕林华　刘　婷　刘晓红　李　君　李美花

李素萍　李智英　杨　鹤　杨　薇　张　英

张婷婷　罗文君　周　璇　钟　婷　秦玉萍

钱　浩　徐淑贞　徐富霞　黄科志　谢巧庆

谢雪妹　蔡桂仪

人民卫生出版社

·北京·

图书在版编目（CIP）数据

新生儿高级护理实践 / 成守珍，李智英主编 . —北京：人民卫生出版社，2020.11

ISBN 978-7-117-30806-9

Ⅰ.①新… Ⅱ.①成… ②李… Ⅲ.①新生儿－护理 Ⅳ.①R174

中国版本图书馆 CIP 数据核字（2020）第 210705 号

人卫智网	www.ipmph.com	医学教育、学术、考试、健康，购书智慧智能综合服务平台
人卫官网	www.pmph.com	人卫官方资讯发布平台

新生儿高级护理实践

Xinsheng'er Gaoji Huli Shijian

主　　编：成守珍　李智英

出版发行：人民卫生出版社（中继线 010-59780011）

地　　址：北京市朝阳区潘家园南里 19 号

邮　　编：100021

E - mail：pmph @ pmph.com

购书热线：010-59787592　010-59787584　010-65264830

印　　刷：三河市博文印刷有限公司

经　　销：新华书店

开　　本：710×1000　1/16　印张：14　插页：1

字　　数：259 千字

版　　次：2020 年 11 月第 1 版

印　　次：2020 年 11 月第 1 次印刷

标准书号：ISBN 978-7-117-30806-9

定　　价：54.00 元

打击盗版举报电话：010-59787491　E-mail：WQ @ pmph.com

质量问题联系电话：010-59787234　E-mail：zhiliang @ pmph.com

前　言

近年来，随着医学的发展，医疗技术水平的不断提高，专科护理的发展也日新月异。为了适应临床的护理需要，满足临床护理人员的知识需求，为新生儿临床护士提供较为完整及科学的实践指引。在临床专家的大力支持下，紧扣新生儿护理专家的临床经验，并结合新生儿专科护理的最新进展，我们组织编写了《新生儿高级护理实践》。本书内容包含以下三篇：

第一篇：新生儿常见病例护理实践

围绕新生儿常见病、多发病以及疑难复杂病例，以临床个案为范例，将护理程序贯穿于患者的入院到出院的全过程，以启发式的临床思维方式，将临床护理过程中可能面对的护理问题凸显，并施予针对性的护理措施，最后进行护理效果评价，并就护理的难点问题、护理关键问题以经验的形式进行重点描述。

第二篇：新生儿专科护理

以新生儿专科常见技术为基础，融合了近年最新的专科护理技术，例如新生儿预警评分、疼痛评分、PICC 置管术等。从评估、实施、结局到相关知识链接，较为完整地将专科技术描述呈现。

第三篇：新生儿突发事件应急预案

着重描述了新生儿常见突发意外事件的识别与处理。

本书编写过程中得到中山大学附属第一医院、中山大学孙逸仙纪念医院、南方医科大学珠江医院等儿科护理专家、教授的参与及指导，在此谨致真诚谢意！

本书力求内容新颖、实用，段落层次清晰，语句精练、通顺，紧扣临床，经反复推敲、修改。但由于临床技术的迅速发展，本书难免有不足之处，恳请广大读者给予批评、指正。

成守珍　李智英

2020 年 10 月

目　录

第一篇　新生儿常见病例护理实践

第二篇　新生儿专科护理

第三篇　新生儿突发事件应急预案

第一篇
新生儿常见病例护理实践

第一章　新生儿黄疸

第一节　病理性黄疸

新生儿溶血病

新生儿溶血病（hemolytic disease of the newborn，HDN）是指因母、婴血型不合而引起的同族免疫性溶血，使胎儿在宫内或出生后发生大量红细胞破坏，从而出现一系列溶血性贫血、黄疸以及其他多种临床表现的疾病。在中国以 ABO 血型不合者占多数，Rh 血型不合者较少，其他如 MN、Kell 血型系统等少见。

【病因及分类】

当胎儿由父方遗传所得的血型抗原与母亲不同时，进入母体后即会刺激母体产生相应的抗体，可通过胎盘进入胎儿体内，与胎儿红细胞发生抗原抗体反应导致溶血。

1. ABO 溶血　主要发生在母亲 O 型而胎儿 A 型或 B 型。

2. Rh 溶血　Rh 血型阴性的母亲，在第二次怀孕或者曾输过 Rh 阳性的血，胎儿可发生 Rh 溶血。以 RhD 溶血常见。

【案例】

患儿，男，生后 0.5h，体重 2.6kg。诊断：新生儿溶血病。

母亲情况：G_4P_1，胎龄 36^{+1} 周，因"子宫瘢痕，胎儿 Rh 溶血性贫血"剖宫产娩出。

Apgar 评分：Apgar 评分 1min 为 10 分，5min 为 10 分。

客观情况：父亲血型 O 型 RhD（+），母亲血型 O 型 RhD（−），停经 30 周时查 Rh 抗体效价 1:1 024。胎儿血型 O 型 Rh（+），Hb 120g/L，直接 Coomb's 试验（+），Rh 放散试验（+），Rh 游离试验（+）。

实验室检查：脐血总胆红素 5.2mg/dl，血总胆红素 8.8mg/dl，Hb 96g/L，HCT 0.286，血型 O 型 RhD（+）。

体查与专科特征：T 36.5℃，R 38 次 /min，HR 130 次 /min，BP 66/35mmHg，头围 32cm，体重 2.6kg，身长 48cm。早产儿外貌，反应好，哭声响，呼吸平稳，

生后 5h 出现全身皮肤黄染，无水肿及硬肿。心率 130 次 /min，律齐，未闻及杂音。腹软，脐部干洁，无异常分泌物，肝脾肋下 2cm 可扪及，质软，肠鸣音正常。脊柱四肢无畸形，足跟毛细血管充盈时间 1s，四肢肌张力正常，觅食反射、吸吮反射、握持反射、拥抱反射正常。

【临床护理实践】

（一）护理评估

父亲血型 O 型 RhD（+），母亲血型 O 型 RhD（−），停经 30 周时查 Rh 抗体效价 1∶1 024，患儿系 G_4P_1，出生时脐血总胆红 5.2mg/dl，生后 5h 出现全身皮肤黄染，血总胆红素 8.8mg/dl，提示患儿有 Rh 血型不合溶血病，存在胆红素脑病的危险；Hb 96g/L，提示患儿有活动无耐力；患儿进行换血术治疗提示电解质紊乱的危险和感染的危险。

（二）护理问题与措施

1. 潜在并发症：胆红素脑病。

同"葡萄糖 6- 磷酸脱氢酶（G6PD）缺乏症"护理。

2. 活动无耐力　与贫血致组织缺氧有关。

（1）护理目标：通过换血改善贫血情况并提供细致个性化护理，满足生理需求。

（2）护理措施

1）保持安静舒适的环境，减少声音、光线刺激。

2）所有操作集中进行，减少对患儿刺激，给予患儿安抚，避免哭闹。

3）每天床边擦浴，避免搬动患儿；停留胃管，进行管饲喂养，减少能量消耗。

4）遵医嘱正确合理输血。

5）配合管床医生完成血常规的实验室检查，动态监测患儿血红蛋白的指标变化。

6）监测生命体征，观察患儿的精神反应，皮肤颜色，进食情况，24h 出入量，定时测量体温、血压。观察有无呼吸暂停，必要时需给予吸氧。

3. 潜在并发症：电解质紊乱、高血钾和低血钙。

（1）护理目标：换血过程中密切观察有无电解质紊乱的症状，及时发现及时处理。

（2）护理措施

1）由于血源为库存血，大量的换入极易引起高血钾、低血钙。故建议尽量使用3d 内的新鲜血液。

2）术中密切观察患儿的意识变化、四肢肌张力情况、有无四肢抽搐抖动等症状。高钾血症可引起心律不齐、心室纤维性颤动，严重时致心脏停搏；低血钙时可心动过缓、抽搐、喉痉挛、发绀等。

3）换血中、换血后及时抽血查血生化，动态监测胆红素、血钙、血糖、血钾等,如检验提示低血钙、低血糖,每换血 100ml 按医嘱静脉输注葡萄糖酸钙 10ml+10% 葡萄糖 20ml。

4. 有感染的危险 与换血侵入性操作有关。

(1)护理目标:换血过程中严格无菌操作,及时发现感染症状并及时处理。

(2)护理措施

1)换血术应在手术室或经过严格消毒的治疗室进行,操作者按手术要求洗手,穿无菌手术衣,戴无菌手套、一次性口罩、帽子。

2)换血前准备好所需的物品、药物及器械等,并保证各种物品及器械处于功能备用状态。紫外线消毒手术室 30min。

3)限制在场的工作人员人数,减少不必要的人员走动。

4)严格执行无菌操作要求。换血时各管道连接严密,避免反复打开管道接头,防止引起感染。

5)密切监测患儿的生命体征、血氧饱和度的指数及腹部情况,换血后尽可能拔除脐静脉。

(三)护理结局

生后 8h 予换血术,过程顺利,总换血量为 400ml,2h 完成。生后第 2d 监测血总胆红素 4.5mg/dl,血钙 2.50mmol/L,血钾 5.0mmol/L,血糖 7.5mmol/L;T 36.8℃,R 43 次 /min,HR 145 次 /min,BP 70/42mmHg。

【经验分享】

1. 做好围生期保健 为了提高本病早期的诊治水平,对于有不明原因流产、早产的妇女再次妊娠时,应在孕 12～16 周检查夫妇 ABO、Rh 血型及血型抗体,对夫妇血型不合的孕妇进行血清检测,以便做到早发现、早治疗。

2. 护理工作中对高危儿要密切观察包括皮肤黄疸变化在内的各种临床表现,以达到早期诊断、及时治疗的目的,包括争取对高危儿进行早期干预,减少需进行换血治疗的概率。

3. 为了保证换血过程顺利完成,并使治疗达到最佳的预期效果,护理工作中一个关键环节就是要做好对患儿的实时、持续的病情监测。

4. 外周动 - 静脉同步换血或外周动 - 静脉加脐静脉同步换血治疗新生儿高胆红素血症有效,且换血时间缩短,感染机会减少,提高置换率。

(司徒妙琼 杨 薇)

第二节 新生儿高未结合胆红素症

一、新生儿葡萄糖 6- 磷酸脱氢酶(G6PD)缺乏症

葡萄糖 6- 磷酸脱氢酶(G6PD)缺乏症为红细胞葡萄糖 -6- 磷酸脱氢酶

（G6PD）显著缺乏所致的一组遗传性溶血性疾病，部分病例食用蚕豆后发病，俗称蚕豆病。为 X 连锁的酶缺陷疾病，影响男性半合子和女性纯合子，还有一部分女性杂合子发病，是可以引发危险性高胆红素血症和核黄疸的病因。

【病因及分类】

G6PD 缺乏症发病原因是 G6PD 基因突变，导致该酶活性降低，红细胞不能抵抗氧化损伤而遭受破坏，引起溶血性贫血。临床上可分为先天性非球形细胞性溶血性贫血Ⅰ型、蚕豆病、药物诱发溶血性贫血、感染诱发溶血性贫血和新生儿黄疸五种类型。如果有 G6PD 缺乏而无贫血，则称为红细胞 G6PD 缺乏。

【案例】

患儿，男，生后第 2d。诊断：新生儿病理性黄疸。

母亲情况：G_1P_1，胎龄 39^{+5} 周，顺产娩出，母亲有 G6PD 缺乏史。

Apgar 评分：Apgar 评分 1min 为 10 分，5min 为 10 分。

客观情况：生后第 2d 开始出现皮肤黄染，皮测胆红素（额部 - 胸前区 - 下肢）15.3-15.9-16.2mg/dl，出生时无胎膜早破，无脐带绕颈及扭转。

实验室检查：血清总胆红素 TIBL 293.9μmol/L，结合胆红素 Bc 2.0μmol/L，未结合胆红素 282.9μmol/L；急性术后感染 CRP<0.60mg/L；Hb 150g/L；患儿血型及母亲血型均为 O 型，Rh 血型阳性；G6PD 22U/L。

体查与专科特征：T 36.4℃，HR 140 次 /min，R 40 次 /min，头围 33cm，体重 3.4kg，身长 49cm。足月成熟儿外貌，反应好，哭声响全身皮肤中度黄染，巩膜轻度黄染，无皮疹，无水肿及硬肿。四肢肌张力正常，原始反射可引出。吃奶好，吸吮有力，无呕吐。大小便正常。

【临床护理实践】

（一）护理评估

1. 黄疸出现时间　生后第 2d 出现黄疸。

2. 家族史　母亲有 G6PD 缺乏史。

3. 相关实验室检查　血清总胆红素 293.9μmol/L，超出正常范围；G6PD 22U/L，在正常范围外；患儿血型及母亲血型均为 O 型。

提示：该患儿属于 G6PD 缺乏症引起的黄疸。

（二）护理问题与措施

1. 有胆红素脑病的危险　与血清胆红素过高有关。

（1）护理目标：患儿胆红素脑病的早期征象得到及时发现、及时处理。

（2）护理措施：G6PD 缺乏症是新生儿黄疸的主要病因，G6PD 缺乏症易引起胆红素脑病，且可在血清胆红素较低的水平上发生，发生率高于 ABO 溶血病。

1）每班评估患儿黄疸进展和消退情况：观察皮肤黏膜、巩膜的黄疸程度、范围及其变化。胆红素的测量：日常可使用经皮胆红素测量仪测量，测量部位包括额部(眉弓连线中点上1cm)、胸前区(乳头连线胸骨上)及下肢(股外侧中点)三处,测量时测量仪探头面与皮肤紧密垂直接触,不留空隙,待测量仪闪红光,读取显示屏上的数据;血清胆红素检查是临床诊断最可信赖的方法。

2)病情观察

①胆红素脑病早期表现:如一旦发现患儿出现反应略低下,嗜睡,肌张力减弱,吸吮力弱等表现立即通知医生积极采取措施。本病案中患儿生命体征正常,无嗜睡;吃奶好,吸吮有力;黄疸无迅速加重,肌张力正常。

②大小便次数、量及性质:如发现胎粪延迟排出,可给予腹部抚触护理、开塞露纳肛或灌肠处理,促进胆红素排出。本病案中患儿排黄色大便4次/d,量正常。

③保暖:维持体温在36.5~37.5℃。患儿体重3.4kg,置30℃双面蓝光温箱予光照疗法,每1h巡视蓝光温箱及触摸患儿肤温,确保设置的箱温与实际箱温一致。

④营养:按需喂养,保证60~80kcal/(kg·d)热量供给,使血糖维持在3.0~7.0mmol/L,必要时遵医嘱静脉补充热量。

3)光疗的护理

①光疗前的准备:a.检查灯管是否全亮,灯管的使用时间要<1 000h,灯管及反射板的清洁度,防止灰尘影响光照强度,温度传感器是否处于功能状态,开机进行预热;b.室温调节到22~24℃;c.进行皮肤清洁,皮肤上忌涂油及爽身粉,以免影响照射效果,患儿全身皮肤裸露,用尿布遮盖会阴部,佩戴遮光眼罩,尽可能增加照射皮肤面积,修剪指甲,以防光疗期间患儿因哭闹或烦躁而抓破皮肤。

②光疗过程中的护理:a.每2~4h测体温,每1h监测箱温1次。如体温高于37.8℃或低于35℃,暂时停止光疗;b.双面光疗时一般采用仰卧位,如单面蓝光照射时,为使患儿皮肤广泛均匀照射,采用仰卧、侧卧、俯卧等体位交替更换,每2h翻身1次;c.随时观察患儿眼罩、尿布有无脱落,皮肤有无破损;d.保证水分和营养供给,奶间勤喂水,详细记录出入量;e.观察有无发生光疗的不良反应,如发热、腹泻、呕吐、皮疹等;f.遵医嘱予白蛋白和酶诱导剂,纠正酸中毒,以利于胆红素和白蛋白的结合,减少胆红素脑病的发生;g.做好换血治疗的准备工作。

③光疗后护理:出箱后清洁消毒光疗设备,记录出箱时间及灯管使用时间。

2.有皮肤完整性受损的危险　与光疗时患儿出现摩擦、大便次数增多等因素有关。

(1)护理目标:保持患儿皮肤完整性,住院期间不发生皮肤破损。

（2）护理措施

1）评估皮肤情况及危险因素：患儿皮肤无水肿、硬肿，无皮疹。

2）光疗前剪短指（趾）甲或用袜套将手和脚包裹，双眼佩戴光疗眼罩，避免患儿抓伤自己皮肤。

3）光疗床四周用软布包裹，避免患儿四肢磕碰磨损皮肤。

4）保持患儿皮肤清洁、干燥，出汗多时及时擦干。

5）每小时巡视一次皮肤情况，观察眼罩、尿片、棉垫是否松紧适宜，有无松脱，每班严格交接患儿皮肤情况。

3．知识缺乏（家长）：缺乏因 G6PD 缺乏而引起黄疸的相关护理知识。

（1）护理目标：通过宣教，患儿家长能掌握 G6PD 缺乏症的相关知识。

（2）护理措施：本病是一种不完全显性遗传疾病，绝大多数有诱因诱发急性溶血，故预防极为重要，故做好相关知识宣教是预防措施的重要环节。

1）做好家长宣教，详细解释疾病的病因和发病机制、临床表现、治疗要点、护理措施等，使家长了解病情，取得家长的配合。

2）制作 G6PD 缺乏症携带卡，并告知家长家庭护理的注意事项，包括小孩的饮食、药物、日常护理及就医时需告知医生该儿童有 G6PD 缺乏症。

3）宣教后要评价家长掌握的知识内容情况。通过家长复述、护士提问的方式了解家长掌握的知识深度，并通过辨认食物图片及家庭药物实物来判断家长知识掌握的真实情况。

（三）护理结局

生后第五天血清总胆红素 TIBL 188.7μmol/L，全身皮肤轻度黄染，患儿未出现胆红素脑病早期表现；光疗期间生命体征正常；吃奶好，无呕吐；胸前皮肤出现散在性皮疹，无脓，暂无处理，停光疗后皮疹逐渐消失；家长掌握 G6PD 缺乏症的相关知识。

【经验分享】

我国南方 G6PD 缺乏症较多见，G6PD 缺乏症是一种常见的不完全性显性伴性遗传病，常在一些诱因下发病，发病的主要表现为溶血性贫血和由此而产生的高胆红素血症，尤其在新生儿期发病，G6PD 缺乏症引起的黄疸具有出现时间早、进展快，容易发生胆红素脑病等特点，所以如何防治该病发生至关重要。

1．开展孕妇 G6PD 缺陷的筛查，对有 G6PD 缺乏症禁止使用氧化性药物及食物；对有 G6PD 缺乏的妇女所生的新生儿，生后及时进行脐血筛查，发现有本病者，应于生后严密监测胆红素的动态变化。

2．加强围生期监护，减少各种诱因发生，积极治疗 G6PD 缺乏症引起的并发症。

3．采用不同时龄不同胎龄胆红素值监测，对 G6PD 缺乏症者应积极早期干预,从而减少换血疗法,避免胆红素脑病的发生。

4. G6PD 缺乏症容易发生胆红素脑病,且可在胆红素较低水平发生胆红素脑病,特别是早产儿或存在感染、酸中毒等高危因素,换血的指征可适当放宽。

5. 提高新生儿 G6PD 缺陷症筛查率,及早发现 G6PD 缺陷症可避免核黄疸和药源性溶血的发生,提高人口素质。

【相关链接】

小儿葡萄糖 -6- 磷酸脱氢酶缺乏症预防

1. 普查 在 G6PD 缺乏高发地区,采用群体大面积普查。婚前、产前、新生儿脐血普查是比较有效的方法,以发现 G6PD 缺乏者。

2. 个体预防

(1) 在筛查的基础上,制作列有禁用或慎用药物、食物等的"G-6-PD 缺乏者携带卡",供医生及本人参考。

(2) 夫妇双方或任一方为 G6PD 缺乏者时,孕妇于产前 2~4 周,每晚服苯巴比妥,可减轻新生儿高胆红素血症或降低其发病率;分娩时取脐血做常规筛选以发现 G6PD 缺乏新生儿;母产前及婴儿忌用氧化性药物或使用樟脑丸贮存衣服,母忌吃蚕豆及其制品,积极防治新生儿感染。

(3) 对新生儿在后续生活中严格遵照以下注意事项:①禁食蚕豆及其有关制品(如蚕豆酥、怪味豆),避免在蚕豆开花、结果或收获季节去蚕豆地;②衣橱、厕所等处不可以使用樟脑丸(含萘的臭丸);③不要使用甲紫(紫药水);④禁止使用的药物:抗疟药(伯氨喹、扑疟喹啉、戊奎等)、磺胺类药物(磺胺甲噁唑、磺胺吡啶、对氨苯磺酰胺、磺胺醋酰等)、解热镇痛药(乙酰苯胺、氨基比林、保泰松等)、呋喃类(呋喃坦啶、呋喃唑酮、呋喃西林等)、其他(噻唑砜、萘啶酸、尼立达唑、三硝基甲苯、萘(樟脑)、亚甲蓝、川连、甲苯胺蓝等);⑤慎用的药物:对乙酰氨基酚、非拉西丁、阿司匹林、氨基比林、安替比林、盐酸苯海索、维生素 C、维生素 K、氯霉素、链霉素、异烟肼、磺胺嘧啶、磺胺胍、磺胺异噁唑、氯喹、秋水仙碱、苯海拉明、左旋多巴、苯妥英钠、普鲁卡因酰胺、乙胺嘧啶、奎尼丁、奎宁、三甲氧苄氨嘧啶、格列本脲等;⑥注意下列感染性诱因:病毒性肝炎、流感、肺炎、伤寒、腮腺炎等;⑦凡感染后或接触 / 服用以上食物或药物数小时或数天内,出现发热、腹痛、呕吐、面黄或苍白、尿呈黄褐色或暗红色等症状,属急性溶血反应,应立即到医院急诊科就诊。

二、新生儿母乳性黄疸

母乳性黄疸(breast milk jaundice, BMJ),是指新生儿母乳喂养后未结合胆红素(unconjugated bilirubin, UCB)升高,临床出现黄疸,而其他方面正常。

【病因及分类】

母乳性黄疸可分母乳喂养性黄疸和母乳黄疸两种类型，两者的发生原因和发生时间不同。母乳喂养性黄疸属于早发型，于生后2～3d出现，达高峰时间为生后4～7d。与生理性黄疸相似，但不随生理性黄疸消退而消退。母乳黄疸属于迟发型，多于生后开始母乳喂养后6～7d出现，达高峰时间为14～21d，可持续6～12周。

1. 母亲因素 包括因乳房肿胀、乳头皲裂等造成母乳喂养失败，喂养频率及哺乳量少；新生儿因素包括新生儿无效吸吮、能量摄入不足等，从而使母乳喂养儿胎粪排出及肠道菌群建立延迟，肠蠕动减少，肠肝循环增加。母乳中β-GD含量高，在肠道内通过水解结合胆红素成为未结合胆红素，使回吸收增加，肠肝循环的负担增加，导致黄疸加重，造成高胆红素血症。

2. 遗传因素 影响UGT$_1$基因突变（Gilbert综合征）使到母乳性黄疸持续时间延长。

【案例】

患儿，男，生后第10d。诊断：新生儿病理性黄疸。

母亲情况：G$_1$P$_1$，胎龄40周，顺产娩出。生后一直纯母乳喂养，母亲乳房肿胀、乳头皲裂。

Apgar评分：1min为10分，5min为10分。

客观情况：生后第3d开始出现轻度皮肤黄染，血清总胆红素203μmol/L，生后第4d出院。出生时无胎膜早破，无脐带绕颈及扭转。

实验室检查：血清总胆红素TIBL 232.6μmol/L，结合胆红素BC 0.0μmol/L，未结合胆红素TSB 224.2μmol/L；皮测胆红素13.2-12.4-12.1mg/dl；急性术后感染CRP<1mg/L；Hb 130g/L；患儿血型及母亲血型均为B型；G6PD 3 200U/L。

体查与专科特征：T 36.8℃，HR 145次/min，R 45次/min，头围33cm，体重3.2kg，身长50cm。足月成熟儿外貌，反应好，哭声响亮，呼吸平顺，前囟平软，全身皮肤轻度黄染，皮肤弹性一般，无皮疹，无发绀，双眼无凝视，巩膜轻度黄染，肝脾肋下未触及，四肢肌张力正常。生后一直纯母乳喂养，吃奶6次/d，无呕吐。患儿烦躁，哭闹，觅食反射强。大便2次/d，色黄，尿色清。

【临床护理实践】

（一）护理评估

1. 黄疸出现时间 生后第3d出现黄疸，第10d未消退。

2. 母乳喂养情况 纯母乳喂养，母亲乳房肿胀、乳头皲裂，吃奶次数少，患儿烦躁，哭闹，觅食反射强，提示母乳喂养不足。

3. 胆红素指标 血清总胆红素TIBL 232.6μmol/L，超出正常范围。

提示：该患儿属于早发型母乳性黄疸。

（二）护理问题与措施

1. 母乳喂养失败　与家长缺乏母乳喂养技巧有关。

（1）护理目标：通过宣教与指导产妇及家属能正确掌握母乳喂养的知识及技巧。

（2）护理措施：早发型母乳性黄疸系纯母乳喂养新生儿，因母乳喂养不足、胎粪延迟排泄等原因所致。提高孕产妇对母乳喂养的认识及正确进行母乳喂养，可以减少黄疸的发生和减轻黄疸的程度。

1）宣教母乳喂养的重要性：分娩前对产妇及家属对于母乳喂养对产妇的预后、生理功能的恢复及新生儿免疫力的影响等内容进行宣教；产后护士对产妇母乳喂养的条件及态度进行评估，针对母乳喂养可能会出现的问题如乳汁分泌不足，母乳喂养姿势不正确，新生儿含接姿势不正确，吸吮力弱等做好宣教，并对已出现的母乳喂养问题如母乳量少、乳房肿胀、乳头皲裂、拒绝母乳喂养等进行分析及指导。护士尽早帮助产妇建立母乳喂养的信心，由浅入深讲解母乳喂养的技巧。

2）指导母乳喂养：增加母乳喂养次数，10～12 次 /d，少量多次哺乳。当血中胆红素升至 256.5～273.6μmol/L 时可暂停母乳喂养观察，如明显下降，确定为母乳性黄疸，仍可母乳喂养。

3）指导母乳存储的技巧：将吸出的母乳放在奶瓶中，外用一个较大的容器盛 56℃的水浸泡 15min 后再喂新生儿。因随着温度的改变，母乳中 β- 葡萄糖醛酸苷酶活性的破坏，使肠壁再吸收胆红素量减少，黄疸明显减轻，且可以继续母乳喂养。

4）生活指导：产妇采取合适的喂养姿势，创造良好的休养环境，加强饮食的指导，保证乳汁的分泌。

5）记录：哺乳时间及新生儿每日大小便次数。

6）告知：对家长进行母乳性黄疸产生和与预后的宣教，告知家长母乳性黄疸一般预后良好，迄今很少有胆红素脑病的报告，减轻家长的焦虑，增强家长对治疗的信心。

2. 有并发胆红素脑病的危险　与胆红素代谢异常有关。

护理措施同"6- 磷酸脱氢酶（G6PD）缺乏症的光疗护理"。

（三）护理结局

住院期间增加患儿母乳喂养次数，每日 10～12 次，光疗期间未出现脱水征象。入院第 3d 监测血清总胆红素 158.5μmol/L。

【经验分享】

1. 在临床护理工作中应加强与家长的沟通，在提倡母乳喂养的同时，要注意新生儿母乳性黄疸方面的科普知识宣教，使人们认识到其可能产生的不良后果，改变母乳性黄疸可以自行消退、无须治疗的观念，达到提倡母乳喂养而又消除母乳性黄疸对新生儿产生危害的目的。

2．母乳是新生儿天然食品，能提供充分营养成分和免疫因子，应鼓励和促进有效的母乳喂养，生后 1h 内尽早开奶，每日喂哺次数在生后 2 周以内达到 10～12 次，应使生理性体重下降少于 8%。

3．有效的母乳喂养能使肠蠕动增加，使肠道对胆红素的再吸收减少，配合补充肠道益生菌及腹部抚触能明显降低黄疸指数，如母乳分泌明显不足，可及时补充配方奶，降低早发型母乳性黄疸的发生率。

4．对于轻中度母乳性黄疸新生儿不需停哺母乳，建议给予口服退黄药物加用光疗联合抚触游泳等综合治疗手段干预，并加强对胆红素的监测。对重度黄疸可暂停母乳喂养 1～4d，在上述综合治疗的基础上，必要时静脉输注白蛋白退黄。

5．停哺母乳期间加强乳房护理，定时挤奶，保证乳腺正常分泌。

6．黄疸消退后，继续母乳喂养并到儿童保健门诊定期随访，发现问题及早干预，以达到优生优育的目的。

【相关链接】

链接一　中华儿科学会新生儿学组《新生儿黄疸干预推荐方案》

新生儿黄疸是指未结合胆红素为主的新生儿黄疸。新生儿血清胆红素对个体的危害性受机体状态和环境多种因素的影响。第一，在某些情况下，低于现行生理性黄疸标准也有形成胆红素脑病的可能，而超过生理性黄疸范围的健康足月儿不一定会造成病理性损害。第二，新生儿生后血脑屏障的发育和胆红素水平是一个动态发育的过程，胎龄及日龄越小，出生体重越低，血清胆红素超过一定限度对新生儿造成脑损害的危险性越大。所以，不能用一个固定的界值作为新生儿黄疸的干预标准。

新生儿黄疸的干预标准应为随胎龄、日龄和出生体重而变化的多条动态曲线。新生儿黄疸的干预方案应建立在病史、病程、体检和权衡利弊的基础上。推荐适合我国国情的新生儿黄疸干预标准（表 1-1-1、1-1-2）。

表 1-1-1　不同出生时龄的足月新生儿黄疸干预推荐标准

时龄/h	血清总胆红素水平		单位：μmol/L	
	考虑光疗	光疗	光疗失败换血	换血加光疗
～24	≥103（≥6）	≥154（≥9）	≥205（≥12）	≥257（≥15）
～48	≥154（≥9）	≥205（≥12）	≥291（≥17）	≥342（≥19）
～72	≥205（≥12）	≥257（≥15）	≥342（≥20）	≥428（≥25）
～72	≥257（≥15）	≥291（≥17）	≥376（≥22）	≥428（≥25）

注：括号内数位为 mg/dl 值，1mg/dl= 17.1μmol/L。

表1-1-2 不同胎龄/出生体重的早产儿黄疸干预推荐标准(总胆红素界值,μmol/L)

胎龄/出生体重	出生~24h		~48h		~72h	
	光疗	换血	光疗	换血	光疗	换血
~28周/<1 000g	≥17~86（≥1~5）	≥86~120（≥5~7）	≥86~120（≥5~7）	≥120~154（≥7~9）	≥120（≥7）	≥154~171（≥9~10）
28~31周/100~1 500g	≥17~103（≥1~6）	≥86~154（≥5~9）	≥103~154（≥8~13）	≥137~222（≥8~13）	154（≥9）	≥188~257（≥11~15）
32~34周/150~2 000g	≥17~103（≥1~6）	≥86~171（≥5~10）	≥103~171（≥8~10）	≥171~257（≥10~15）	≥171~205（≥10~12）	≥257~291（≥15~17）
35~36周/200~2 500g	≥17~120（≥1~7）	≥86~188（≥5~11）	≥120~205（≥7~12）	≥205~291（≥12~17）	≥205~239（≥12~14）	≥274~308（≥16~18）

注:括号内数位为mg/dl值,1mg/dl = 17.1μmol/L。

在使用推荐方案前,评估形成胆红素脑病的高危因素,新生儿处于某些病理情况下,如新生儿溶血、窒息、缺氧、酸中毒(尤其高碳酸血症)、败血症、高热、低体温、低蛋白血症、低血糖等,易形成胆红素脑病,如有上述高危因素应尽早干预。

24h以内,出现黄疸者,应积极寻找病因,并给予积极的光疗措施。

24~72h,出院前出现黄疸者至少要检查1次血清胆红素,出院后48h应于社区或医院复查胆红素,以监测胆红素水平。

出生后7d内(尤其是出生后3d内),接近但尚未达到干预标准者,应严密监测胆红素水平,以便得到及时治疗。无监测条件的地区和单位可适当放宽干预标准。

"考虑光疗"是指在该日龄的血清胆红素水平,可以根据临床病史、病程和体检作出判断,权衡利弊,选择光疗或严密监测胆红素。

"光疗失败"是指光疗4~6h后,血清胆红素仍上升8.6μmol/L/(L·h)[0.5mg/(dl·h)],如达到上述标准可视为光疗失败,准备换血。

(一)光照治疗

1. 光照治疗要求

(1)光源:蓝光最好(主峰波长为425~475nm),也可选择白光(波长550~600nm)或绿光(波长510~530nm)。

(2)方法:单面光疗法、双面光疗法、毯式光纤黄疸治疗法。

(3)时间:分连续和间歇照射。前者为24h连续照射;后者是照10~12h,间歇14~21h。不论何法,应视病情而定。

(4)光疗期间需密切监测血清胆红素浓度,一般12~24h测定1次,对溶血病及血清胆红素浓度接近换血指征者,应每4~6h测定血清胆红素和血细胞比容比。光疗结束后,连续监测 2d,以观察有无反跳现象。当反跳值超过光疗前水平时,需再次光疗。

2. 光疗注意事项

(1)灯管连续使用 2 000～2 500h 需更换新灯管。在治疗 Rh 溶血病等重症高胆红素血症时,应更换新灯管。

(2)光疗箱要预热,待灯下温度在 30℃ 左右时才放患儿入内。

(3)用黑色、稍硬不透光纸片或布遮盖双眼,尿布遮盖生殖器。

(4)由于光疗时不显性失水增加,因此,光疗时液体入量需增加 15%～20%[以 ml/(kg·d)计]。

3. 光疗的副作用 目前认为光疗相当安全,基本无明显并发症。有一些相对较轻和一过性的并发症。常见的表现有发热、腹泻、皮疹、核黄素缺乏、青铜症及低血钙等。

（二）换血疗法

1. 血液的选择

(1)Rh 血型不合时,采用 Rh 血型与母同型,ABO 血型与新生儿同型或 O 型血。在 Rh(抗 D)溶血病无 Rh 阴性血时,也可用无抗 D(IgG)的 Rh 阳性血。

(2)ABO 血型不合时,最好采用 AB 型血浆和 O 型红细胞混合后换血,也可选用 O 型或与子同型血液换血。

(3)对有明显心力衰竭的患儿,可用血浆减半的浓缩血来纠正贫血和心力衰竭。

(4)血液首选新鲜血,在无新鲜血的情况下可使用深低温保存的冷冻血。换血前先将血液在室内预热,使之与体温接近。

2. 抗凝剂 每 100ml 血加肝素 3～4mg,换血后可用肝素半量的鱼精蛋白中和。枸橼酸盐保养液可结合游离钙,引起低钙血症,故每换 100ml 血应缓注 10% 葡萄糖酸钙 1ml,换血结束时再缓注 2～3ml。

3. 换血方法

(1)换血途径有经脐静脉换血、脐静脉和脐动脉同步换血及周围血管同步换血法。

(2)换血量和换血速度:换血总量按 150～180ml/kg,总量 400～600ml,每次抽输血量 3～5ml/kg。输注速度要均匀,每分钟约 10ml。

(3)换血后处理

1)继续光疗,重点护理,每 4h 测心率、呼吸,注意黄疸程度及有无嗜睡、拒食、烦躁、抽搐、拥抱反射消失等情况,黄疸减轻即可解除。使用抗生素 3d 预防感染,拆线后改为一般护理,继续母乳喂养。

2)血常规每 1～3d 检测 1 次,胆红素每天 1 次。出院后每 2 周复查 1 次红细胞和血红蛋白,直至生后 2 个月。

3)1 次换血后,血清胆红素可再次上升,此时可按指征考虑再次换血。

(三)药物治疗

1. 一般治疗 如存在引起胆红素脑病的高危因素,应给予对症治疗。

2. 酶诱导剂 苯巴比妥 5mg/(kg·d),分 2~3 次服;尼可刹米 100mg/(kg·d),分 3 次口服。

3. 抑制溶血过程 大剂量丙种球蛋白一般用于重症溶血病的早期,用量为 1g/kg,4~6h 内静脉滴注。

4. 减少游离的未结合胆红素 白蛋白一般用于生后 1 周内的重症高胆红素血症,用量 1g/kg 加葡萄糖液 10~20ml 静脉滴注;也可用血浆 25ml/ 次静脉滴注,每日 1~2 次。在换血前 1~2h 应输注 1 次白蛋白。

(四)新生儿溶血病的治疗

1. Rh 溶血病

(1)胎儿期重度受累者出生时有水肿、腹水、贫血、心肺功能不全者,如不及时处理常生后不久死亡。应保持有效的通气、抽腹水、控制心衰,尽快换血(换入浓缩血)。

(2)出生后一旦明确诊断为 Rh 血型不合溶血病,可予静脉滴注丙种球蛋白,按 1mg/kg,于 4~6h 内输入。

(3)出生时一般情况尚正常,但生后很快出现黄疸,应采取措施降低血清胆红素,防止胆红素脑病的发生。主要采用光疗、换血、输注白蛋白治疗,具体方法见前述。

(4)纠正贫血:早期重度贫血者可采用浓缩血液换血;晚期贫血若程度不重者可观察;但当血红蛋白明显下降同时出现心率加快、气促或体重不增等症状时,可少量多次输血,输入的血 Rh 血型最好没有引起发病的血型抗原。

2. ABO 溶血病 治疗原则同 Rh 溶血病,重点是降低血清胆红素,防止胆红素脑病。绝大多数患儿经光疗即能达到治疗目的,但少数黄疸出现早、胆红素上升快、血清胆红素达到换血指征者仍需换血治疗。贫血明显者可酌情输血。

(五)母乳性黄疸的治疗

1. 早发型母乳性黄疸的预防和处理

(1)鼓励频繁喂奶,避免添加糖水。喂奶最好在每日 10 次以上。

(2)监测胆红素浓度。

(3)血清胆红素达到光疗指征时可光疗。

2. 晚发型母乳性黄疸 血清胆红素<257μmol/L(15mg/dl)不需停母乳;血清胆红素>257μmol/L 时暂停母乳 3d;在停母乳期间,母亲需定时吸奶。血清胆红素>342μmol/L(20mg/dl)时则加光疗,一般不需要用白蛋白或血浆治疗。

链接二 美国儿科学会最新新生儿黄疸诊疗指南

（一）指南的关键部分

指南中提出，只要按照推荐意见执行，大部分胆红素脑病是可预防的。强调对发生严重高胆红素血症的危险因素进行系统和全面评估、进行紧密随访和在有指征时及时有效处理的重要性。对临床医师提出了以下建议：

1. 促进和支持成功的母乳喂养。

2. 建立鉴定和评估新生儿高胆红素血症的护理方案。

3. 生后24h内测量新生儿血清总胆红素（TSB）水平或经皮胆红素（TcB）水平。

4. 应该认识到目测黄疸程度易出现误差，特别是在深肤色新生儿。

5. 应该按照生后不同时间认识胆红素水平。

6. 应该意识到早产儿，特别是母乳喂养的早产儿，易发生严重高胆红素血症，应予以更严密的监测。

7. 在出院前，应对发生严重高胆红素血症的危险因素进行系统的评估。

8. 应对新生儿父母进行书面或口头的新生儿黄疸知识宣教。

9. 依据出院时间和风险评估结果对患儿提供合适的随访。

10. 对有指征患儿，应立即行光疗或换血治疗。指南中制订了一个非常直观的新生儿黄疸管理流程图。该流程图中，对 TSB 和 TCB 的监测和对高胆红素血症高危因素的评估贯穿始终，并强调严密随访和适时干预。

（二）胆红素脑病与核黄疸概念的区别

核黄疸最初是一个病理学名词，用来形容脑干神经核和小脑被胆红素浸染的情况。在临床上核黄疸和急、慢性胆红素脑病常混为一谈。为避免概念的混淆和保持文献分析时的一致性，对核黄疸和胆红素脑病概念作了相应界定。急性胆红素脑病主要指生后1周内胆红素神经毒性引起的症状，而核黄疸则特指胆红素毒性引起的慢性和永久性损害。

（三）母乳喂养

由于母乳性黄疸是新生儿黄疸的重要原因之一，认为对于健康的足月儿或接近足月儿，应鼓励和促进有效的母乳喂养。在生后前几天内，临床医师应鼓励母亲喂哺孩子至少8～12次/d。母乳喂养不足伴随的热卡摄入不足和脱水可增加黄疸的严重程度。增加喂哺的频率可减少严重高胆红素血症的发生率。临床医师的建议对于提高母乳喂养的成功率意义重大。反对对无脱水存在的母乳喂养患儿额外补充水分和葡萄糖，认为对于黄疸的消退毫无益处。

（四）胆红素水平分区

新生儿胆红素水平分为高危、高中危、低中危、低危4个区，其中>95百分位为高危区，发生严重高胆红素血症和胆红素脑病的风险大大增加。

（五）实验室检查选择

为避免不必要的检查浪费，对于新生儿黄疸的实验室检查选择提出了一些推荐意见（表 1-1-3）。

表 1-1-3　胎龄≥35 周新生儿黄疸实验室检查

指征	检查措施
24h 内出现黄疸	测量 TSB 和 / 或 TCB
黄疸程度超过新生儿时龄	测量 TSB 和 / 或 TCB
正接受光疗或 TSB 升高迅速，不好用病史及体检解释	测定血型、Coomb's 试验、血常规、直接和间接胆红素，有条件的检查网织红细胞计数、G-6PD、ETCOC，并根据患儿出生时间和 TSB 水平在 4～24h 内复查 TSB
TSB 超过换血水平或对光疗无反应，或直接胆红素水平升高	检查网织红细胞计数、G6PD、ETCOC，做尿液分析和培养，如病史及体征提示脓毒症，完善相关检查
生后 3 周仍存在黄疸或疾病患儿有黄疸	测定总胆红素和直接胆红素，如直接胆红素增高，看是否胆汁淤积？同时筛查甲状腺功能低下和半乳糖血症

（六）出院前危险因素的评估和随访

对出院前黄疸高危因素评估和出院后随访进行了特别的强调和规定。通过出院前危险因素的评估，可预测出院后黄疸发展的程度，从而提供更加有针对性的随访，减少了严重高胆红素血症的发生。本指南中将黄疸危险因素分为主要危险因素、次要危险因素和低危险因素 3 类（表 1-1-4），对有主要危险的患儿应给予特别关注。出院后随访应根据出院时龄和危险因素评估而有所不同，出生 24h 内出院，应在生后 72h 随访；出生 24～48h 出院，应在生后96h 随访；出生 48～72h 出院者，生后 120h 随访。

表 1-1-4　胎龄≥35 周新生儿发生严重高胆红素血症的危险因素

主要危险因素	次要危险因素	低危险因素
出院前 TSB 或 TCB 处于高危区	出院前 TSB 或 TCB 处于高中危区	出院前 TSB 或 TCB 处于低危区
24h 内出现黄疸	出院前出现黄疸	胎龄 >41 周
直接抗人球蛋白试验（+）的血型不合或 G6PD 缺乏症等其他溶血病		单纯人工喂养
胎龄 35～36 周	胎龄 37～38 周	出院时间 >72h
以前同胞曾接受过光疗	以前同胞出现过黄疸	黑色人种
头皮血肿或明显产伤	糖尿病母亲巨大儿	
单纯母乳喂养，特别是喂哺不当或体质下降过多	母亲年龄超过 25 岁	
东亚人种	男性	

（七）高胆红素血症的治疗

对新生儿高胆红素血症的治疗，指南主张依据患儿胎龄、健康状况、危险因素分为高危、中危、低危3种。

（八）胆红素/清蛋白（B/A）比值在黄疸干预中的作用

研究发现当新生儿处于低出生体质量、低氧血症、低血糖、低血容量、高热、高渗血症、高碳酸血症等病理状态时，清蛋白与胆红素联合力降低，导致体内游离胆红素增多。游离胆红素易通过血脑脊液屏障，与神经细胞联结，发生核黄疸。可通过检测胆红素/清蛋白（B/A）值评估胆红素脑病的危险因素。比值越低，则胆红素蛋白联结越牢固；比值越高，则胆红素蛋白联结越疏松；游离胆红素水平越高，越易出现胆红素脑病。指南中推荐，对于胎龄≥38周新生儿，B/A>8.0（mg/dl：g/L），要考虑换血。35~37周健康新生儿或38周有高危因素或G6PD缺乏症等溶血性疾病的患儿，B/A>7.2（mg/dl：g/L），要考虑换血。35~37周有高危因素或G6PD等溶血性疾病的患儿，B/A>6.8（mg/dl：g/L），要考虑换血。

（司徒妙琼 杨 薇）

第三节 新生儿胆红素脑病

新生儿胆红素脑病（bilirubin encephalopathy，BE）是描述胆红素毒性所致的基底节和不同脑干核损伤的中枢神经系统表现。是新生儿高胆红素血症的严重并发症，死亡率高，存活者大多留下永久性脑功能缺陷，给社会和家庭造成极大危害。

新生儿发生高非结合胆红素血症时，血-脑脊液屏障功能受损或血清胆红素浓度明显上升，导致非结合胆红素通过血-脑脊液屏障，沉积在丘脑、基底神经核、大脑皮质、丘脑下核等部位，抑制脑细胞氧化磷酸化过程进而出现一系列神经系统损伤的症状。

【病因及分类】

胆红素脑病分为急性胆红素脑病和慢性胆红素脑病，前者是指出生后第1周内所见的急性胆红素毒性表现；后者又称为核黄疸，是指胆红素毒性所致的慢性和永久性临床后遗症。

1. 急性胆红素脑病　急性胆红素脑病的主要特征分为初期、中期、极期。发展为典型核黄疸的患儿中有15%在新生儿期没有或者没有明显的急性胆红素脑病的表现（表1-1-5）。

2. 慢性胆红素脑病　急性胆红素脑病到慢性胆红素脑病有典型的演变过程。慢性胆红素脑病的表现多种多样，但有其特征性。

表 1-1-5　急性胆红素脑病是主要临床特点

分期	症状
初期	轻度木僵（嗜睡、昏睡） 轻度肌张力减低，运动减少 吸吮乏力，哭声略高尖
中期	中度木僵——激惹的 肌张力变化不一致——通常增高；有些出现角弓反张 喂养很困难，哭声高尖
极期	深度木僵至昏迷 肌张力通常增高，有些出现角弓反张 不进食，尖声哭叫

（1）锥体外系异常，特别是手足徐动症。

（2）凝视障碍，特别是不能向上看。

（3）听力障碍，特别是感觉神经性听力丧失。

（4）智力缺陷，但仅少数患儿大智力发育迟滞的标准。

根据核黄疸的临床表现可以将其分为四期（表 1-1-6）。

表 1-1-6　核黄疸的临床分期

分期		症状	时限
新生儿期	警告期	黄疸明显加深、嗜睡、肌张力减退、吸吮反射弱	12～24h
	痉挛期	发热痉挛或弛缓呼吸衰竭症	12～24h
	恢复期	上述症状消退	约 2 周
2 个月后	后遗症期	相对永久性锥体外系神经异常	

【案例】

患儿，男，生后第 6d，诊断：新生儿黄疸。

母亲情况：G_5P_2，胎龄 39^{+4} 周，外院顺产娩出。

Apgar 评分：Apgar 评分 1min 10 分，5min 10 分。

客观情况：患儿产前无做详细检查。生后 6h 出现全身皮肤轻度黄染，血总胆红素 6.8mg/dl，在外院未做特殊处理，生后第 3d 出院。

实验室检查：入院时血总胆红素 455mg/dl；Hb 135g/L；父亲血型 A 型 Rh D（+），母亲血型 O 型 Rh D（-），患儿血型 A 型 Rh D（+）。

体查与专科特征：T 36.8℃，R 45 次 /min，HR 138 次 /min，BP 70/30mmHg，头围 34cm，体重 3.6kg，身长 50cm。足月成熟儿外貌，易激惹，哭声高尖，前囟膨隆，双眼有凝视，对光反射较灵敏，肝脾肋下 3cm 可扪及，质软，颈部稍有抵抗，四肢肌张力紧张，有抖动，拥抱反射减弱，觅食反射、吸吮反射、握持反射正常。吃奶一般，150ml/d，有呕吐，为喷射状。

【临床护理实践】

（一）护理评估

患儿前囟膨隆，脑性尖叫、四肢抖动提示患儿有胆红素脑病的早期症状；患儿进行换血术治疗提示有电解质紊乱的危险、感染的危险。家长缺乏黄疸相关知识，延误治疗时机。

（二）护理问题与措施

1. 胆红素脑病：脑性尖叫、四肢抖动　与神经受损有关。

护理目标与措施同"葡萄糖6-磷酸脱氢酶（G6PD）缺乏症"。

2. 潜在并发症：电解质紊乱、高血钾和低血钙。

护理目标与措施同"新生儿溶血病"。

3. 有感染的危险　与换血副作用有关。

护理目标与措施同"新生儿溶血病"。

4. 有窒息的危险　与呕奶及肌张力改变有关。

（1）护理目标：患儿无发生窒息，能保持有效的呼吸。

（2）护理措施

1）保持呼吸道通畅，及时清除呼吸道、口腔分泌物。

2）保持绝对静卧，避免患儿剧烈哭闹，头高位15°～30°。保暖、减少噪声，一切必要的治疗和护理操作要求轻、稳、准，减少对患儿的移动和刺激。

3）停留胃管，进行管饲喂养，减少能量消耗。

4）严密观察病情变化：注意生命体征、神态、肌张力、腹部情况及呕吐的量、性质。

5. 知识缺乏：缺乏黄疸相关知识及早期康复护理干预的理念。

（1）护理目标：通过宣教，患儿家长能掌握早期康复护理干预的相关知识。

（2）护理措施

1）对患儿实施NBNA（行为神经测定），根据最终的测定结果采取具体的措施对患儿实施康复护理。对患儿实施听觉、视觉以及触觉刺激。采用肢体及俯卧等系列被动运动对患儿实施康复护理。①实施听觉刺激：护理人员每天与患儿接触时要对其进行呼唤，同患儿进行对话。清醒时给患儿播放音乐，针对患儿予摇铃声刺激及钟声刺激。②给予视觉刺激：将颜色鲜艳的玩具悬挂在患儿的床头，不断进行旋转。③给予触觉刺激：护理人员每天保持微笑同患儿相视，且需要对其进行抚触，2次/d，5～10min/次。直到患儿6个月后停止。婴儿体操2次/d，10min/次，直至患儿2岁。④进行肢体被动及俯卧运动：通常在准备对患儿进行喂奶时开始进行，患儿在床上取平卧位。使其保持将护理人员大拇指握住的动作，且护理人员利用示指将患儿的手腕抓住，等到单手弯曲后，左手与右手在同一时间做弯曲动作，或者使患儿选择俯卧位，要求护理人员一只手将双脚抓住，另一只手将腹部撑起，之后将脚踝提高，辅助将头部抬高。⑤对于表现为姿势异常的患儿以及出现运动落后的患儿，观察患儿的运动模式及肌张力、肌力情况。有效选择 Bobath 法、Vojta 法、穴位按摩技术以及上田法等系列康复技术。⑥针对最小年龄为 6 个月、最大年龄为 2 岁的患儿观察其生长规律，对其实施跟踪干预，要求患儿的家长保持每周 1 次在固定时间带领患儿到医院进行相关的康复训练，并使家属明确不同年龄段的患儿其康复训练的具体方法及训练的相关技巧。

2）对患儿进行密切的观察，有效对其进行随访。针对新生儿 ABE 患者，创建具体的出院制度，且合理规定随访的相关要求，为患儿建立随访档案。

3）早期对患儿完成诊断后，对其实施必要的康复训练。在训练时应根据患儿的生长发育以及运动发育功能进行训练，做到循序渐进。

4）患儿在训练的过程中应该做到充满乐趣，准确了解患儿当前的精神状态及身体情况，做到训练可获得显著效果。

5）应该坚持对患儿进行康复训练，鼓励患儿坚持锻炼，树立自信心。

6）患儿即使临床没有表现出任何的神经系统症状，也需要对其进行有效检测，做到早诊断、早干预。

7）有效防止患儿出现感染情况，针对临床表现出现窒息缺氧症状、酸中毒症状以及低体温症状的患儿，立即治疗，阻止患儿血脑屏障的开放。

（三）护理结局

入院换血后第 2d 血清总胆红素 TIBL 183.6μmol/L，全身皮肤轻度黄染，入院后第 4d 患儿四肢抖动减少，吃奶好，约 400ml/d，无呕吐；光疗期间皮肤完整无损；家长掌握早期康复护理干预的相关知识，建立具体的随访档案。

【经验分享】

1. 认真做好健康宣教，让父母、看护者、医护人员都充分认识新生儿黄疸的严重性，从基层做好新生儿黄疸的随访工作，从根本上减少或杜绝胆红素脑病及其相关后遗症的发生具有重要的临床意义。

2. 0～6 个月婴儿脑组织没有完全发育成熟，表现为迅速生长，具有较高的代偿能力及重组能力，如果对其进行必要的良性刺激，大脑会通过新生细胞完成神经系统损害部位的重建，或者能有效代替死亡的细胞，最终保证完成重组，为脑功能的代偿奠定基础。针对新生儿急性胆红素脑病患儿给予必要的早期康复护理干预，在提高患儿的生存质量方面表现出显著价值。

（司徒妙琼　杨　薇）

第二章　新生儿感染性疾病

第一节　新生儿病毒感染

一、新生儿巨细胞病毒感染

新生儿巨细胞病毒感染是指人巨细胞病毒(human cytomegalovirus, HCMV)引起的胎儿及新生儿全身多个器官损害并出现临床症状，是胎儿及新生儿最为常见的病毒感染疾病之一。

【病因及分类】

CMV 普遍存在自然界，一旦侵入人体，将长期或终身存在于机体内，也是人类先天性病毒感染中最常见的病原体。当 CMV 感染发生于妊娠期间时，病毒可传播到胎儿并引起先天性 CMV 感染。新生儿巨细胞病毒感染的原因主要有以下 5 种：

1. 母体因素　孕妇 CMV 感染时病毒通过胎盘感染胎儿，是新生儿 CMV 感染的主要原因，也称为先天性感染。

2. 出生时感染　新生儿出生时经产道吸入含 CMV 的分泌物导致感染。

3. 出生后感染　新生儿出生后接触到母亲含有 CMV 的唾液、尿液、吸入母乳导致感染，其中母乳中 CMV 感染是生后感染的重要因素。

4. 医源性感染　输入含 CMV 病毒的血液导致获得性感染。

5. 其他因素　新生儿出生后接触其他人员含有 CMV 体液导致感染。

【案例】

患儿，男，诊断：1. 超低出生体重儿(970g)；2. 极早早产儿(27^{+5} 周)；3. 新生儿呼吸窘迫综合征；4. 新生儿肺炎；5. 巨细胞病毒感染。

母亲情况：G_2P_1，胎龄 27^{+5} 周，因孕母妊娠期高血压病、阴道支原体感染、胎膜早破 12d 于 6 月 16 日 22:05 在某院产科顺产出生。

Apgar 评分：1min 为 8 分(肤色、肌张力各扣 1 分)，5min 为 10 分。

客观情况：羊水清，自然啼哭、哭声弱，肤色微绀，心率 166 次/min，呼吸规律，全身肌张力偏低，呈自然屈曲状态。

实验室检查：人巨细胞病毒 $1.42×10^7$。

体查与专科特征：HR166 次 /min，BP45/18mmHg，体重 970g，身长 36cm。早产儿外貌，反应一般，哭声弱，肤色发绀，呼吸规律。颈无抵抗，胸廓对称无畸形，吸气三凹征阳性。双肺呼吸音粗，闻及少量粗湿啰音。尿道下裂，睾丸未降至阴囊，毛细血管再充盈时间 2s，娩出后立即予气管插管吸痰及气囊加压通气，在气管插管复苏囊加压给氧下转入新生儿科进一步诊治。

【临床护理实践】

（一）护理评估

胎龄 27^{+5} 周，肺发育不成熟，呼吸窘迫，提示有自主呼吸障碍。体重 970g，营养失调，人巨细胞病毒感染，存在营养失调，低于机体需要量。

（二）护理问题与措施

1. 自主呼吸障碍　与呼吸中枢不成熟、肺发育不良、呼吸肌无力有关。

（1）护理目标：能快速正确判断患儿呼吸情况，保持呼吸道通畅。

（2）护理措施

1）评估病史：产前做好充分的新生儿复苏准备工作。仪器设备的准备：辐射抢救台（或其他保暖设施）、负压吸引器、吸引管、吸球、1 号喉镜、不同型号的气管插管、铜芯、复苏囊、面罩、氧气、心电血氧饱和度监测仪等；药物准备：肾上腺素、0.9%Nacl。

2）氧疗：予气管插管行正压通气。①体位：抬高床头，头部稍后仰，翻身时保持患儿头、颈和肩在一条直线，保持呼吸道通畅。②吸痰：严格掌握吸痰指征，按需吸痰。气管插管内吸痰时选择合适的吸痰管，其型号为气管插管型号乘以 2。吸痰时轻柔推进且不超过气管插管尖端，每次气道内吸引时间不超过 10s，吸引压力不超过 100mmHg。同时注意分泌物的量、颜色、性状及黏稠度等情况。③气道温湿化：保持气道温湿化，避免过度湿化或者湿化不足。

2. 潜在并发症：感染。

（1）护理目标：控制巨细胞病毒感染，同时护士能严格执行预防感染措施，及时发现新的感染征象并及时处理。

（2）护理措施

1）做好保护性隔离：严格执行手卫生。工作人员要穿入室衣、鞋，严格执行手卫生。洗手与卫生手消毒应遵循原则：当手部有血液或其他体液等肉眼可见的污染时，应用肥皂（皂液）和流动水洗手；手部没有肉眼可见污染时，宜使用速干手消毒剂消毒双手代替洗手。

2）严格新生儿探视制度：平时使用探视摄像头，如出现病情变化，可适当安排直系亲属探视，探视人员要穿一次性隔离衣、戴隔离帽、一次性口罩，穿鞋套，洗手后方可入室探视，拒绝有传染性疾病的亲属探视。

3）环境消毒：病房紫外线空气消毒机消毒空气 q6h，每次 30min。

4）监测病情：测量患儿体温 q4～6h，观察腹部情况，如出现体温异常、腹部形态异常及时报告医生并及时处理。

5）做好生活护理：予 2% 碳酸氢钠溶液口腔护理每天两次，予 0.5% 安尔碘脐部护理每天两次，每次大小便后做好臀部皮肤护理，如发现有鹅口疮、臀红、脐部发红、异常分泌物等异常情况及时报告医生并进行处理。

6）控制感染：遵医嘱使用抗病毒药物，必要时使用抗生素控制感染。

3. 营养失调：低于机体需要量 与吸吮、吞咽、消化功能差有关。

（1）护理目标：满足患儿生长发育的营养需求。

（2）护理措施

1）尽早开奶，以防低血糖，提倡母乳喂养，无法母乳喂养者以早产儿配方乳为宜。喂乳量根据早产儿耐受力而定，以不发生胃潴留及呕吐为宜。

2）吸吮能力差和吞咽不协调者可用间歇鼻饲喂养、持续鼻饲喂养，能量不足者以静脉高营养补充并合理安排，补液与喂养时间交叉，尽可能减少血糖浓度波动。

3）每天详细记录出入量、准确测量体重。

（三）护理结局

患儿经过 1 周的呼吸机辅助呼吸后，逐渐过渡到 CPAP 供氧、低流量吸氧，2 周后停止吸氧，体温维持在正常范围，体重增加至 1.8kg。

【经验分享】

1. 做好保护性隔离 严格执行手卫生及无菌操作技术，预防交叉感染。

2. 及时、正确实施有创通气护理 注意监测生命体征、患儿皮肤的颜色、有无重要脏器受损的表现、各种实验室检查的结果。

3. 保证营养 监测血糖的变化，维持血糖在正常范围，如果喂养不能保证营养者予静脉营养补液。

（钟 婷 钱 浩 杨 薇）

二、新生儿单纯疱疹病毒感染

单纯疱疹病毒（HSV）感染是指由单纯疱疹病毒引起的胎儿及新生儿局部或全身感染导致器官受损，预后严重，病死率高，是小儿时期常见的病毒性感染性疾病之一。

【病因及分类】

单纯疱疹病毒（herpesvirus hominis，HSV）是最早发现的人类疱疹病毒，也是人类病毒性疾病中较为常见感染的病毒。病毒一般经呼吸道、生殖器黏膜以及破损皮肤进入体内，潜居于人体正常黏膜、血液、唾液及感觉神经节细胞内。新生儿单纯疱疹病毒（HSV）感染与其母亲生殖道感染密切相关。其原因有如下 3 种：

1. 宫内感染　孕妇感染 HSV，病毒可经血液循环经胎盘感染胎儿。

2. 出生时感染　产道内疱疹病毒经胎盘或逆行感染胎儿，胎儿娩出经产道时接触含有 HSV 的分泌物而发生感染，出生时感染是新生儿 HSV 感染最主要的途径。

3. 出生后感染　新生儿出生后接触带 HSV 人员的体液而发生感染。

【案例】

患儿，女，诊断：1. 新生儿高胆红素血症；2. 新生儿疱疹；3. 新生儿结膜出血。

母亲情况：G_2P_1，胎龄 39^{+4} 周，因"IVF-ET 术后"于 12 月 9 日 18：24 在某院产科顺产出生。

Apgar 评分：1min、5min 均为 10 分。

客观情况：皮肤黄染，并逐渐加重，全身有皮疹。

实验室检查：总胆红素 382.7μmol/L，单纯疱疹病毒 42.05AU/ml。

体查与专科特征：HR 153 次/min，R 48 次/min，SPO_2 100%，头围 34cm，体重 3.122kg，身长 50cm。足月成熟儿外貌，反应可，哭声响亮，全身皮肤黏膜中至重度黄染，毛细血管再充盈时间 2s。左头顶部可见 0.5cm×0.5cm 大小疱疹，部分有结痂，巩膜黄染，左眼睑下缘可见皮肤刮伤，已结痂，颈无抵抗，胸廓对称无畸形。双肺呼吸音清，未闻及干湿性啰音。

【临床护理实践】

（一）护理评估

皮肤黄染，并逐渐加重，巩膜黄染，提示有胆红素脑病的危险。左头顶部可见 0.5cm×0.5cm 大小疱疹，部分有结痂，左眼睑下缘可见皮肤刮伤，已结痂，存在皮肤完整性受损。

（二）护理问题与措施

1. 潜在并发症：胆红素脑病。

（1）护理目标：患儿未出现胆红素脑病。

（2）护理措施

1）给予蓝光治疗，做好蓝光照射护理，保证照射足够时间、足够强度，保护好眼睛及会阴部，保护好皮肤防止擦伤，及时清理大小便，保持肛周皮肤干燥完整。

2）合理喂养建立正常菌群，减少肠肝循环；保持大便通畅，减少肠壁对胆红素的吸收。

3）保护肝脏，不要使用对肝脏有损害的药物。

4）注意保暖、及时纠正酸中毒及缺氧。

5）定时监测经皮胆红素及血清胆红素水平。

6）必要时进行换血治疗，做好换血护理。

2. 潜在并发症：感染。

（1）护理目标：控制单纯疱疹病毒感染，同时护士能严格执行预防感染措施，能及时发现新的感染征象并及时处理。

（2）护理措施

1）做好接触及消毒隔离，床边悬挂"接触隔离-疱疹"隔离标识。患儿使用过的衣被等物品，应做了初步处理、做好标识后再送清洗消毒。

2）其余护理措施同"新生儿巨细胞病毒感染"。

3. 皮肤完整性受损的危险　与患儿皮肤黏膜屏障功能不完善有关。

（1）护理目标：患儿在住院期间皮肤完整。

（2）护理措施

1）修剪指甲，防止患儿指甲过长无意中抓伤自己或戴保护手套。

2）保护性约束，应用柔软的毛巾适当固定患儿的手脚，置于功能位。

3）皮肤疱疹处予炉甘石外涂。

4）适时调整温箱温度，保证皮肤清洁、干燥。

（三）护理结局

患儿在经过蓝光治疗后，黄疸消退。无并发其他感染及皮肤受损等并发症，2周后出院。

【经验分享】

1. 做好消毒隔离，避免交叉感染，严格执行手卫生及无菌操作技术。

2. 注意监测生命体征、患儿皮肤的颜色、有无重要脏器受损的表现、各种实验室检查的结果。

3. 保证营养，监测血糖的变化，维持血糖在正常范围，如果喂养不能保证营养者予静脉营养补液。

4. 皮肤疱疹处予外用药外涂，做好皮肤护理，避免进一步皮肤破损。

（钟　婷　钱　浩　杨　薇）

三、新生儿人免疫缺陷病毒感染

由人免疫缺陷病毒（human immunodeficiency virus，HIV）感染所引起的一种传播迅速、病死率极高的感染性疾病，又称为获得性免疫缺陷综合征（acquired immunodeficiency syndrome，AIDS），即艾滋病。

【病因及分类】

新生儿人免疫缺陷病毒（HIV）感染与成人相比，其发生率增长快、潜伏期短、疾病进展快和死亡率高。新生儿人免疫缺陷病毒（HIV）感染的主要途径是母婴传播，通过产前、产时、产后三种方式感染。

1. 产前（宫内）感染　母血中的 HIV 可直接感染绒毛膜细胞或胎膜破损

缺口进入胎儿循环导致胎儿宫内 HIV 感染。

2. 产时感染　胎儿经过产道时接触含有 HIV 的母血及分泌物导致感染；若分娩存在窒息，可使新生儿吞入污染羊水；如母亲存在细菌感染，母体被 HIV 感染的 T 细胞进入羊水让胎儿受到感染。产时新生儿感染 HIV 的危险性最大，占母婴传播的 65%。

3. 产后感染　主要通过母乳喂养感染，乳汁中的 HIV 可通过新生儿口腔或胃肠道感染新生儿。母乳喂养的危险性与母体因素及喂养时间相关。

【案例】

患儿，男，诊断：HIV 感染。

母亲情况：G_1P_1，胎龄 39^{+2} 周，于 10 月 7 日 14：23 在某院产科因"胎膜早破"剖宫产出生。产检时发现 HIV 抗体阳性。

Apgar 评分：生后 1min、5min 为 10 分。

客观情况：胎龄 39^{+2} 周，胎膜早破，孕母 HIV 抗体阳性。

实验室检查：患儿 HIV RNA 阳性，P24 抗原阳性。

体查与专科特征：T 36.3℃，HR 145 次 /min，R 53 次 /min，SPO_2 100%，头围 34cm，体重 3.2kg，身长 47cm。足月儿外貌，反应可，哭声响亮，全身皮肤黏膜红润，巩膜无黄染，瞳孔等大等圆，对光反射灵敏。颈无抵抗，气管居中。双肺呼吸音粗，未闻及干湿性啰音。

【临床护理实践】

（一）护理评估

患儿胎龄 39^{+2} 周，妈妈有"HIV 感染"病史，患儿 HIV RNA 阳性，P24 抗原阳性，提示患儿已感染 HIV；孕母感染 HIV 时未规律治疗，缺乏相关知识。

（二）护理问题与措施

1. 有感染的危险　与新生儿机体免疫功能低下、孕母"HIV"阳性有关。

（1）护理目标：护士能严格执行预防感染措施，避免交叉感染。

（2）护理措施

1）新生儿出生后迅速断脐，注意不要把母血挤向胎儿方向。及时清除口、鼻污物，用毛巾擦干全身，特别是皮肤皱褶处。可用流动的温水沐浴，彻底清洁患儿皮肤。注意鼻腔、耳孔的清洁，动作轻柔，避免损伤皮肤黏膜增加感染机会。

2）按医嘱用 2% 碳酸氢钠稀释液充分洗胃，以洗出新生儿吞入的羊水、血液等，但注意保护性隔离，避免接触结核患者，暂缓接种活疫苗。

3）严格执行手卫生，做好消毒隔离。接触患儿时应戴上手套，接触后及时脱下手套，在流动水下用七步洗手法彻底洗干净。医务人员注意自我保护，手部有伤口时尽量避免接触患儿。

4）q3h 监测患儿体温，体温不稳定时予调节箱温，30min 后复测体温。

5）为避免交叉感染，将患儿放置在隔离区域，做好床边隔离工作，悬挂"接触隔离-HIV感染"标识。病人用物不交叉使用，严格遵守"一人一物一消毒"。患儿使用过的衣被等物品，使用含氯消毒液初次浸泡处理后做好标识再送清洗消毒。

6）禁止对新生儿母乳喂养及混合喂养，人工喂养是HIV感染母亲预防婴儿出生感染的一种最安全的选择。选择配方奶喂养，注意喂养的用具（奶嘴、奶瓶、小勺、杯子等）必须保持洁净，使用后予含氯消毒液初次浸泡处理后方可送消毒。

7）维乐命（NVP）方案是预防HIV阳性产妇所产新生儿感染HIV的重要环节。必须严格遵守服药时间及严格掌握剂量。新生儿在服用NVP后1h内出现呕吐，及时补服1剂，并观察1h。为避免空腹服用药物，减少胃肠道刺激，应与奶液混合后一起喂服。

8）观察药物副作用：抗病毒药阻断HIV时对新生儿会产生多种不良反应，定期进行相关检查，及时处理各种不良反应，如肠炎、药疹、大便潜血、肝功能损害等。

2. 有皮肤完整性受损的危险　与新生儿皮肤菲薄、HIV感染有关。

（1）护理目标：患儿皮肤完好，未发生皮肤问题。

（2）护理措施

1）护理时注意保持床单整洁、干燥、舒适，及时更换脏湿的衣物，保持皮肤清洁、干燥，勤剪指（趾）甲，防止抓伤皮肤。

2）q2h翻身，避免同一部位皮肤长时间受压而发生压疮。皮肤干裂脱皮的患儿予涂抹鱼肝油，以防止皮肤裂伤。撕除固定用的胶布时动作轻柔，必要时使用黏胶去除剂，避免发生皮肤撕脱性皮炎，进而发生感染。必要时给予安普贴保护受压皮肤。在整体护理过程中加强对患儿皮肤的护理，动作温柔，避免不必要的摩擦，防止患儿皮肤损伤。

3. 焦虑（家长）　与家长对治疗、预后知识缺乏有关。

（1）护理目标：家长掌握HIV母婴阻断的相关知识并积极配合治疗。

（2）护理措施

1）加强健康宣教，使HIV阳性产妇了解HIV的发生和病情发展以及防治的相关知识，重点宣教母婴传播的知识，使其了解母婴阻断技术的优点。

2）禁止对新生儿母乳喂养，杜绝混合喂养，混合喂养时，新生儿胃肠道易发生细菌和其他病毒感染性损伤，破坏胃肠道屏障功能，使HIV易于侵入，从而抵消了母乳的免疫作用，增加HIV感染机会。如果产妇选择母乳喂养，在母乳喂养期间继续抗反转录病毒的治疗，且将母乳挤出并加热消毒处理。如果产妇停止抗反转录病毒的治疗，首先停止母乳喂养。

（三）护理结局

患儿吃奶好，反应佳，哭声响亮，体重增长正常，体温正常，皮肤完好。

【经验分享】

1. 做好严格消毒隔离，避免交叉感染，严格执行手卫生及无菌操作技术。

2. 对于 HIV 感染产妇所生的新生儿，要全方位进行干预、护理。做好围生期护理，尽量减少感染 HIV 机会。

3. 重视喂养护理，选择人工喂养，加强 NVP 方案用药护理，用药过程注意呕吐等不良反应，及时给予处理及护理。

4. 做好家长的健康教育，降低高危新生儿 HIV 感染率，提高 HIV 感染产妇新生儿的存活率，从而提高母婴阻断的成功率，可有效地预防 HIV 母婴传播，使 HIV 产妇分娩的新生儿安全渡过新生儿期。

【相关链接】

新生儿艾滋病监测及服务流程（图 1-2-1）。

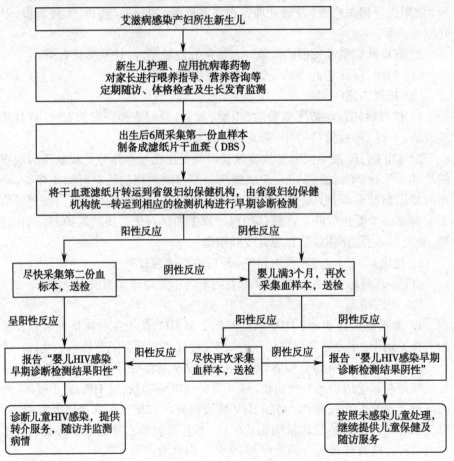

图 1-2-1　新生儿艾滋病核酸检测及服务流程

（钟　婷　杨　薇）

第二节　新生儿细菌感染

一、新生儿败血症

新生儿败血症（neonatal septicemia，NS）是指新生儿期细菌或真菌侵入血液循环并在其中生长繁殖，产生毒素所造成的全身性感染。其发生率占活产婴的 1‰～8‰。出生体重越轻，发病率越高。

【病因及分类】

新生儿败血症的易感因素复杂，总体可分为外源性因素与内源性因素。

（一）外源性因素

1. 母体疾病　泌尿道感染、绒毛膜羊膜炎、产道特殊细菌定植等。

2. 产科因素　胎膜早破、宫内窘迫、产程延长、羊水混浊、分娩环境污染、接生时消毒不严等。

3. 医源性感染　产科侵入性检查、长期动静脉置管、气管插管、外科手术等。

4. 新生儿皮肤感染　脓疱病、尿布疹、脐部感染。

（二）内源性因素

1. 非特异性免疫功能　新生儿免疫功能不完善，屏障功能差、淋巴结发育不全、补体成分含量低、中性粒细胞产生少、细胞因子能力低下，细菌容易侵入血液循环导致全身感染。

2. 特异性免疫功能　新生儿体内的免疫因子主要来源于母体，胎龄越小，免疫因子含量越低，因此早产儿更易感染。

【案例】

患儿，女，诊断：新生儿败血症。

母亲情况：G_2P_2，胎龄 40^{+3} 周，因孕母"妊娠合并子宫肌瘤"于产科急产出生，总产程 1h 48min。

Apgar 评分：1min 为 10 分，5min 为 10 分。

客观情况：患儿出生第 27d，皮肤颜色灰白，肢端冷，全身皮肤黏膜灰白，可见花斑纹，腹部为甚，毛细血管再充盈时间大于 3s，外周动脉博动弱，针刺刺激反应无哭声，反应差。

实验室检查：WBC $27.25×10^9$/L，N $15×10^9$/L，淋巴细胞百分比 95%，中性粒细胞百分比 3%，超敏 C 反应蛋白<2.5mg/L，C 反应蛋白<5mg/L，血细菌培养：无菌生长。动脉血气分析：pH 6.746，$PaCO_2$ 6.196kPa，PaO_2 7.06kPa，HCO_3^- 5.1mmol/L。

体查与专科特征：T 35.4℃，HR 225 次 /min，R 90 次 /min，SPO$_2$ 70%，BP 80/50mmHg，头围 35cm，体重 4.384kg，身长 51cm。皮肤颜色灰白，肢端冷，全身皮肤黏膜灰白，可见花斑纹，腹部为甚，毛细血管再充盈时间大于 3s，外周动脉搏动弱，针刺刺激反应无哭声，反应差。前囟平软，对边大小 2cm×2cm，巩膜无黄染，瞳孔等大等圆，对光反射灵敏，口唇发绀。颈无抵抗，胸廓对称无畸形，双侧呼吸音对称，呼吸节律规则，伴呻吟样呼吸，吸气三凹征阳性。双肺呼吸音粗，闻及大量湿啰音。

【临床护理实践】

（一）护理评估

肤色苍白湿冷，伴花斑纹，末梢循环差，刺激反应差，呼吸急促伴呻吟及三凹征，血氧饱和度不能维持，提示存在感染性休克表现；呼吸快，伴呻吟样呼吸，吸气三凹征阳性，存在缺氧，气体交换受损；肤色、温湿度异常，毛细血管再充盈时间大于 3s，提示微循环障碍。

（二）护理问题与措施

1. 并发症：感染性休克。

（1）护理目标：及时有效处理感染性休克，转归良好。

（2）护理措施

1）体位：抬高床头，头部稍后仰，翻身时保持患儿头、颈和肩在一条直线，保持呼吸道通畅。

2）吸氧：保持呼吸道通畅，立即给予气管插管，呼吸机辅助通气，按照机械通气护理常规进行：有效妥善固定气管插管，保持管路的固定，避免牵拉，预防非计划性拔管；做好口腔护理，预防呼吸机相关性肺炎（VAP）的发生；保持气道合适的温湿化；根据病人的需求有效吸痰，防止导管堵塞等。

3）用药护理：迅速建立 2～3 条静脉通路，最好选择粗大的血管，以保证抢救时扩容和多种药物有效进入体内。使用血管活性药物，如多巴胺、多巴酚丁胺应使用微量泵控制速度，避免与其他药物使用同一条通路，以免影响药物的活性。

4）记录出入量：准确记录 24h 出入量。每次更换尿片前后重量之差即为实际尿量。正常尿量为每小时 1～3ml/kg，<1ml/kg 为少尿，<0.5ml/kg 为无尿。

5）病情观察

①密切观察生命体征：注意体温监测及维持正常体温，根据日龄、体重给予中性温度；连续监测和记录血压变化，为液体治疗提供依据；注意观察患儿的心率变化，有无呼吸窘迫或呼吸暂停等。

②密切观察出血情况：出血部位以皮肤黏膜、消化道多见。注意观察皮肤有无瘀点、瘀斑，以及穿刺部位皮肤的渗血情况；常规留置胃管，必要时回

抽胃液观察有无出血;有胃肠减压时,注意观察引流物的颜色、性状及量。

③密切观察血糖变化情况:感染性休克者常伴血糖紊乱,因严重低血糖可能引起不可逆的脑损伤,高血糖可诱发颅内出血等,应密切监测血糖变化。

2. 气体交换受损 与气泡萎陷,通气/血流比例失调有关。

(1)护理目标:患儿呼吸、血氧饱和度维持正常。

(2)护理措施

1)立即协助医生做好气管插管的物品准备,气管插管前清除呼吸道分泌物,保持呼吸道通畅。

2)气道管理

①体位:抬高床头,头部稍后仰,翻身时保持患儿头、颈和肩在一条直线,保持呼吸道通畅。

②吸痰:严格掌握吸痰指征,按需吸痰。气管插管内吸痰时选择合适的吸痰管,其型号为气管插管型号乘以 2。吸痰时轻柔推进且不超过气管插管尖端,每次气道内吸引时间不超过 10s,吸引压力不超过 100mmHg,同时注意分泌物的量、颜色、性状及黏稠度等情况,如果患儿出现发绀、心率下降等情况立即停止吸引,给予正压通气。

③气道温湿化:保持气道温湿化,避免过度湿化或者湿化不足,湿化器出现报警及时处理。

3)对气管插管的管理

①防止非计划性拔管:妥善固定气管插管,每班查看气管插管的深入及固定情况并做好记录,一旦发现松脱及时更换;保持患儿安静,必要时给予镇静剂;更换体位及进行其他护理操作时避免牵拉导管。

②观察有无堵管的发生:气道分泌物多或者肺出血患儿可能发生堵管,出现呼吸机的高压报警以及患儿烦躁,面色青紫,血氧饱和度下降等表现。

③严密观察病情:做好生命体征的监护;加强巡视,观察患儿意识、反应、肌张力以及有无惊厥等情况发生,减少刺激患儿;观察有无气漏的发生。

④做好 VAP 的预防:严格执行消毒隔离制度,落实手卫生,严格执行无菌操作,抬高床头,加强口腔护理,做好呼吸机管路护理等。

3. 组织灌注改变 与微循环障碍,循环血量不足有关。

(1)护理目标:患儿血压、肤色及末梢循环恢复正常。

(2)护理措施

1)体位管理:给予休克体位,中凹位。

2)迅速建立 2~3 条静脉通路,最好选择粗大的血管,以保证扩容药物和多种药物有效进入体内。根据患儿心肺功能及血压等情况调整输液速度。液体复苏期间严密观察患儿对容量的反应性,观察有无容量负荷过度。

3）遵医嘱使用血管活性药物：多巴胺、多巴酚丁胺应使用微量泵控制速度，避免与其他药物使用同一条通路，以免影响药物的活性。注意观察及更换输注部位，防止局部组织坏死，必要时可以留置PICC导管。

4）记录出入量：准确记录24h出入量。每次更换尿片前后重量之差即为实际尿量。

4．体温调节无效：体温过低 与感染有关。

（1）护理目标：患儿体温恢复正常，无再出现发热、低体温等症状。

（2）护理措施

1）密切监测患儿的体温，及时发现体温异常。患儿出现低体温，每30min监测一次，正常后每3～4h测量一次，直至体温恢复正常后按照常规要求进行体温监测。

2）维持体温稳定，给予保暖：患儿出现低体温现象，应给予保暖措施，如提高温箱温度、加盖包被、保鲜膜包裹患儿，在适合范围内提高箱内湿度、提高室温等方式。但应注意保暖过度引起发热。

3）维持体温稳定，有效降温：如若病情继续发展，患儿有可能出现发热现象，到时应给予物理降温，如降低温箱温度、松解包被、温水擦浴等方式。注意体内水分的补充，及时更换浸湿的包被等。因新生儿体温调节中枢发育不完善，皮下脂肪少，不采用冰敷方式进行退热，同时新生儿一般不采用美林等退热药进行退热。

（三）护理结局

患儿入院后立即予CMV机械通气等抢救措施，予抗感染、护心、护肝、纠正水电解质失衡、血管活性药物、强心利尿等对症支持治疗，2周后改为CPAP无创辅助通气，4周后改低流量吸氧，出生后第5周停吸氧，患儿一般情况好，生命体征恢复正常，恢复自主呼吸，精神状态良好；各项感染指标，包括白细胞、PLT等恢复正常；血气恢复正常；全母乳喂养，体重达标，予出院。

【经验分享】

1．做好消毒隔离 采取消毒隔离措施，避免交叉感染。保持室温24～26℃，湿度保持在55%～65%，每日通风换气2次，空气消毒机消毒2次，保持室内空气新鲜。诊疗用物一人一用一消毒；重视手卫生，彻底切断感染途径；诊疗护理过程前后遵循无菌操作原则。

2．抗生素使用护理

（1）早期用药，对于临床上怀疑败血症的新生儿，不必等待血培养结果即应使用抗生素。护理人员需在半小时内使用抗生素，保证药物有效进入体内，并观察用药疗效，注意药物的配伍禁忌和毒副作用。抗生素越早使用，治疗效果越佳。

（2）因患儿住院周期及使用静脉药物时间长，可考虑置入PICC，做好

PICC 的日常护理工作。

3. 注意感染性休克的早期临床表现　面色苍白、四肢冰凉、皮肤呈大理石样花纹，心动过速或心动过缓、毛细血管再充盈时间大于 3s 等，及时做好氧疗护理。

（钟　婷　徐富霞　杨　薇）

二、新生儿脐炎

脐炎（omphalitis）是指因断脐时或出生后处理不当、脐血管留置并保留导管或换血时脐残端被细菌入侵、繁殖所致的急性炎症。

【病因及分类】

脐炎最常见的致病菌为金黄色葡萄球菌，其次为大肠埃希菌、铜绿假单胞菌、溶血性链球菌。但由于正常新生儿出生后脐部可有金黄色葡萄球菌、表皮葡萄球菌、大肠埃希菌、链球菌等多种细菌定植，因此，不可只凭培养出致病菌而诊断为脐炎，须具有脐部的炎症表现。引起脐炎的原因有四种：

1. 断脐时处理不当　断脐时器械被污染、断脐时消毒不严格。

2. 脐部护理不当　脐部护理时消毒不严格。

3. 脐部污染　脐部被排泄物污染、护脐用物被污染。

4. 脐部留置导管　脐静脉留置导管时间过长、维护不当。

【案例】

患儿，男，诊断：1. 新生儿脐炎；2. 新生儿高胆红素血症。

出生情况：G_3P_1，胎龄 39^{+4} 周，于某院产科因其母"产程中胎心减慢"剖宫产出生。

Apgar 评分：Apgar 评分 1min、5min 为 10 分，生后无窒息、抢救史。

客观情况：生后第 3d 逐渐出现全身皮肤黄染，测经皮胆红素值：18.9mg/dl，生后第 4d 出现脐周围红肿，脐窝可见脓性分泌物，可闻及恶臭，伴发热，哭声响，吃奶可。

实验室检查：C 反应蛋白 26mg/L，白细胞 $16.0×10^9$/L，中性粒细胞百分比 75%，脐部分泌物细菌培养为金黄色葡萄球菌，总胆红素 302.9μmol/L。

体查与专科特征：T 38℃，HR 140 次/min，R 50 次/min，SPO_2 100%，头围 33cm，体重 3.45kg，身长 50cm。足月儿外貌，哭声响亮，反应可，全身皮肤黏膜重度黄染，巩膜黄染，瞳孔等大等圆，对光反应灵敏。双侧呼吸运动对称，无呻吟，点头呼吸，双肺呼吸音粗，未闻及干湿性啰音。腹部稍膨隆，腹肌软。脐部已结扎，脐周围红肿，脐窝可见脓性分泌物，可闻及恶臭。

【临床护理实践】

（一）护理评估

患儿白细胞 $16.0×10^9$/L；中性粒细胞百分百分比 75%；T 38℃，提示存在感染;脐周围红肿、脐窝可见脓性分泌物,提示有皮肤完整性受损的危险。

(二)护理问题与措施

1. 体温过高　与感染有关。

(1)护理目标:患儿体温恢复正常,感染情况得到控制。

(2)护理措施

1)工作人员要更换入室衣、鞋,遵医嘱使用抗生素,严格遵守无菌操作原则及手卫生制度,做好保护性隔离。新生儿缺乏抗细菌定植能力,机体防御功能不全,为医院易感人群,如医务人员对脐部护理及洗手不规范易引起新生儿脐部感染。医务人员应严格遵循手卫生的洗手指征。

2)密切监测患儿生命体征、体温变化,预防体温过高所引起的高热惊厥,定时监测体温,每30min测量一次。体温过高时,给予物理降温,如降低温箱温度、松解包被、温水擦浴等方式。注意体内水分的补充,及时更换浸湿的包被等。不建议使用冰敷及美林等药物降温。

3)保证病房空气流通,病室室温保持在24~26℃,湿度保持在55%~65%,并每日开窗通风2次,每次30min;病房空气消毒机定时消毒空气,每天2次,每次2h,每日清水清洁温箱表面,每周做好温箱的终末消毒。

4)监测患儿精神、吃奶情况,观察腹部情况,如出现精神淡漠、腹胀及拒奶时立即报告医生,必要时给予静脉营养治疗。

5)做好生活护理:加强口腔护理,每天3次,用0.9%生理盐水清洗口腔,观察有无鹅口疮,如发生鹅口疮时,通知医生,并遵医嘱予制霉素甘油外涂。

6)每次大小便后做好臀部皮肤护理,观察有无臀红、脓疱疹,如有异常情况时,应遵医嘱对症处理局部病灶,促进皮肤的早日愈合,防止感染继续蔓延扩散。

2. 有皮肤完整性受损的危险　与脐炎感染性病灶有关。

(1)护理目标:患儿皮肤完好,未发生皮肤问题。

(2)护理措施

1)保持床单位的清洁、舒适,包被柔软,温箱内避免摆放杂物,定期修剪患儿指甲,避免抓伤皮肤。

2)保持脐部皮肤的清洁、干燥,选择透气性能良好的尿片,q2h更换尿片,避免粪便或尿液污染脐部皮肤,加重局部的感染。

3)蓝光治疗时,q2h翻身,定时检查受压皮肤及皮疹的情况,避免不必要的摩擦及同一部位长时间受压而导致的压疮;如有皮疹,蓝光治疗结束后,遵医嘱予炉甘石外涂皮肤。

4)患儿皮肤菲薄,撕除胶布时应动作缓慢、手法轻柔,避免发生皮肤破损,继发皮肤感染。

5)脐部护理:关闭门窗,调节室温,护士流动水下洗手后接触患儿,更换尿片,患儿沐浴后将脐部多余水分擦干。①清洁脐部:用左手拇指及示指撑开脐窝,棉签蘸3%过氧化氢溶液消毒脐带断端、根部及脐窝,旋转消毒,顺逆时针进行,重复数次(每次用一根棉签),至脐窝无分泌物;②保持脐部干燥:用棉签蘸95%乙醇干燥脐窝;③消毒脐周:用含有75%酒精的棉签消毒脐周围(若有伤口不可用酒精消毒);④脐部护理后用无菌方纱遮盖脐窝,直至脐带残端脱落,不能强行扯断未脱落的脐带。脐炎的患儿每日脐部护理3次,如脐部有渗血者,通知医生,遵医嘱予维生素K_1对症治疗,并加强观察脐部渗血情况。

6)可根据脐部分泌物培养选择合适的抗生素治疗,现配现用。

3.潜在并发症:败血症。

(1)护理目标:患儿吃奶、反应可,复查血培养的结果为阴性。

(2)护理措施

1)采取保护性隔离,避免交叉感染。

2)观察药物副作用,监测有无肝、肾毒性损害。

3)监测体温变化,如发生体温不升或体温过低时,及时给予保暖;供给足够的热量,维持血糖和血电解质在正常水平。

4)严密观察病情变化:严密监测患儿体温、心律、呼吸、血压的变化,如患儿出现精神萎靡、面色青灰、脑性尖叫、前囟饱满、频繁呕吐、两眼凝视,提示有脑膜炎的可能,应立即通知医生,积极配合抢救。

5)及时清理呼吸道分泌物,保持呼吸道通畅,必要时给予电动吸痰。

(三)护理结局

患儿呼吸平顺,无发热、皮疹,吃奶反应可,无呕吐、腹胀,大小便正常。脐带已结扎,脐窝干洁,未见明显分泌物。四肢肌张力正常。感染指标:超敏C反应蛋白<2.50mg/L;C反应蛋白<5.00mg/L;白细胞计数$9.5×10^9$g/L;中性粒细胞百分比32%。顺利出院。

【经验分享】

1.做好消毒隔离,严格执行手卫生及无菌操作技术,预防交叉感染。

2.密切观察体温情况,选择适当方式进行体温调节。

3.加强脐部护理,严格按步骤消毒脐部,及时处理脐部分泌物,避免大小便污染。

4.严密观察病情变化,监测体温、心律、呼吸、血压的变化。

(钟 婷 刘 婷 杨 薇)

三、新生儿化脓性脑膜炎

新生儿化脓性脑膜炎(neonatal purulent meningitis, NPM)是新生儿期由于化脓性细菌感染引起的脑膜炎症。是新生儿期最常见的中枢神经系统感染性疾病。发生时病情都是比较危重，如不及时治疗，可导致新生儿死亡，幸存者亦有可能遗留失聪、失明、癫痫及脑瘫等多种后遗症。

【病因及分类】

血脑屏障发育不完善是新生儿易发化脓性脑膜炎的主要原因。早发型败血症，合并胎膜早破、羊水污染、母亲产前感染等围生期高危因素，易造成新生儿化脓性脑膜炎的发生。其感染途径有如下4种：

1. 出生前感染　极罕见。母亲患有李斯特菌感染伴有菌血症时该菌可通过胎盘导致胎儿化脓性脑膜炎，或母子同患肺炎链球菌脑膜炎。

2. 出生时感染　患儿多有胎膜早破、产程延长、难产等生产史。大肠埃希菌、B族链球菌可由母亲直肠或阴道上行污染羊水或通过产道时胎儿吸入或吞入导致感染。

3. 出生后感染　病原菌可由呼吸道、脐部、受损皮肤与黏膜、消化道、结合膜等侵入血液循环再到达脑膜。

4. 医源性感染　雾化器、吸痰器、呼吸机、暖箱内的水槽等被污染，可引起新生儿室脑膜炎的流行。

【案例】

患儿，男，诊断：新生儿化脓性脑膜炎。

母亲情况：G_2P_2，胎龄 32^{+5} 周，于产科因"孕母先兆早产"顺产出生。

Apgar 评分：Apgar 评分 1min、5min 均为 10 分。

客观情况：出生时羊水清亮，自然啼哭，肤色微绀，清理呼吸道后很快肤色转红，出生后患儿逐渐出现呼吸费力、呻吟、口吐白沫。出生后 20d，患儿有发热，体温 38.2℃，予腰椎穿刺术，脑脊液压力 90mmH_2O，可见微黄色脑脊液流出，而后可见红色血液。

实验室检查：PCT 32.00μg/L；血细胞分析感染：超敏 C 反应蛋白<2.5mg/L；C 反应蛋白<5.0mg/L；白细胞计数 $4.70×10^9$/L；血红蛋白 96g/L；中性粒细胞百分比 54.5%。脑脊液常规：见微黄色脑脊液流出，透明度混浊，球蛋白阳性（++）；红细胞 $5\,000×10^6$/L；白细胞 $183×10^6$/L；中性粒细胞百分比 24%；淋巴细胞百分比 32%；单核细胞百分比 43%；总有核细胞 $185×10^6$/L。

体查与专科特征：T 38.2℃，P 170 次/min，R 56 次/min，BP 46/27mmHg，SaO_2 99%，早产儿外貌，体重 1.78kg，反应稍差，前囟平软，约 2cm×2cm。三凹征（−），双肺呼吸音粗，未闻及干湿啰音。四肢肌张力稍低。

【临床护理实践】

（一）护理评估

T 38.2℃，P 170 次/min，R 56 次/min，提示存在感染。早产儿，体重 1.78kg，反应稍差，吃奶一般，提示营养失调，低于机体需要量。

（二）护理问题与措施

1. 体温过高　与细菌感染有关。

（1）护理目标：患儿体温恢复正常。

（2）护理措施

1）密切监测患儿的体温，及时发现体温异常。患儿出现体温异常时，每30min监测一次，正常后每3～4h测量一次，直至体温恢复正常后按照常规要求进行体温监测，同时要密切观察新生儿反应和四肢末端温度，做好四肢保暖。体温与箱温波动相差超过2℃，要及时报告医生。

2）维持体温稳定，有效降温：由于高热容易引发脑细胞的损伤，为了防止脑损伤的发生，可以采取降低温箱温度、冷水枕等，不建议使用冰敷或药物降温。

3）经治疗后发热不退或症状好转又出现发热、惊厥、呕吐等应警惕硬膜下积液和脑室管膜炎的发生。

4）遵医嘱使用抗生素抗感染。

2. 潜在并发症：颅内压增高。

（1）护理目标：患儿在住院期间无发生颅内压增高。

（2）护理措施

1）心电和血氧饱和度监测，密切观察生命体征、血氧饱和度等变化，观察患儿的反应、吃奶情况、面色、意识状态、瞳孔、是否有呼吸暂停、前囟是否饱满、肌张力、有无烦躁、激惹、频繁呕吐等症状。

2）患儿每日评估头围、前囟和骨缝、眼球活动，及早发现脑积水。

3）颅内压增高、脑水肿的患儿应给予脱水剂，静滴甘露醇时要快速滴入，以降低颅内压。使用甘露醇高渗性药物，建议使用中心静脉导管静脉点滴，避免药液外渗造成的皮肤坏死。

4）准确记录新生儿24h出入量。

5）各种护理操作集中进行，动作要轻柔，保持病房安静，尽量减少对患儿的刺激和移动，避免诱发惊厥的发生。

6）做好腰椎穿刺术后体位管理，采取去枕平卧位，静卧6h，期间禁止翻身、抱起，密切观察有无呕吐、抽搐等表现。

3. 营养失调：低于机体需要量　与摄入不足有关。

（1）护理目标：患儿能得到充足的营养，满足机体的需要。

（2）护理措施

1）一般建议新生儿母乳喂养，必要时可添加配方奶，避免患儿出现低血糖。

2）密切观察新生儿的进奶情况，喂奶之后需要对新生儿头部进行适当抬高并保持左侧卧位。患儿进奶后一小时尽可能减少刺激，以避免出现溢奶情况。对吸吮力较差的新生儿可留置胃管进行鼻饲。

3）交接班时应对新生儿进奶量和吸吮情况进行详细交接，针对未能完成进奶量或者出现频繁呕吐的新生儿要立即上报医生进行处理。

4）对进奶情况差或呕吐频繁的新生儿，遵医嘱给予静脉补液，以维持水、电解质、血糖等平衡。

（三）护理结局

4周后，复查腰椎穿刺术，脑脊液常规：球蛋白阳性（+）；白细胞 $26×10^9/L$；红细胞 $3×10^9/L$；有核细胞 $27×10^6/L$；脑脊液生化：葡萄糖 2.4mmol/L；氯化物 119.1mmol/L；蛋白 0.93g/L；乳酸脱氢酶 53U/L；腺苷脱氨酶 0.0。患儿无发热，反应、吃奶可，前囟平软，无呕吐，四肢肌张力正常。

【经验分享】

1. 做好保护性隔离，早产儿抵抗力低，容易感染，医护人员应严格执行手卫生及无菌操作技术，预防交叉感染。

2. 新生儿体温中枢发育不成熟，调节功能差，温箱温度的高低容易引起体温波动，会容易造成体温过低或过高。

3. 腰椎穿刺术可选择2次喂奶之间，以免因饥饿哭闹厉害，影响穿刺成功率，术后去枕平卧6h，观察生命体征的变化和穿刺口的敷料情况，是否有渗血、渗液。腰椎穿刺24h内禁止给患儿沐浴，避免颅内感染。

4. 由于化脓性脑膜炎临床表现缺乏特异性，往往需要我们护士细心观察，早发现、早处理、早干预，可提高治愈率，减少并发症发生。

（钟　婷　蔡桂仪　杨　薇）

四、新生儿破伤风

新生儿破伤风（tetanus of newborn, TON）是指破伤风梭状芽胞杆菌侵入脐部，产生毒素而引起以牙关紧闭和全身肌肉强直性痉挛为特征的急性严重感染性疾病。

【病因及分类】

破伤风梭状杆菌是一种普遍存在的革兰氏阳性专性厌氧芽胞菌，其芽胞抵抗力极强，需高压消毒、用碘酒等含碘的消毒剂或双氧乙烷、气体消毒剂环氧乙炔才能将其杀灭。新生儿破伤风主要与下面两个方面相关：

1. 非无菌分娩　接生断脐时，接生人员的手或所用的剪刀、纱布未经消毒或消毒不严密，破伤风厌氧芽胞梭菌由脐部侵入。

2. 脐带感染　出生后不注意脐部的清洁消毒，致使破伤风杆菌自脐部侵入而引起。

新生儿破伤风常在生后7d左右发病，临床上以全身骨骼肌的强直性痉挛、牙关紧闭为特征。其潜伏期3～14d，潜伏期与出现症状到首次抽搐的时间越短，预后越差。经及时处理能渡过痉挛期者，其发作逐渐减少，减轻，数周后痊愈,否则因越发越频,缺氧窒息或继发感染而死亡。为了降低新生儿感染风险,我国城乡新法接生技术的应用和推广,本病的发病率已经明显下降。

【案例】

患儿,男,8d,诊断:新生儿破伤风。

患儿情况:G_3P_3,胎龄 40 周,在家中急产,自行使用消毒的剪刀断脐。因"患儿出生后喂养差、吸吮困难、哭吵不安 2d,抽搐 2 次"由下级医院转入。

客观情况:脐带绕颈 1 周,无脐带扭转,无胎膜早破。

实验室检查:脐部分泌物培养示破伤风杆菌阳性。脑脊液检查无异常。

体查与专科特征:T 37.8℃,HR 134 次/min,R 35 次/min,SPO_2 80%~89%,头围 34cm,体重 3.7kg,身长 50cm。足月成熟儿外貌,反应稍差,哭声稍弱,吃奶差,吸吮困难,易激惹,呼吸浅促,唇周无明显发绀。前囟平软,大小 1.5cm×1.5cm。颈无抵抗,胸廓对称无畸形,吸气三凹征阴性。双肺呼吸音清,未闻及干湿性啰音。脐部可见黄绿色分泌物,伴有腥臭味。足跟毛细血管充盈时间 1s。

入院后患儿出现抽搐 1 次,表现为双拳紧握,全身肌肉强直痉挛,上肢过度屈曲,下肢伸直,成角弓反张状,持续时间约 1min 可缓解,抽搐时血氧可降至 60%。

【临床护理实践】

(一)护理评估

吃奶差,吸吮困难,易激惹,呼吸浅促,提示有误吸及营养不良的风险。出现低热、脐部可见黄色分泌物提示有感染。抽搐时全身肌肉强直痉挛,上肢过度屈曲,下肢伸直,成角弓反张状,血氧可降至 60%,提示有窒息缺氧的风险。

(二)护理问题与措施

1. 有窒息的危险　与破伤风杆菌感染致抽搐痉挛有关。

(1)护理目标:及时发现神经系统症状及时处理。

(2)护理措施

1)绝对静卧,置于单独病室,保持安静:将患儿置于安静、灯光调暗、避光的环境,可给患儿戴眼罩以避免任何声、光等刺激。各种治疗和护理操作,均应集中在镇静剂发挥作用后进行,且操作动作要轻、细、快,尽量减少刺激以减少痉挛发作。必需的操作,如测体温、注射、翻身等尽量集中进行。

2)保持呼吸道通畅:准备好充足的抢救物品,如氧气、复苏囊、吸引器、气管插管或气管切开用物。及时清理呼吸道分泌物,保持呼吸道通畅及口腔、皮肤清洁。及时与医生取得联系,做好抢救准备。

3)患儿取头高位,抬高头肩部,需头偏向一侧时,整个身躯也应取同向侧位,以保持头呈正中位,以免颈部大血管受压。

4)密切观察患儿是否出现反复抽搐或持续抽搐的症状与体征,如烦躁、易激惹、肌张力增高、抽搐、呼吸增快或嗜睡、肌张力低下、呼吸抑制等。

5) 给予氧疗，予 0.5L/min 鼻导管吸氧，观察氧疗的效果。

6) 按医嘱予镇静剂的应用。严重痉挛可导致窒息，故应及时、有效地控制惊厥。首选镇静药物为地西泮（安定）0.3～0.5mg/kg 静脉缓注，每 4～8h 一次，尽量避免药液外渗造成局部组织坏死。特别注意观察和记录惊厥发作的频率、持续时间、强度等，以及惊厥发生时患儿的面色、心率、呼吸及血氧饱和度等情况的改变，镇静剂使用的时间、种类和剂量。

2. 有感染的危险　与免疫功能低下、脐部有破伤风杆菌感染有关。

（1）护理目标：护士能严格执行预防感染措施，能及时发现感染征象并及时处理。

（2）护理措施

1) 做好消毒隔离，严格执行手卫生。工作人员要穿入室衣、鞋，严格手卫生的正确率。洗手与卫生手消毒应遵循原则：当手部有血液或其他体液等肉眼可见的污染时，应用肥皂（皂液）和流动水洗手；手部没有肉眼可见污染时，宜使用速干手消毒剂消毒双手代替洗手。为避免交叉感染，做好接触隔离工作，悬挂"接触隔离 - 破伤风"标识。病人用物不交叉使用、严格遵守"一人一物一消毒"。同时做好床边隔离，治疗及护理操作应戴一次性手套、给予集中进行。患儿使用过的衣被等物品，应做了初步处理、做好标识后再送清洗消毒。

2) 严格新生儿探视制度。如出现病情变化，可适当安排直系亲属探视，探视人员要穿一次性隔离衣，戴隔离帽、一次性口罩，穿鞋套，洗手后方可入室探视，拒绝有传染性疾病的亲属探视。

3) 病房紫外线空气消毒机消毒空气 q6h，每次 30min。

4) 监测患儿体温 q4～6h，观察腹部情况，如出现体温异常、腹部形态异常及时报告医生和处理。

5) 做好脐部护理：予 3% 过氧化氢清洗脐部，再涂安尔碘行脐部护理每天两次，用消毒纱布包裹，每天更换，直到伤口愈合为止。每次大小便后做好臀部皮肤护理，如发现有臀红、脐部异常分泌物增多等异常情况及时报告医生并进行处理。

6) 保证营养以增强机体抵抗力，如果喂养不能保证营养者予静脉营养补液。

7) 遵医嘱使用抗生素预防感染。

3. 有误吸的危险　与破伤风杆菌感染致肌张力升高有关。

（1）护理目标：护士能执行预防误吸措施，能及时发现误吸征象并及时处理。

（2）护理措施

1) 应专人守护，并使用监护仪监测生命体征。绝对静卧，保持安静，减少干扰，尽量减少对患儿的移动与刺激，各种操作集中进行，动作轻、稳、准。

2) 头肩部抬高 15°～30°，需头偏向一侧时，留置胃管，给予经胃管鼻饲，经处理渡过痉挛期者，其发作逐渐减少时，予试经口喂养，喂养过程密切观察吸吮情况以及有无呕吐发生。

3）密切观察患儿是否出现抽搐的症状与体征，切不可在出现抽搐时给予鼻饲或喂奶，预防误吸的发生。

4）保证营养以增强机体抵抗力，如果喂养不能保证营养者予静脉营养补液。

（三）护理结局

2周后，患儿未出现抽搐，反应可，自行吃奶好。心率130次/min，呼吸30次/min，血氧饱和度95%，脐部干洁已脱落，无异味。

【经验分享】

1．做好接触隔离，严格执行手卫生及无菌操作技术，预防感染。

2．注意监测生命体征、患儿皮肤的颜色、有无重要脏器受损的表现、各种实验室检查的结果。

3．保证营养 监测血糖的变化，维持血糖在正常范围，如果喂养不能保证营养者予静脉营养补液。

4．并发症的护理 并发反复抽搐痉挛时，予支持疗法，绝对静卧，保持安静；减少干扰，尽量减少对患儿的移动与刺激性治疗，各种操作集中进行，动作轻、稳、准。按医嘱使用安定、苯巴比妥钠、维生素K、精制破伤风抗毒素（TAT）、青霉素等，注意剂量正确，严密观察药物的不良反应如过敏反应。足月儿有抽搐持续症状的，可行腰穿，做好鉴别诊断。

【相关链接】

《中国破伤风免疫预防专家共识》（2018年）

婴幼儿的破伤风免疫接种程序（国家规范）见表1-2-1。

表1-2-1 婴幼儿破伤风免疫接种程序

疫苗种类	缩写	接种年（月）龄													
		出生时	1个月	2个月	3个月	4个月	5个月	6个月	8个月	9个月	18个月	2岁	3岁	4岁	5岁	6岁
百白破疫苗	DTaP				第1次	第2次	第3次				第4次					
白破疫苗	DT															第1次

1．百白破疫苗

（1）免疫程序与接种方法

1）接种对象及剂次：共接种4剂次，分别于3月龄、4月龄、5月龄、18月龄接种1剂。

2）接种部位和接种途径：上臂外侧三角肌或臀部，肌内注射。

3）接种剂量：0.5ml。

（2）其他事项：如儿童已按疫苗说明书接种含百白破疫苗成分的其他联合疫苗，可视为完成相应剂次的 DTaP 接种。

（3）补种原则：①3 个月至 5 岁未完成 DTaP 规定剂次的儿童，需补种未完成的剂次，前 3 剂每剂间隔时间≥28d，第 4 剂与第 3 剂间隔时间≥6 个月；②≥6 岁接种 DTaP 和白破疫苗累计<3 剂的儿童，用白破疫苗补齐 3 剂，第 2 剂与第 1 剂间隔 1～2 个月，第 3 剂与第 2 剂间隔 6～12 个月；③根据补种时的年龄选择疫苗种类，3 个月至 5 岁儿童使用 DTaP，6～11 岁使用 DT（儿童用），≥12 岁使用 DT（成人及青少年用）。

2. 白破疫苗

（1）免疫程序与接种方法

1）接种对象及剂次：6 周岁时接种 1 剂。

2）接种部位和接种途径：上臂外侧三角肌，肌内注射。

3）接种剂量：0.5ml。

（2）其他事项：①6～11 岁者使用 DT（儿童用）；②≥12 岁者使用 DT（成人及青少年用）。

（3）补种原则：①>6 岁未接种白破疫苗的儿童，补种 1 剂；②其他参照无细胞百白破疫苗的补种原则。

（钟　婷　罗文君　杨　薇）

第三节　新生儿其他感染性疾病

一、先天性梅毒

先天性梅毒又称胎传梅毒，是指梅毒螺旋体由母体经过胎盘进入胎儿血液循环所致的疾病。发病可出现于新生儿期、婴儿期、儿童期。2 岁以内为早期梅毒，2 岁以上者为晚期梅毒。

【病因及分类】

先天性梅毒通过胎盘传播，其感染时间在怀孕 4 个月后。妊娠早期由于绒毛膜朗罕巨细胞层阻断，母血中的螺旋体不能进入胎儿。妊娠 4 个月后，朗罕巨细胞层退化萎缩，螺旋体可通过胎盘和脐静脉进入胎儿血液循环。其原因可分以下两个方面：

1. 先天性感染　母亲患有梅毒，经过胎盘传播给胎儿。

2. 后天性感染　分娩过程中，胎儿通过接触患早期梅毒母亲外生殖器的初疮而受染。

【案例】

患儿，女，诊断：先天性梅毒待排。

母亲情况：$G_1 P_1$，胎龄 35^{+3} 周，因"早产、频发宫缩、IVF 术后"剖宫产出生。产检时发现 TP-Ab 71.170 COI，TRUST 阴性。自诉 2 年前因患有"梅毒"曾注射 3 次长效青霉素，未规律治疗。母亲查梅毒二项检查结果显示：TP-Ab 71.170 COI，TRUST 原液阳性。

Apgar 评分：生后 1min 为 9 分（肤色扣 1 分），5min 为 10 分。

客观情况：胎龄 35^{+3} 周，早产、频发宫缩、臀位妊娠、IVF 术后，孕母患有"梅毒"。

实验室检查：患儿梅毒二项检查结果显示：TP-Ab 53.02 COI，TRUST 原液阴性。

体查与专科特征：T 36℃，HR 154 次 /min，R 48 次 /min，SPO_2 100%，头围 33cm，体重 2.6kg，身长 47cm。早产儿外貌，反应可，哭声响亮，全身皮肤黏膜红润。头颅外观无畸形，前囟平软，大小 2cm×2cm。巩膜无黄染，瞳孔等大等圆，对光反射灵敏，耳郭成形，外耳道无异常分泌物，无鼻翼扇动，口唇红润，口腔黏膜完整。颈无抵抗，气管居中。双肺呼吸音粗，未闻及干湿性啰音。

娩出后立即予监测生命体征、血糖及血氧饱和度，并予苄星青霉素肌内注射、$VitK_1$ 预防出血及静脉补液支持治疗。

【临床护理实践】

（一）护理评估

患儿胎龄 35^{+3} 周，自身抵抗力低；妈妈曾有"梅毒"病史，患儿梅毒二项检查结果显示：TP-Ab 53.02 COI，提示患儿有感染梅毒的危险；梅毒患儿可出现皮肤黏膜损害，提示有皮肤完整受损的危险；妈妈感染梅毒时未规律治疗，缺乏相关知识。

（二）护理问题与措施

1. 有感染的危险　与早产儿机体免疫功能低下、孕母患有"梅毒"有关。

（1）护理目标：护士能严格执行预防感染措施，能及时发现感染征象并及时处理。

（2）护理措施

1）严格执行手卫生，做好消毒隔离。

2）q3h 监测患儿体温，当体温升高>37.5℃时，通知医生，予调低箱温或温水擦浴降温，30min 后复测体温，必要时予抗生素遵医嘱治疗。

3）为避免交叉感染，做好接触隔离工作，悬挂"接触隔离 - 梅毒"标识。病人用物不交叉使用，严格遵守"一人一物一消毒"。同时做好床边隔离，治疗及护理操作应戴一次性手套、给予集中进行。患儿使用过的衣被等物品，应做了初步处理、做好标识后再送清洗消毒。

4）做好生活护理：每次大小便后做好臀部皮肤护理，如发现有臀红、脐部发红、异常分泌物等异常情况及时处理。①臀红时给予鞣酸软膏外涂、并注意观察其进展情况；②脐部发红、脐窝见分泌物时加强脐部护理，一日 3 次，先用左手拇指和示指撑开脐窝，右手用 3% 过氧化氢消毒脐窝，可重复数次，直至清洁干净为止；再用 95% 乙醇消毒棉签擦干脐窝后用 75% 酒精消毒脐周（若有伤口时不可用酒精消毒），最后给予脐包或灭菌方纱覆盖。

5）停留胃管者做好口腔护理：一日 3 次，予 0.9%NS 清洗口腔并观察有无口腔分泌物或鹅口疮的发生，如发现有鹅口疮即通知医生并按医嘱处理，如制霉菌素甘油外涂，并注意观察其进展情况。

6）由于患者多为潜伏梅毒，皮肤无任何皮疹，主要是血液和体液的传染，因而医护人员注意自我保护，操作前戴一次性手套，操作后及时脱一次性手套并在流动水下洗手。

7）严格遵医嘱给予苄星青霉素肌注治疗。

2. 有皮肤完整性受损的危险　与早产儿皮肤菲薄、梅毒螺旋体损伤皮肤黏膜有关。

（1）护理目标：患儿皮肤完好，未发生皮肤问题。

（2）护理措施

1）护理时注意保持床单整洁、干燥、舒适，及时更换脏湿的衣物，如有皮肤糜烂用无菌生理盐水清洗创面，保持皮肤清洁、干燥，勤剪指（趾）甲，防止抓伤皮肤。

2）先天性梅毒患儿可能会在生后 2～3 周出现皮肤损害，皮疹为散发或多发性，呈圆形、卵圆形或虹彩状，紫红或铜红色浸润性版块，外周有皮疹，带有鳞屑，因而护理时要注意观察其皮肤情况。皮肤溃烂损害是先天性梅毒患儿常出现的问题，也是护理工作的关键和难点，因此，加强梅毒患儿的皮肤护理具有重要的意义。

3）做好皮肤的护理：① q2h 翻身，避免同一部位皮肤长时间受压而发生压疮；②皮肤干裂脱皮的患儿予涂抹鱼肝油，以防止皮肤裂伤；③患儿皮肤菲薄，撕除固定用的胶布时动作轻柔，避免发生皮肤撕脱性皮炎，进而发生感染，必要时给予安普贴保护受压皮肤；④在整体护理过程中加强对患儿皮肤的护理，动作温柔，避免不必要的摩擦，防止患儿皮肤损伤。

3. 焦虑（家长）　与对治疗、预后知识缺乏有关。

（1）护理目标：家长掌握梅毒的相关知识并积极配合治疗。

（2）护理措施

1）患儿母亲缺乏本病的相关知识，当家人询问患儿情况时医护人员应耐心解答，并掌握患儿家属对疾病的认知情况，并根据患儿家属的认知程度对其进行相应的健康教育工作，注重保护患儿以及家属的隐私，对患儿家属进行安慰，缓解其紧张、焦虑的情绪。

2）患儿方面：指导家长为患儿制订合理的喂养计划，按时添加辅食，并指导家长出院后2个月、4个月、6个月、9个月、12个月定期复查PRP和梅毒螺旋抗体，如PRP未降低或升高者，需再接受治疗，如发现患儿异常不适时及时就诊。

（三）护理结局

通过护理，遵医嘱使用苄星青霉素肌肉阻断预防性治疗，3周后复查患儿梅毒二项检查结果显示：TP-Ab45.94 COI、较前下降，TRUST原液仍为阴性。血液检查结果正常，出院。

【经验分享】

1. 做好消毒隔离，避免交叉感染，严格执行手卫生及无菌操作技术。

2. 皮肤溃烂损害是先天性梅毒患儿常出现的问题，也是护理工作的关键和难点，如有皮肤糜烂用无菌生理盐水清洗创面，保持皮肤清洁，皮肤干裂脱皮的患儿予涂抹鱼肝油，加强梅毒患儿的皮肤护理具有重要的意义。

3. 及时准确遵医嘱使用苄星青霉素肌肉阻断预防性治疗。

4. 指导家长为患儿制订合理的喂养计划，按时添加辅食，并指导家长出院后2个月、4个月、6个月、9个月、12个月定期复查PRP和梅毒螺旋抗体。

【相关链接】

母婴艾滋病阻断指南的处理流程图 1-2-2。

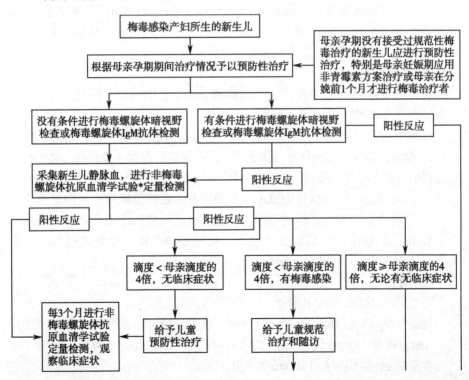

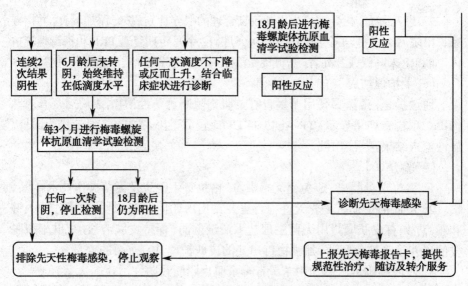

图 1-2-2　母婴阻断指南的处理流程图

（钟　婷　谢雪妹　杨　薇）

二、新生儿支原体感染

新生儿支原体感染（neonatal mycoplasma infection，NMI）是指由于产前、产时或产后发生的支原体感染。感染性肺炎是新生儿常见的疾病，也是引起新生儿死亡的重要原因，支原体是其中的病原菌之一。

【病因及分类】

新生儿支原体感染主要通过母婴传播，由母亲生殖道分娩时感染，主要引起结膜炎和肺炎。其感染途径有如下 5 种：

1. 逆行感染　支原体从宫颈或阴道上行到羊膜囊，进入胎肺造成宫内感染。

2. 血源性感染　支原体经母体血液通过胎盘和脐血管感染胎儿。胎儿在分娩过程中接触支原体污染的产道分泌物娩出后因断脐消毒不严发生血行感染。

3. 宫内感染　也可以是由绒毛膜羊膜炎和胎盘感染所致先天性肺炎。

4. 产道感染　新生儿经阴道分娩时被含有支原体的产道分泌物感染。

5. 出生后感染　生后由上呼吸道下行感染肺部或支原体通过血循环直接引起肺部感染，可同时合并病毒、细菌感染。

【案例】

患儿，女，诊断：新生儿肺炎。

母亲情况：G_2P_1，胎龄 38 周，于产科因"胎膜早破 17h、胎心减慢"顺产娩出。

Apgar 评分：Apgar 评分 1min 为 9 分（肤色扣 1 分），5min 为 10 分。

客观情况：胎膜早破 17h，呼吸费力 32min。

实验室检查：动脉血气分析示 pH 7.363，PaCO$_2$ 5.61kPa，PaO$_2$ 8.39kPa，HCO$_3^-$ 21.9mmol/L，BE −3.0mmol/L。血细胞分析 +CRP：C 反应蛋白<5mg/L，白细胞20.62×10^9/L，血红蛋白202g/L，血小板265×10^9/L，分泌物支原体培养(+)。

X 线检查：右下肺少许渗出炎性病变。

体查与专科特征：R 64 次 /min，P 126 次 /min，T 35.5℃，BP 72/49mmHg，SPO$_2$ 95%，头围34cm，体重3.46kg，身长51cm。足月成熟儿外貌，反应好，哭声响，皮肤黏膜红润，呼吸浅促，前囟平软，大小 1.5cm×1.5cm。巩膜无黄染，瞳孔等大等圆，对光反射灵敏，无鼻翼扇动，口唇红润，口腔黏膜完整。颈无抵抗，胸廓对称无畸形，呼吸三凹征(+)，双肺呼吸音粗，可闻及少量粗湿啰音和痰鸣音。

【临床护理实践】

（一）护理评估

呼吸道分泌物无力排出，提示有痰液堵塞呼吸道的风险。呼吸促，提示有缺氧的风险。皮温凉，提示有体温不升的风险。

（二）护理问题与措施

1. 清理呼吸道无效　与患儿呼吸急促、咳嗽反射功能不良及无力排痰有关。

（1）护理目标：保持呼吸道通畅。

（2）护理措施：及时清除呼吸道分泌物，分泌物黏稠者遵医嘱使用化痰药物和雾化吸入，以湿化气道，雾化后给予适当的拍背，促进痰液排出。给予头偏向一侧侧卧位，有利于分泌物排出。避免误吸。必要时给予负压吸痰，压力一般调至 8.0～13.3kPa（60～100mmHg），吸引时间不超过 15s。

2. 气体交换受损　与肺部炎症有关。

（1）护理目标：改善缺氧，改善呼吸功能。

（2）护理措施：给予监测血氧饱和度，根据低氧血症程度采用鼻导管、面罩、头罩或鼻塞 CPAP 等方法给氧，使得 PaO$_2$ 7.9～10.7kPa（60～80mmHg）。遵医嘱使用敏感抗生素，控制炎症。

3. 体温调节无效　与感染后机体免疫反应有关。

（1）护理目标：维持体温正常。

（2）护理措施

1）密切监测患儿的体温，及时发现体温异常。患儿出现发热，每 30min 监测一次，正常后每 3～4h 测量一次，直至体温恢复正常后按照常规要求进行体温监测。

2）维持体温稳定，有效降温：给予物理降温，如降低温箱温度、松解包被、温水擦浴等方式。

（三）护理结局

2d 后患儿呼吸 40 次 /min，皮肤红润，体温正常，呼吸道少量分泌物。

【经验分享】

1．保持呼吸道通畅　采用头偏向一侧侧卧位，定时拍背排痰和吸痰，防痰液堵塞窒息。

2．新生儿支原体感染常因母亲携带菌造成，因此，母亲分娩前的阴道消毒很重要。

3．在使用抗生素前送检微生物标本，遵医嘱使用敏感抗生素。

4．做好眼部护理，给予眼药水滴眼。

（钟　婷　李美花　杨　薇）

三、新生儿真菌感染

真菌感染是指各种真菌侵犯皮肤、黏膜和皮下组织，甚至累及组织和器官，引起局部或播散性感染。

新生儿时期的真菌感染较常见，其中以念珠菌病为多见，其他如隐球菌病、曲霉菌病、毛霉菌病等虽然少见，但病死率极高。

【病因及分类】

1．病因

（1）自身因素：与新生儿尤其是早产儿、低体重儿的免疫功能低下有关。

（2）母体因素：母亲患有念珠菌性阴道炎，分娩时新生儿接触产道念珠菌而受染。

（3）外部因素：与长期使用广谱抗生素、激素，气管插管、静脉留置导管有关。

2．分类

（1）念珠菌病：由白色念珠菌所致的皮肤黏膜或内脏的感染，新生儿多见。

（2）隐球菌病：由新型隐球菌所致的肺部、中枢神经系统、皮肤等其他器官的感染。新生儿较少见。

（3）曲霉菌病：由曲霉属真菌所致的支气管、肺、外耳道、皮肤黏膜、鼻窦、眼眶、骨及脑膜的感染。

（4）毛霉菌病：由毛霉菌所致的鼻、脑、肺、胃肠道、皮肤等感染，甚至可随血液循环播散到全身各器官。

【案例】

患儿，女，诊断：鹅口疮。

母亲情况：$G_2 P_2$，胎龄 39^{+4} 周，足月顺产出生。母亲阴道分泌物检测出有白色念珠菌。

Apgar 评分：Apgar 评分 1min 为 10 分，5min 为 10 分。

客观情况：口腔被白色斑膜覆盖，并延伸至咽喉及食管处，拭之不掉，强行剥离可见出血。患儿吃奶时溢奶明显伴呕吐。近日吃奶较前减少,体重不增。

实验室检查:白色乳凝样物镜检可发现白色念珠菌菌丝及孢子。

体查与专科特征:T 36.9℃,HR 124 次/min,R 50 次/min,BP 86/52mmHg。足月成熟儿外貌,反应好,口腔被白色斑膜覆盖,并延伸至咽喉及食管处,拭之不掉,强行剥离可见出血。患儿吃奶时溢奶明显伴呕吐。近日吃奶较前减少,体重不增,大小便较前减少。

【临床护理实践】

(一)护理评估

口腔被白色斑膜覆盖,并延伸至咽喉及食管处,拭之不掉,强行剥离可见出血,提示口腔黏膜完整性受损;患儿吃奶时溢奶明显伴呕吐,有呛奶的风险;近日吃奶较前减少,体重不增,提示存在营养失调情况。

(二)护理问题与措施

1. 口腔黏膜受损　与口腔感染有关。

(1)护理目标:口腔黏膜损伤控制,无继续发展。

(2)护理措施

1)加强口腔护理:用棉签蘸取 2% 碳酸氢钠溶液清洁、碱化口腔,每日两次。清洗的部位包括双侧颊部、牙龈、上颚、舌面、舌下等处。密切观察鹅口疮进展情况。出现溢奶,呕吐时及时清除分泌物,保持皮肤干燥、清洁,避免引起皮肤湿疹及糜烂。

2)遵医嘱给予制霉菌素甘油、制霉菌素液等涂抹患处。涂药前可用纱布放在颊黏膜腮腺管口处或舌系带两侧,以隔断唾液防止药液被冲掉,然后用干棉签将患处表面吸干后再涂药。制霉菌素液因受环境影响大,不稳定,应现配现用或冰箱保存。因涂药容易引起恶心、呕吐等,应在吃奶后 1h 进行。

3)做好消毒隔离,一人一物一消毒,严格执行手卫生,避免交叉感染。

2. 有误吸的危险　与溢奶及呕吐有关。

(1)护理目标:患儿未出现呛奶或及时发现误吸并处理。

(2)护理措施

1)喂养的护理:宜少食多餐,避免过饱。

2)喂养后的体位护理:将宝宝头靠在护理人员肩部,手呈空心状由下往上轻轻拍打,使胃内气体逸出,减少呕吐发生的可能性。时间不宜过长,不超10min。吃奶后给予头高脚低左侧卧位,减少翻动。

3)吃奶后 1h 内,避免一切容易引起呕奶的操作,如沐浴等。

4)增加宝宝的安全感,做好宝宝的安抚,尽量避免哭闹。

5)严密病情观察:密切观察呕吐物的量、颜色、性状等,并做好记录。

6)加强巡视,密切观察宝宝皮肤颜色、意识及呕吐、溢奶、呼吸暂停等情况,有条件者建议给予心电监护。常备负压吸引器、氧气、复苏囊等抢救物品及药品,发生意外时给予及时有效的处理。

3. 营养失调:低于机体需要量　与吞咽困难、溢奶、呕吐及摄入不足有关。

(1)护理目标:患儿每日体重增加正常。

(2)护理措施

1)供给足够热卡及液体,维持血糖及电解质在正常水平。

2)宜少食多餐,避免过饱。患儿吞咽困难严重时,可给予鼻饲。呕吐严重时可给予静脉营养补充所需的能量。

3)加强观察:观察患儿吃奶、溢奶、呕吐情况,及时调整喂养方案,每日根据患儿情况合理增加奶量。

4)提倡母乳喂养,做好乳母的指导:指导母亲保持泌乳,每天吸奶至少8次,每隔2~3h吸奶1次,夜间至少1次。吸奶前做好手卫生,消毒吸奶器配件,清洁乳房再吸乳,冷藏或冷冻状态下送到医院。

5)严格记录患儿的出入量及每日监测体重的增长情况。

(三)护理结局

患儿口腔黏膜恢复正常,无溢奶及呕吐现象,生命体征平稳,纯母乳喂养,体重稳定增长。

【经验分享】

1. 做好消毒隔离,严格执行手卫生及无菌操作技术,注意奶具的消毒,防止交叉感染。

2. 良好的口腔护理能预防鹅口疮的发生。新生儿口腔护理可用无菌棉签蘸取生理盐水,轻轻擦拭内颊部、上颚、牙龈、舌下上等,每4h一次,可以减少鹅口疮发生率,并能及时发现口腔异常。

3. 保证营养　监测血糖的变化,维持血糖在正常范围,如果喂养不能保证营养者予静脉营养补液。

4. 健康教育　指导家长保持宝宝的口腔清洁、奶具清洁、手卫生以及玩具的清洁,防止宝宝因接触污染的物体表面而感染。提高免疫力是预防鹅口疮的关键,故提倡母乳喂养。

5. 发生呛奶时,及时发现及有效处理是关键。密集有效的巡视及心电监护的使用是及时发现问题的有效手段。对于高危患儿,应进行有效的评估,并针对其危险提前在床边做好物品的准备,一旦发生危险可以及时有效处理,为抢救争取宝贵的时间。

（钟　婷　徐富霞　杨　薇）

第三章 呼吸系统疾病

第一节 新生儿窒息

新生儿窒息（neonatal asphyxia）是指由于产前、产时或产后的各种病因使新生儿出生后不能建立正常呼吸，引起缺氧并导致全身多脏器损害。窒息是围生期新生儿死亡和伤残的重要原因。

【病因及分类】

凡是足以造成母体和胎儿间血液循环和气体交换障碍，使血氧浓度降低的任何因素皆可造成胎儿宫内窘迫，进而导致新生儿窒息。其原因可分以下三个方面：

（一）胎内因素

1. 母体疾病　心血管病、低血压、严重贫血、妊娠高血压综合征、急慢性传染病等，使胎盘血液灌注减少，引起胎儿缺氧。

2. 子宫因素　多胎及羊水过多，使子宫过度膨胀；子宫痉挛出血，妨碍胎盘血循环。

3. 胎盘因素　胎盘早剥、胎盘功能不全、前置胎盘等影响胎盘间血循环。

4. 脐带因素　脐带绕颈、打结脱垂、扭转，使脐带血流中断。

（二）产时原因

1. 产伤　产程延长、产力异常、羊膜早破、头盆不称及各种手术产，如产钳臀位、内回转术处理不当，使胎儿颅腔受压，引起脑组织水肿、出血，压迫呼吸中枢。

2. 药物影响　分娩过程中应用麻醉药或镇静剂、催产药不妥，抑制胎儿呼吸中枢。

（三）新生儿呼吸系统先天畸形

如肺不张、肺发育不良、自发性气胸、食管气管瘘等。

窒息的本质是缺氧。当胎儿缺氧时，胎动增加，呼吸运动加深，心率一过性加快，以后减慢。随着 PCO_2 升高，PO_2 和 pH 迅速下降，血液分布发生了变化，肠、肾、肌肉及皮肤的血管收缩，减少供血，以保证心、脑、肾上腺等重要器官的供血。严重时可导致心力衰竭、血压降低、肛门括约肌松弛，胎粪排出污染羊水。病理改变主要为器官的充血和出血，胸膜、心包膜、肾上腺、脑及脑膜均受累，常有脑水肿和出血。

目前国内仍沿用 1min Apgar 评分法（表 1-3-1）：0～3 分为重度窒息，4～7 分为轻度窒息，若生后 1min 评分为 8～10 分而数分钟后又降到 7 分及以下者亦属窒息。

表 1-3-1　Apgar 评分

体征	出生后 1min 内			5min 评定	10min 评定
	0 分	1 分	2 分		
心跳	0 次 /min	<100 次 /min	>100 次 /min		
呼吸	无	浅表哭声弱	佳、哭声响亮		
肌张力	松弛	四肢屈曲	四肢活动好		
弹足底或导管插管反应	无	稍有反应	反应好		
皮肤颜色	青紫或苍白	躯干红、四肢紫	全身红润		
总分					

【案例】

患儿，女，诊断：新生儿重度窒息。

母亲情况：G_2P_1，胎龄 40 周，在产科因"胎儿宫内窘迫"钳产娩出。

Apgar 评分：Apgar 评分 1min 为 3 分（心率、肌张力、对刺激的反应各扣 1 分，肤色、呼吸各扣 2 分），5min 为 8 分（呼吸、肌张力各扣 1 分）。

客观情况：羊水Ⅲ度混浊，脐带绕颈 2 周，无脐带扭转，胎膜早破 23h。

实验室检查：脐血 pH 7.291，动脉血气分析：pH 7.17，$PaCO_2$ 50mmHg，PaO_2 40mmHg，HCO_3^- 23.5mmol/L，BE −7.7mmol/L。

体查与专科特征：HR 70 次 /min，R 5 次 /min，SPO_2 55%～60%，头围 34cm，体重 3.47kg，身长 51cm。足月成熟儿外貌，反应一般，哭声弱，唇周发绀，呼吸浅促。右眼外侧可见一钳印，大小约 2cm×4cm，钳印中可见一瘀斑，大小约 1.5cm×1.5cm，无渗血。顶部可及一大小约 6cm×12cm×1.5cm 的包块，跨越颅缝，波动感不明显。前囟平软，大小 1.5cm×1.5cm。双侧鼻腔有胎粪，鼻翼扇动，唇周有发绀。颈无抵抗，胸廓对称无畸形，吸气三凹征阳性。双肺呼吸音清，未闻及干湿性啰音。足跟毛细血管充盈时间 1s。

治疗：娩出后立即予气管插管吸痰，及气囊加压通气，在气管插管复苏囊加压给氧下转入某科进一步诊治。

【临床护理实践】

（一）护理评估

呼吸、心率减慢，提示有窒息及缺氧。羊水Ⅲ度混浊，有吸入胎粪的危险。患儿有头皮血肿，有出血的风险。

（二）护理问题与措施

1. 气体交换功能障碍　与胎粪吸入、气道分泌物吸入导致低氧血症和高碳酸血症有关。

（1）护理目标：能快速正确判断患儿呼吸情况，保持呼吸道通畅。

（2）护理措施

1）准备复苏用物及抢救团队。

2）快速评估、快速实施心肺复苏。

3）复苏后的监护：密切监测生命体征及血氧饱和度等氧合情况。

4）观察有无重要脏器受损的表现：观察患儿神经系统表现，有无双眼凝视、四肢抖动、肌张力改变、颅内压增高等；有无腹胀、胃潴留、便血等坏死性小肠结肠炎表现等；了解肾功能情况。

5）体位：患儿取头高位，抬高头肩部30°，保持呼吸道的通畅。翻身拍背q1h，可用气囊面罩拍背，频率40次/min。

6）给予氧疗：根据本案例中呼吸浅促，无鼻翼扇动，吸气三凹征阴性，唇周有发绀。血气分析 pH 7.17，$PaCO_2$ 50mmHg，PaO_2 40mmHg，HCO_3^- 23.5mmol/L，BE −7.7mmol/L。患儿有呼吸性酸中毒，予 0.5～1L/min 鼻导管吸氧，观察氧疗的效果。

7）按医嘱予补碱、抗炎等对症治疗。

8）记录：患儿出生时情况，抢救过程，目前的情况。

2. 有感染的危险　与免疫功能低下、污染的羊水吸入、气管插管有关。

（1）护理目标：护士能严格执行预防感染措施，能及时发现感染征象并及时处理。

（2）护理措施

1）做好保护性隔离，严格执行手卫生。工作人员要穿入室衣、鞋。

2）严格新生儿探视制度。平时使用探视摄像头，如出现病情变化，可适当安排直系亲属探视，探视人员要穿一次性隔离衣、戴隔离帽、一次性口罩，穿鞋套，洗手后方可入室探视，拒绝有传染性疾病的亲属探视。

3）病房紫外线空气消毒机消毒空气 q6h，每次 30min。

4）监测患儿体温 q4～6h，观察腹部情况，如出现体温异常、腹部形态异常及时报告医生和处理。

5）做好生活护理：予 2% 碳酸氢钠溶液口腔护理每天两次，予 0.5% 安尔碘脐部护理每天两次,每次大小便后做好臀部皮肤护理,如发现有鹅口疮、臀红、脐部发红、异常分泌物等异常情况及时报告医生并进行处理。

6)保证营养以增强机体抵抗力,如果喂养不能保证营养者予静脉营养补液。

7)必要时遵医嘱使用抗生素预防感染。

3.有颅内出血的可能　与钳产导致头部血肿有关。

(1)护理目标:及时发现神经系统症状及时处理。

(2)护理措施

1)绝对静卧,保持安静:减少干扰,尽量减少对患儿的移动与刺激,各种操作集中进行,动作轻、稳、准。

2)头肩部抬高 15°～30°,需头偏向一侧时,整个身躯也应取同向侧位,以保持头呈正中位,以免颈部大血管受压。

3)密切观察患儿是否出现兴奋或抑制或兴奋与抑制交替的症状与体征,如烦躁、脑性尖叫、肌张力增高、抽搐、呼吸增快或嗜睡、肌张力低下、呼吸抑制等。

4)止血剂及镇静剂的应用。

(三)护理结局

10min 后,患儿皮肤颜色红润,心率 130 次/min,血氧饱和度 95%。Apgar 评分 9 分。1h 后复查动脉血气分析:pH 7.30,$PaCO_2$ 40mmHg,PaO_2 100mmHg,HCO_3^- 25.5mmol/L,BE −2mmol/L。

【经验分享】

1.做好保护性隔离,严格执行手卫生及无菌操作技术,预防感染。

2.及时、正确实施复苏方案,加强复苏后的监护:注意监测生命体征、患儿皮肤的颜色、有无重要脏器受损的表现、各种实验室检查的结果。

3.保证营养　监测血糖的变化,维持血糖在正常范围,如果喂养不能保证营养者予静脉营养补液。

4.并发症的护理　并发颅内出血时,予支持疗法,保持患儿安静,避免搬动和刺激性操作。按医嘱使用维生素 K、酚磺乙胺、巴曲酶等止血药和呋塞米、甘露醇降低颅内压,注意剂量正确,严密观察药物的不良反应如出血倾向。足月儿有症状的硬脑膜下出血,可用腰穿针从前自边缘进针吸出积血。脑积水早期有症状者可行脑室穿刺引流,进行性加重者行脑室-腹腔分流。

(司徒妙琼　杨　薇)

第二节　新生儿呼吸窘迫综合征

新生儿呼吸窘迫综合征(respiratory distress syndrome,RDS)又称新生儿肺透明膜病(hyaline membrane disease,HMD),是由于肺表面活性物质

（pulmonary surfactant，PS）缺乏，导致新生儿在出生后短时间内出现进行性呼吸窘迫加重的临床综合征。多见于早产儿，胎龄越小，发病率越高。

【病因及分类】

1. 早产 胎龄越小，PS 的合成越少，肺顺应性下降，气道阻力增加，气体弥散功能越差。从而加重缺氧与酸中毒，抑制 PS 合成，形成恶性循环。

2. 糖尿病母亲所分娩的新生儿 由于母亲血中高浓度的胰岛素拮抗肾上腺皮质激素对 PS 合成的促进作用，因此，糖尿病母亲婴儿比正常新生儿发生 RDS 的概率高 5～6 倍。

3. 围生期窒息、低体温 PS 的合成受体液的 pH、体温和肺血流量的影响，因此窒息、低体温均可诱发 RDS。

【案例】

患儿，男，出生 22min，诊断：新生儿呼吸窘迫综合征、早产儿。

母亲情况：G_3P_1，胎龄 29^{+2} 周，于 5 月 28 日 8：33 在医院产科剖宫产娩出。

客观情况：羊水清，胎膜早破 2d，无脐带绕颈。

Apgar 评分：1min 为 5 分（肤色、肌张力、呼吸、心率、喉反射各扣 1 分），予刺激足底、气管插管及复苏囊加压给氧，5min 为 9 分（肌张力扣 1 分），10min 为 9 分（肌张力扣 1 分）。

辅助检查：血糖 5.1mmol/L，血气分析：pH 7.12；PCO_2 58.5mmHg；PO_2 45.6mmHg；Lac 3.4mmol/L；BE −3.9mmol/L。Na^+ 128mmol/L；K^+ 3.8mmol/L。胃液泡沫试验阴性。X 线检查：两肺透亮度降低，可见弥散性均匀的网状影。

体查与专科特征：心率 170 次/min，呼吸 72 次/min，体温 35.8℃，SPO_2 55%～60%，头围 29cm，体重 1.37kg，身长 38cm。早产儿外貌，反应差，唇周发绀，呼吸浅促。吸气性三凹征阳性。双肺呼吸音清，未闻及干湿性啰音。足跟毛细血管充盈时间大于 3s。

治疗：在气管插管复苏囊加压给氧下，转入新生儿科进一步治疗。

【临床护理实践】

（一）护理评估

患儿为胎龄 29^{+2} 周的早产儿，产前无促肺成熟，出生时哭声弱，鼻翼扇动，唇周发绀，四肢青紫，有口吐泡沫，胸廓隆起，吸气性三凹征（+），提示有气体交换功能障碍及缺氧症状。体温不足，毛细血管再充盈时间大于 3s，提示微循环障碍；Lac 3.4mmol/L，BE -3.9mmol/L，Na^+ 128mmol/L，提示有代谢性酸中毒，合并有水电解质紊乱。

（二）护理问题与措施

1. 气体交换受损 与肺泡缺乏 PS、肺泡萎陷及肺透明膜形成有关。

（1）护理目标：在呼吸机辅助呼吸下，患儿能保持有效的呼吸。

（2）护理措施

1）保持呼吸道通畅：保持头部轻度仰伸位，及时清除呼吸道、口腔分泌物。加强呼吸道管理，定时翻身、拍背。

2）氧疗护理

①持续气道正压（continuous positive airway pressure，CPAP）：在放置人工鼻前先采用水凝胶敷料保护鼻中隔，防止损伤。在 CPAP 氧疗期间加强巡视，保证鼻塞的密封性，防止移位脱落。观察并记录压力及氧饱和度等用氧效果。

②机械通气：定时观察并记录气管插管长度，检查管道通路的密封性，防止脱管。吸痰前后均应听诊呼吸音是否对称，防止非计划性拔管。记录呼吸机参数及用氧效果。

3）PS 使用的护理：① PS 使用前放入 37℃温水中约 3min 进行复温，复温时轻轻转动小瓶，使药液呈均匀状态；②注入 PS 前确保气管插管在气管隆嵴上 1～2cm，听诊双肺对称通气，有痰液的患儿予清理呼吸道；③用胃管或注射器从气管插管侧管内注入，注入速度不宜过快，以 5～20min 为宜；④给药后 6h 内尽量避免气管内吸引；⑤密切观察患儿生命体征及血氧情况；⑥ 6h 或 12h 后可重复给药。

2. 体温过低　与循环不足有关。

（1）护理目标：逐步恢复体温，并能维持在正常水平，未出现硬肿等并发症。

（2）护理措施

1）根据患儿的胎龄、日龄、出生体重及实际情况设置适宜的箱温或辐射抢救台的温度及湿度。每小时升高箱温 1℃，使患儿体温每小时逐步升高不超过 0.5℃至正常体温，防止因体温上升过快，导致肺出血。

2）在升温期间，每小时记录箱温及体温 1 次。

3）观察患儿肢端温度及末梢循环情况。

3. 有感染的危险　与抵抗力降低有关。

（1）护理目标：患儿在住院期间未发生感染。

（2）护理措施

1）做好保护性隔离措施，接触患儿之前，落实手卫生。做好温箱、床单位及环境消毒。

2）做好口腔护理及皮肤护理。

3）做好呼吸机管道护理，防止并发呼吸机相关性肺炎。

4）观察并记录体温变化及末梢循环情况。

4. 有代谢紊乱的危险　与早产儿缺氧有关。

（1）护理目标：维持正常的水电解质平衡。

（2）护理措施

1）及时、准确进行血液检测，保证输液通路安全，合理安排输液顺序及速度，并保证输液安全，防止外渗。

2）记录并及时处理异常结果。

3）观察水电解质异常可能引起的病情变化。

5.营养失调 与早产及营养摄入不足有关。

（1）护理目标：每天的体重都保持在30～40g的增长范围。

（2）护理措施：

1）早期全肠外营养加肠内营养以维持基本营养需求，保证热量摄入达100～120kcal/（kg·d）。

2）测量体重，详细记录出入量，评价患儿的一般状况。

3）每天监测尿糖、尿蛋白、尿肌酐的变化定时观察微量血糖、生化指标等。

4）记录每餐进奶量及消化吸收情况，观察有无腹胀、呕吐情况。

5）尽早训练患儿吸吮功能，保证营养的摄入。

（三）护理结局

1.患儿经过逐渐复温，于入院3h后，体温恢复至36.5℃。

2.患儿经过抢救后，患儿生命体征稳定，血氧饱和度维持在正常水平。

3.在机械通气72h后，逐渐过渡到CPAP，到鼻导管吸氧，至停止氧疗。

4.患儿水电解质维持在正常水平。

5.体重逐渐增加，住院25d后顺利出院。

【经验分享】

1.新生儿呼吸窘迫综合征病情变化迅速，需及时使用正压吸氧。

2.并发症的护理 在合并动脉导管未闭时，限制液体量；吲哚美辛治疗时，注意剂量正确，严密观察药物的不良反应如出血倾向、急性肾衰竭；如药物不能关闭PDA，但又严重影响心肺功能时，可手术予以结扎。

（司徒妙琼 李智英 杨 薇）

第三节 新生儿肺炎

一、新生儿感染性肺炎

感染性肺炎（infection pneumonia）是指新生儿在宫内、分娩过程或产后，由细菌、病毒、衣原体等不同病原体感染引起的肺部炎症。

【病因及分类】

1.宫内感染 母亲体内或产道内的病原体（细菌或支原体）经血行通过胎盘感染胎儿，也可能是胎儿吸入污染的羊水产生感染。

2. 分娩过程感染　胎膜早破 24h 以上，孕母产道的细菌上行感染。或者胎儿在分娩过程，通过产道吸入污染的羊水等。

3. 出生后感染　通过与呼吸道患者接触后感染；也可以因败血症引起的血行感染，及医疗器械、手卫生、气管插管等医源性感染。

【案例】

患儿，女，出生 12h，诊断：新生儿感染性肺炎。

母亲情况：G_2P_1，胎龄 32^{+2} 周，剖宫产娩出。第一胎在孕期 6 个月后胎儿停止发育后引产，现因第二胎胎心减慢、早产，心理紧张。

客观情况：羊水Ⅲ度混浊，胎膜早破 40h，胎心减慢，无脐带绕颈。

Apgar 评分：1min 为 7 分（肤色、呼吸、肌张力各扣 1 分），予刺激足底、气管插管及复苏囊加压给氧，5min 为 9 分（肌张力扣 1 分），10min 为 9 分（肌张力扣 1 分）。

辅助检查：实验室检查：血 CRP 5.5mg/L，WBC $15.47×10^9$/L，NEUT% 0.35，Hb 165g/L，PLT $210×10^9$/L，PCT 0.19μg/ml。血糖 3.8mmol/L，血气分析：pH 7.08；PCO_2 50.5mmHg；PO_2 55.6mmHg；Lac 4.4mmol/L；BE−3.8mmol/L。Na^+ 135mmol/L；K^+ 3.9mmol/L。X 线检查：两肺纹理增粗，可见片状阴影。

体查与专科特征：心率 160 次 /min，呼吸 60 次 /min，体温 38.4℃，SPO_2 55%～60%，头围 32cm，体重 1.59kg，身长 41cm。早产儿外貌，反应稍差，哭声小，唇周发绀，呼吸浅促。双肺呼吸可未闻及少量湿性啰音。

治疗：予鼻塞式 CPAP 给氧治疗。

【临床实践】

（一）护理评估

患儿为胎龄 32^{+2} 周的早产儿，出生时哭声弱，鼻翼扇动，唇周发绀，有口吐泡沫，PCO_2 50.5mmHg，PO_2 55.6mmHg，提示有气体交换功能障碍及缺氧症状。患儿有胎膜早破史，羊水Ⅲ度混浊，体温过高，血液感染指标升高，X 线检查等均提示有肺部感染；Lac 4.4mmol/L，BE −3.9mmol/L，pH 7.08，提示有呼吸性酸中毒。

母亲有第一胎不良生育史，心理紧张、焦虑。

（二）护理问题与措施

1. 气体交换受损　与肺部感染有关。

（1）护理目标：在 CPAP 辅助呼吸下，患儿能保持有效的呼吸。通过药物治疗控制肺部感染。

（2）护理措施

1）保持呼吸道的通畅：保持头部轻度仰伸位，头高位 30°，及时清除口鼻分泌物，定时翻身、拍背。

2）保持有效的 CPAP 辅助通气：保持 CPAP 各管道通畅、连接紧密，管道内如有积液应及时排出；妥善合理固定鼻塞及鼻前管，防止局部压力过大或固定不牢；定时放松鼻塞，观察鼻中隔皮肤情况，防止压伤；鼻腔内如有分泌物堵塞，及时清除。使动脉血 PaO_2 维持在 50～80mmHg（6.65～10.7kPa）。

3）药物治疗：遵医嘱予抗感染治疗，维持水电解质酸碱平衡。

4）病情观察：密切观察患儿精神状态及生命体征的变化，做好急救准备。

2．体温调节无效　与感染引起的免疫反应有关。

（1）护理目标：维持正常体温。

（2）护理措施

1）维持中性温度：调节合适环境温度及湿度。根据患儿体温设置合适的温箱温度及湿度，定时测量患儿体温。

2）观察患儿肢体温度及末梢循环情况。

3）补充足够能量及水分，合理喂养：采用管饲奶，喂奶后半小时持续开放胃管，防止胃内积气，不可直接用奶嘴喂奶，防止误吸。根据患儿消化情况，及时增减喂奶量。必要时采用静脉营养以保证患儿每日所需能量及水分。

3．酸碱平衡失调　与气体交换功能受损有关。

（1）护理目标：维持正常酸碱平衡。

（2）护理措施

1）保证有效的通气：措施同上。

2）及时监测血气结果：调整氧气压力及吸氧浓度。防止高浓度、长时间吸氧对患儿视网膜的影响。

3）正确输液：合理安排输液速度与次序。记录出入水量。

4．焦虑（家长）　与缺乏相关疾病知识，担心患儿预后有关。

（1）护理目标：通过健康宣教，提高患儿家长对相关疾病的认知，消除焦虑情绪。

（2）护理措施

1）讲解新生儿肺炎发生的常见原因、主要临床表现及具体预防措施。

2）讲解新生儿发热观察要点及相关预防措施。

3）讲解合理喂养方法及评估新生儿生长发育情况的方法。

4）安抚家长情绪，帮助家长树立能照顾好患儿的信心。

（三）护理结局

1．患儿经过治疗后，从 CPAP 治疗 2d 后，改为鼻导管低流量吸氧 3d 后停止氧疗。

2．体温在入院 24h 后维持在正常水平。

3．患儿生命体征稳定，酸碱平衡维持在正常水平。

4. 母亲情绪逐渐稳定,并配合治疗。

【经验分享】

1. 做好隔离防护措施,防止交叉感染,严格执行手卫生。

2. 在使用 CPAP 辅助呼吸过程中,需经常巡视患儿,检查鼻塞及鼻前管是否固定合适,防止脱落或堵管;患儿始终保持头部轻度仰伸位,头高位 30°,以保证有效的 CPAP 辅助呼吸,防止鼻中隔损伤的发生;采用管饲奶,不可让患儿自吃奶,防止误吸、呛咳,喂奶间期开放胃管,防止胃内积气。

(刘晓红　李智英　杨　薇)

二、新生儿呼吸机相关性肺炎

新生儿呼吸机相关性肺炎(ventilator associated pneumonia,VAP)是指原无肺部感染的患者,机械通气 48h 后至拔管后 48h 内出现的肺炎。是新生儿重症监护室内医院获得性肺炎的重要类型。

【病因及分类】

呼吸机相关性肺炎感染菌以 G^- 杆菌为最多,且为条件致命菌,以铜绿假单胞菌、肺炎克雷伯菌、不动杆菌、大肠埃希菌为主。导致 VAP 的主要原因主要包括患儿自身因素和医源性因素:

1. 自身因素　肺透明膜病、免疫力低(早产、低体重)、其他原发疾病。

2. 医源性因素　机械通气时间、气管插管和吸痰次数、体位、环境、医护人员因素。

【案例】

患儿,女,诊断:早产儿、新生儿肺炎。

母亲情况:G_2P_2,胎龄 31 周,因"母瘢痕子宫,胎膜早破"剖宫产娩出。

Apgar 评分:Apgar 评分 1min 为 3 分(心率、肌张力、对刺激的反应各扣 1 分,肤色、呼吸各扣 2 分),5min 为 8 分(呼吸、肌张力各扣 1 分)。

客观情况:脐带绕颈 2 周,无脐带扭转,胎膜早破 23h。

实验室检查:动脉血气分析:pH 7.27,$PaCO_2$ 50mmHg,PaO_2 50mmHg,HCO_3^- 13.5mmol/L,BE −5.7mmol/L。CRP<2.5mg/L,WBC $10.86×10^9$/L,NEUT% 0.767,PCT 15.17mg/ml,痰培养:革兰氏阳性菌阳性。胸片示:双肺纹理增多增粗。

体查与专科特征:娩出后立即予气管插管吸痰,及气囊加压通气,在气管插管复苏囊加压给氧下转入监护室。呼吸机辅助通气第 5d:HR 155 次/min,SPO_2 85%～90%,头围 31cm,体重 1.65kg,身长 43cm。早产儿外貌,经口留置气管插管,呼吸机辅助通气,经鼻留置胃管,q3h 鼻饲母乳 5ml。颈无抵抗,胸廓对称无畸形,吸气三凹征阳性。双肺呼吸音对称,可闻及湿性啰音。

治疗：入院后予呼吸机辅助通气。

【临床护理实践】

（一）护理评估

患儿生后5d、气管插管呼吸机辅助通气第5d血气呼吸性酸中毒，血象感染指标升高，痰培养存在革兰氏阳性菌，结合胸片所见，患儿存在感染。继续呼吸支持治疗及加强抗感染治疗。

（二）护理问题与措施

1. 气体交换受损　与肺部感染有关。

（1）护理目标：在气管插管辅助呼吸下，患儿能保持有效的呼吸。通过药物治疗控制肺部感染。

（2）护理措施

1）保持呼吸道通畅：保持头部轻度仰伸位，头高位30°，及时清除口鼻分泌物，定时翻身、拍背。

2）保持有效的呼吸机辅助呼吸：保持呼吸管理管道通畅、连接紧密，管道内如有冷凝水应及时排出；妥善合理固定气管插管，防止局部压力过大或固定不牢，每日更换固定气管插管的胶布，每周更换呼吸管路，如有污染及时更换。及时吸痰清除气管插管内分泌物。

3）维持体温正常：根据患儿体温设置合适的温箱温度及湿度，定时测量患儿体温，观察患儿肢体温度及末梢循环情况。

4）合理喂养：根据患儿消化情况，及时增减喂奶量。采用静脉营养以保证患儿每日所需能量及水分。

5）药物治疗：遵医嘱予抗感染治疗，维持水电解质酸碱平衡。

6）病情观察：密切观察患儿精神状态及生命体征的变化，做好急救准备。

7）保护性隔离：按保护性隔离的要求对患儿实施医疗和护理操作，注意手卫生和无菌操作。

2. 有皮肤完整性受损的危险　与气管插管对牙龈、嘴角、口唇的压迫有关。

（1）护理目标：患儿牙龈、嘴角、口唇未出现压红、破损。

（2）护理措施

1）合理固定：利用胶带对气管插管实行Y形或H形固定，胶带固定的下方可用安普贴保护。

2）保护受压部位皮肤：胶带固定不可用力牵扯，撕脱胶带时手法轻柔，可用医用胶带剥脱剂缓慢除去。更换胶带时，注意气管插管的深度，必要时医护一起操作，在此过程中要注意观察患儿生命体征的变化，防止出现发绀症状。

3）定时观察受压部位皮肤情况：每班观察患儿牙龈、嘴角、口唇有无出现压红、破损，记录气管插管的深度。

4）局部皮肤如出现异常，及时处理：受压部位皮肤如果出现潮红甚至破损，及时调整固定位置，避免加重破损。

5）实行有效的口腔护理：每 4～6h 进行一次有效的口腔护理，根据患儿的口腔分泌物的 pH，选择合适的液体进行口腔护理。

3. 焦虑（家长）　与缺乏相关疾病知识，担心患儿病情反复有关。

（1）护理目标：通过健康宣教，教会患儿家长相关疾病知识，消除焦虑情绪。

（2）护理措施

1）讲解新生儿呼吸机相关性肺炎发生的常见原因、主要临床表现及具体预防措施。

2）讲解实行的治疗和护理措施，得到家属的理解与配合。

3）讲解合理喂养方法及评估新生儿生长发育情况的方法。

4）安抚家长情绪，解析出院后随访的计划。增强家长能照顾好患儿的信心。

（三）护理结局

患儿在生后第 10d 拔除气管插管，改为低流量吸氧，嘴角、口唇、牙龈未出现破损，第 15d 停氧，痰培养连续 3d 阴性。第 18d 患儿停用抗生素，家属掌握新生儿护理的相关知识后出院。

【经验分享】

1. 针对有气管插管呼吸机辅助通气的患儿，要严格执行呼吸机相关性肺炎的标准预防措施。

2. 做好隔离防护措施，防止交叉感染，感染患儿单独放置在隔离病房。在日常护理工作中，安排好工作顺序，最后集中完成感染患儿的护理工作。严格执行手卫生，做到每接触一个患儿前都要先洗手，预防医院性感染的发生。

3. 根据患儿的消化情况，给予患儿定时鼻饲母乳或早产奶，喂奶前进行回抽，避免积奶过多引起呕吐，导致误吸。同时要保持好口腔卫生。

4. 新生儿的皮肤娇嫩，要注意保护好受压部位皮肤，妥善固定胶带。

【相关链接】

呼吸机相关性肺炎是机械通气的常见并发症，会导致患儿的死亡率、机械通气时间、住院时间和医疗费用增加，因此预防和减少呼吸机相关性肺炎的发生显得尤为重要。根据 WHO 预防 VAP 的最新指南，预防措施包括：

1. 医护人员严格执行手卫生和消毒隔离制度。

2. 无禁忌证患儿提倡半卧位，抬高床头 30°，以利呼吸，防止胃液反流。

3. 呼吸机管路一周更换一次，如有污染随时更换。

4. 湿化罐每日更换灭菌注射用水,及时倾倒积水杯中的冷凝水。

5. 吸痰时严格无菌技术操作,有条件者可使用密闭式吸痰管。

6. 做好基础护理,尤其是口腔护理,保持病房及床单位的清洁。

7. 每天评估气管插管长度。

8. 缩短气管插管时间。

9. 合理使用抗生素。

(李素萍 杨 薇)

第四节 新生儿肺出血

新生儿肺出血(pulmonary hemorrhage,PH)是指肺的大量出血,至少包括两个肺叶,通常肺出血定义为气管内有血性液体,伴随着呼吸系统失代偿,需要在出血后 60min 内进行气管插管或提高呼吸机参数。肺出血常发生在一些严重疾病的晚期,死亡率较高。

【病因及分类】

新生儿肺出血发生机制尚未阐明,是多种原因综合作用的结果。

1. 缺氧因素 主要为窒息、呼吸窘迫综合征、胎粪吸入综合征、复杂型先心病等,肺出血多发生在生后第 1~3d,其中 30% 发生在第 1d,75% 发生在生后第 4d。

2. 感染因素 原发病主要为败血症、感染性肺炎、坏死性小肠结肠炎等,肺出血多发生在生后 1 周左右,其中 88% 发生在生后第 5d。

3. 寒冷因素 主要发生在寒冷损伤综合征和硬肿症,但同时合并缺氧或感染,多见于早产儿。

4. 早产 早产儿因肺发育未成熟,发生缺氧、感染、低体温时易发生肺出血。

5. 此外,机械通气压力过高、输液过快过量等也可以引起新生儿肺出血。

新生儿肺出血的分类:按病理类型分为点状性、局灶性和弥漫性肺出血。

【案例】

患儿,女,G_1P_1,胎龄 33 周,出生体重 1.5kg,生后 2d,发现面色苍白、反应差、呼吸困难、肺部可闻粗湿啰音、口鼻腔流出血性液体。诊断:新生儿肺出血。

体格检查:体温不升,HR 180 次/min,R 50 次/min,三凹征明显,BP 70/36mmHg,$SPO_2$80%,毛细血管充盈时间 4s,反应低下。

X 线检查:两肺透亮度降低、广泛的斑片状、均匀无结构的密度增高影。

实验室检查:WBC $16.3×10^9$/L;Hb 88g/L;RBC $4.8×10^9$/L;血糖 5.0mmol/L,

血气分析：pH 7.12；PCO_2 59.5mmHg；PO_2 41.6mmHg；Lac 3.4mmol/L；BE −3.9mmol/L；Na^+ 135mmol/L；K^+ 3.8mmol/L。

孕母情况：为高龄产妇，怀孕 31 周时因出现胎膜早破进行保胎治疗。

治疗：给予气管插管、呼吸机辅助呼吸；加强保暖；抗感染；止血处理。

【临床护理实践】

（一）护理评估

1．健康史　患儿 G_1P_1、33 周早产、出生时无窒息，母亲羊水早破。

2．身体状况　神志清醒、心率快、呼吸机辅助呼吸、气管插管内可见血性液体、血压 70/36mmHg、体温不升、体重 1.5kg；肺部可闻粗湿啰音；胸片广泛的斑片状、均匀无结构的密度增高影；血常规白细胞高。

3．心理、社会状况　母亲为高龄产妇、家庭经济状况好、夫妻关系和谐、对患儿所患疾病知识经讲解后能了解和接受。

（二）护理问题与措施

1．自主呼吸受损　与肺出血导致低氧血症和高碳酸血症有关。

（1）护理目标：保持呼吸道通畅，维持血氧饱和度（SPO_2）在 88%～93%，不超过 95%。

（2）护理措施

1）保持呼吸道通畅：在患儿肩部垫一 2cm 厚的软巾，使其头部稍后仰，开放气道。及时清除呼吸道分泌物，分泌物黏稠时可雾化吸入。吸痰前评估患儿是否有痰，如听诊肺部是否有痰鸣音，观察血氧饱和度、皮肤颜色、心率、气管插管内是否见分泌物，患儿是否烦躁等情况，做到按需吸痰，吸痰时血氧，心率容易波动者最好采用密闭式吸痰法。

2）机械通气的护理：①妥善固定气管插管以防止脱出，每班检查插管深度，吸入气体温湿度适宜情况，检查有无松脱漏气、管道有无扭转受压打折等异常；②观察患儿胸廓起伏情况，听诊两肺呼吸音是否对称、强弱是否一致，通过摄片最终确定气管插管位置，防止气管插管过深、过浅或误入食管，严格交接班；③观察肺内出血的情况有无好转；④保持气管有效的湿化、温化，采用较好控制温度和湿度的湿化器，每次吸痰操作前后要确认导管位置是否正确，听诊呼吸音是否对称，防止非计划性拔管；⑤及时倾倒呼吸机管道中的积水；⑥及时处理呼吸机的各种报警，及时查看血气分析结果，及时做好呼吸参数的调整与记录工作；⑦机械通气的同时应留置胃管，观察胃内容物情况，及时排出胃内气体；⑧记录各种参数变化和血气分析结果；⑨监测血气分析结果，机械通气过程中严密监测呼吸频率、潮气量、每分通气量等变化，评估机械通气的效果，尽量以最低通气压力、最低吸入氧浓度维持血气在正常范围；⑩必要时使用镇静剂，以免发生人 - 机对抗。

3）给予患儿足够的休息时间,在治疗及护理过程中实施干预最小化,各种治疗及护理有计划地集中进行。

4）适当镇静、镇痛,降低因疼痛对患儿造成的不良刺激。

2. 体温过低　与感染及患儿早产体温调节功能未发育成熟有关。

（1）护理目标:维持患儿体温正常。

（2）护理措施

1）保暖:低体温是肺出血的原因之一,应从各方面做好患儿的保暖工作,患儿使用的床单、鸟巢等都需要预热。保持皮肤清洁即可,尽量不要让患儿裸露。及时更换潮湿的床单、鸟巢等。摄片时应将 X 线板用床单包裹。测量体重尽量使用暖箱上的体重模块进行称重,暖箱外称体重需采用烤灯预热物品。

2）监测体温:患儿体温一般维持在 36.5～37.5℃,密切监测患儿体温变化、有条件时使用经皮肤温探头监测装置,避免频繁测量体温打扰患儿休息。

3）减少环境温度的影响:新生儿室温度应保持在 24～26℃,湿度 55%～65%。检查或需暂时离开温箱,亦应注意保暖。

3. 感染　与母亲羊水早破有关。

（1）护理目标:维持患儿体温正常

（2）护理措施

1）对患儿实施保护性隔离,严格执行手卫生原则,避免交叉感染。

2）维持体温稳定:当体温过高时,可调节环境温度,打开包被等物理方法或多喂水来降低体温,降温 30min 复测体温一次,并记录。体温不升时,及时给予保暖措施。

3）遵医嘱用药:保证抗生素有效进入体内. 杀灭病原菌,控制感染,注意药物副作用。

（三）护理结局

经治疗五天后,患儿痰液逐渐转为白色;七天后停呼吸机辅助通气、胸片结果正常。

【经验分享】

1. 做好保护呼吸道管理、保持呼吸道通畅;肺出血患儿易发生血块堵塞气道,因此及时有效的吸痰非常重要。

2. 密切监测呼吸机辅助通气过程中患儿生命体征的变化,及时发现气管插管脱出、气胸发生的前期症状。

3. 执行手卫生、抬高床头、口腔护理等预防呼吸机相关性肺炎发生的相关措施。

（李　君　杨　薇）

第五节　新生儿胎粪吸入综合征

胎粪吸入综合征（meconium aspiration syndrome，MAS）是指胎儿在宫内或分娩过程吸入胎粪污染的羊水，导致呼吸道机械梗阻及化学性炎症为特征，以出生后出现呼吸窘迫为主要临床表现。常见于足月儿或过期产儿。

【病因及分类】

胎儿在宫内或分娩过程中缺氧，使肠道及皮肤血流量减少；迷走神经兴奋，使肠蠕动加快，肛门括约肌松弛，排出胎粪。同时，缺氧使胎儿产生呼吸运动，将胎粪吸入呼吸道。

【案例】

患儿，女，生后18min。入院诊断：新生儿胎粪吸入综合征、高危儿。

母亲情况：G_2P_1，胎龄 40^{+2} 周，于3月20日9∶03在医院产科顺产娩出。母亲年龄38岁。

客观情况：分娩时羊水中可见胎粪，产时有宫内窘迫，脐带短伴绕颈1周，无脐带扭转，胎膜早破。

Apgar评分：1min为4分（肤色、肌张力、呼吸、心率各扣1分），予气管插管吸引胎粪后5min为10分。

辅助检查：实验室检查示血 CRP 1.5mg/L，WBC $4.47×10^9$/L，NEUT% 0.55，Hb 156g/L，PLT $213×10^9$/L，PCT 0.52μg/ml。血糖 3.9mmol/L，血气分析：pH 7.18；PCO_2 58.5mmHg；PO_2 44.6mmHg；Lac 1.4mmol/L；BE −2.3mmol/L；Na^+ 138mmol/L；K^+ 3.8mmol/L。X线检查：两肺纹理增粗，可见模糊小斑片状阴影。

体查与专科特征：HR 162次/min，R 62次/min，T 36.4℃，SPO_2 54%～62%，头围35cm，体重3.59kg，身长41cm。足月成熟儿外貌，呼吸急促，吸气性三凹征阳性，面色发绀。有胎儿宫内窘迫史，脐动脉血 pH 7.032。

治疗：予面罩给氧治疗，效果不佳，改为呼吸机辅助呼吸。

【临床实践】

（一）护理评估

患儿为胎龄 40^{+2} 周的足月儿，分娩时羊水中可见胎粪，产时有宫内窘迫，脐带短伴绕颈1周，呼吸急促，三凹征阳性，唇周发绀，PCO_2 58.5mmHg；PO_2 44.6mmHg，提示有气体交换功能障碍及缺氧症状。有胎儿宫内窘迫史，及羊水有胎粪，提示有感染的可能。

母亲为高龄产妇，对患儿的病情紧张、焦虑。

（二）护理问题与措施

1. 清理呼吸道无效　与胎粪吸入有关。

（1）护理目标：患儿无发生窒息，胎粪能有效吸出，保持有效的呼吸。

（2）护理措施

1）保持呼吸道通畅：予气管插管吸引清除胎粪及口腔分泌物，胎粪黏稠者可气管内注入 0.5ml 生理盐水后再吸引，以减轻 MAS 的严重程度。

2）保持患儿镇静，采取平卧头侧位或侧卧位，可有效减少胎粪再吸入的发生，注意保暖。

3）严密观察病情变化：注意生命体征、神态，如出现烦躁不安、心率增、快、呼吸急促、肝脏在短时间内迅速增大时，提示可能合并心力衰竭，应立即吸氧，遵医嘱予强心利尿药。密切观察呼吸型态，如气促、呼吸困难、发绀加重提示合并气胸或纵隔气胸、气漏可能，应及时配合医生做好胸腔穿刺及胸腔闭式引流准备。

4）根据患儿的胎龄、日龄、出生时体重及实际情况设置适宜的箱温或辐射抢救台的温度及湿度。

5）动脉血气分析监测：保持呼吸道通畅在有效吸氧或调整通气参数 30min 后采血，以保证采血结果真实性。

6）按医嘱送检气管内吸入物及血液培养以明确原因。

2．气体交换受损　与气道阻塞、通气障碍有关。

（1）护理目标：气道能保持有效通气。

（2）护理措施

1）氧疗：当 $PaO_2<60mmHg$ 时，根据患儿缺氧程度选用鼻导管、头罩、面罩等吸氧方式，保持患儿 PaO_2 8.0～10.6kPa，血氧饱和度为 90%～95%。必要时及时予机械通气治疗。

2）严密观察病情，注意生命体征、神志、呼吸型态，如出现低血压、低体温苍白的循环不良时报告医生，及时予生理盐水扩容及静脉点滴多巴胺、多巴酚丁胺。

3）予留置胃管，满足热量需要。

4）协助进行 X 线检查以明确是否有吸入性肺炎及吸入的部位。

5）纠正酸中毒：进行必要的正压通气，按医嘱采血进行血气分析，当血气分析结果显示剩余碱为 −6～−10mmol/L 时，按医嘱在保证通气前提下予补碱治疗。

3．感染　与产时胎粪吸入，免疫力低下有关。

（1）护理目标：住院期间体温下降，感染好转。

（2）护理措施

1）保护性隔离：与其他病种患儿分开，防止交叉感染。病室定时通风，保持空气新鲜，温湿度适宜，温箱温度保持在 32～34℃，湿度 55%～65%，每日用消毒液擦拭消毒，接触患儿前认真洗手。

2）注意患儿卫生：保持口腔的清洁和舒适，进食前后以 2% 碳酸氢钠口腔护理,每日沐浴,利于汗液排泄,减少皮肤感染,便后用温开水清洁肛周,以防肛周脓肿,保持会阴部及肛周皮肤的清洁。保持鼻腔黏膜的清洁和湿润。

3)观察感染早期征象:监测患儿白细胞计数和生命体征的变化,有无咽红,皮肤有无破损、红肿,外周循环情况,肛周外阴有无异常。有感染征象时,协助医生做好各项检查,遵医嘱使用抗生素等药物治疗,用药后随时观察药物不良反应及疗效。

4)严格执行无菌操作,三查七对和注意手卫生制度,遵守各项规程。

4. 焦虑(家长)　与缺乏相关疾病知识,担心患儿预后有关。

(1)护理目标:通过健康宣教,消除焦虑情绪。

(2)护理措施

1)讲解新生儿胎粪吸入的可能原因及目前的诊疗方法与治疗效果。

2)讲解该疾病的预后及后期的复查目的。

3)讲解合理喂养方法及评估新生儿生长发育情况的方法。及沟通途径、就诊方法。

4)安抚家长情绪,帮助家长树立能配合治疗的信心。

(三)护理结局

1. 患儿经过机械通气 2d 治疗后,改为 CPAP 治疗 3d、鼻导管低流量吸氧1d 后停止氧疗。

2. 体温维持在正常水平。

3. 患儿生命体征稳定,酸碱平衡维持在正常水平。

4. 母亲情绪逐渐稳定,并配合治疗。

【经验分享】

1. 做好保护性隔离,及时让家长了解患儿的病情,做好家属的心理护理。

2. 并发症的护理　并发感染性炎症反应时,及时使用抗生素,严密观察药物的不良反应如腹泻、呕吐等。合并脑水肿、肺水肿、心力衰竭时应控制输液速度及量。发现羊水中重度污染时,应及时洗胃,洗胃液用 37~39℃的 1%碳酸氢钠溶液,每次注入 10~15ml。

3. 保持有效的喂养,维持生理循环需要。监测血糖及血钙,发现异常均应及时纠正。

(徐淑贞　张婷婷　杨　薇)

第六节　新生儿脓胸

新生儿脓胸(empyema)是在新生儿期因肺炎、肺脓肿或败血症等的病原菌经血液或淋巴管侵及胸膜所致的胸膜急性感染所致的胸腔积脓,若合并气体蓄积则为脓气胸（pyopneumothorax）。

【病因及分类】

因肺炎、肺脓肿或败血症等的病原菌（以葡萄球菌、大肠埃希菌及医源性的厌氧菌多见）经血液或淋巴管侵及胸膜所致。亦可由邻近脏器或组织感染如纵隔炎、膈下脓肿、肝脓肿等蔓延，或因产时胸部创伤、外科手术并发症、气胸穿刺等操作污染所致。

肺部疾病（感染、出血、萎陷等）使肺泡及小支气破裂形成气胸。如果肺脓肿或由金葡菌感染所伴发肺囊腔破裂，可以形成脓气胸。若脓胸破入肺组织或与支气管通连，便产生支气管、肺-胸膜瘘；若脓胸向胸壁溃穿，称自溃性脓胸；形成包裹称包裹性脓胸。

【案例】

患儿，男，生后十余天，出生时正常，因"呼吸急促、呼吸困难1d"入院。

体格检查：体温38.9℃，心率160次/min，呼吸56次/min，血压70/40mmHg，反应差，呼吸急促，三凹征明显。

化验检查：白细胞计数$4.5×10^9$/L，血小板计数$72×10^9$/L，C反应蛋白测定56.9mg/L。

X线检查：胸部大片均匀阴影、无气液平面，纵隔偏移伴部分肺不张。

胸腔穿刺：抽出脓液、脓液培养为葡萄球菌。

治疗：在B超定位下行胸腔闭式引流术、抗感染。

【临床护理实践】

（一）护理评估

患儿呼吸快、三凹征明显、纵隔偏移伴部分肺不张，存在缺氧。体温升高、白细胞升高，提示有感染。X线检查，胸部大片均匀阴影；胸腔穿刺、抽出脓液，提示脓胸。

（二）护理问题与措施

1. 气体交换受损 与脓胸压迫肺组织有关。

（1）护理目标：肺复张。

（2）护理措施

1）保持胸腔引流管通畅：保证管道紧密连接、妥善固定引流管。在引流过程中密切观察穿刺部位敷料是否干洁，引流管有无脱落，每12h自上而下挤压引流管，确保引流管通畅。观察瓶内脓液引出情况及水柱波动情况，记录引流液的量、颜色，每天测量胸围并详细记录。在脓液引流停止24h后再夹管观察24～48h，行X线检查引流是否彻底，肺复张是否良好。如无新的脓液渗出便可拔管，拔管后用透明敷贴覆盖伤口。

2）引流过程中严密观察病情变化，重点观察呼吸、心率、血压、血氧饱和度以及引流是否有效。

3）改善缺氧：根据监测血氧饱和度情况设定吸入氧浓度及给氧方式，必要时查血气。

2. 发热 与感染有关。

（1）护理目标：体温恢复正常。

（2）护理措施

1）去除病因：针对病因给予抗生素治疗，注意观察药物副作用。

2）监测体温变化：体温过高时给予物理降温，如松解包被、温水擦浴等；温水擦浴部位为四肢、颈部两侧、背部、腹股沟、腋窝、腘窝等血管丰富处，每处最好停留3～5min，以助散热。

3）保持环境温度相对恒定，室内定时通风换气，保持空气新鲜。

（三）护理结局

胸腔闭式引流3d后，胸片结果肺完全复张，遂拔出引流管。

【经验分享】

1. 新生儿脓胸较少见，多继发于新生儿肺炎，病原菌以金黄色葡萄球菌多见，应及早摄片诊断，确诊后胸腔穿刺抽出脓液，必要时行胸腔闭式引流术。

2. 保持引流管通畅、固定；密切观察引流液的量、色并记录。

（李 君 杨 薇）

第七节 新生儿乳糜胸

新生儿乳糜胸（neonatal chylothorax，NC）是由于淋巴液（呈乳糜样）漏入胸腔引起的，又称淋巴胸（lymphothorax）。近年来由于新生儿心、胸外科手术与肠道外营养的开展，本病的发病率有增高趋势，为0.1%～0.5%，男婴发病率为女婴的2倍，多见于右侧。

【病因及分类】

任何原因（包括疾病和损伤）引起胸导管或胸腔内大淋巴管阻塞破裂时，都可造成乳糜胸，如产伤、臀位产，复苏过程压力过大致颈部外伤，闭合性或开放性胸部损伤，颈、腰部脊柱过度伸展，手术损伤胸导管及先天性淋巴管异常。多数乳糜胸常无明确病因，为自发性乳糜胸，占50%。新生儿乳糜胸按其病因分为以下5类：

1. 先天性乳胸 系淋巴系统先天性发育结构异常，多见于出生后单发或多发乳糜漏。常合并染色体异常及其他先天性畸形。

2. 创伤性乳糜胸 主要由于产伤，如臀位过度牵引或复苏操作等造成中心静脉压过高，导致胸导管过度扩张、破裂；另外，颈腰脊柱过度伸展也可引起胸导管撕裂。某些医源性因素也可导致创伤性乳糜胸，常发于开胸手术之后或行外周静脉中心置管（PICC）。

3. 手术后乳糜胸 在胸导管附近的手术操作可能损伤胸导管主干及分支，如胸部和心脏手术后最易损伤部位在上胸部。

4. 栓塞性乳糜胸 中心静脉营养疗法，易导致导管栓塞或静脉血栓形成，多发生于 VLBW 儿。

5. 自发性乳糜胸 原因不明，占新生儿乳糜胸的大多数。

【案例】

患儿，男，诊断：乳糜胸。

母亲情况：G_1P_1，胎龄 30^{+3} 周，于 3 月 26 日 14：55 在某院产顺产娩出。

Apgar 评分：Apgar 评分 1min 为 6 分（呼吸、肌张力、肤色、心率各扣 1 分），5min 为 10 分，10min 为 10 分。

客观情况：无胎膜早破，无脐带绕颈，无脐带扭转，羊水清。

实验室检查：CRP 6mg/L，WBC $17.82×10^9$/L，Hb 172g/L，PLT $164×10^9$/L；D- 二聚体 6.83mg/L，APTT 61.0s，Fbg 1.22g/L；Na^+ 134mmol/L，TP 43g/L，ALB 27g/L，TBIL 64.4μmol/L，CK-MB 55U/L。

体查与专科特征：HR 125 次 /min，R 50～60 次 /min，SPO_2 85%～90%，头围 32cm，体重 1.58kg，身长 37cm。早产儿外貌，气促、呻吟、口吐泡沫、鼻翼扇动，三凹征（+），胸前可见散在出血点。双肺呼吸音对称，未闻及痰鸣音；心律齐，心音有力，未闻及杂音；四肢暖，肌张力正常。

治疗：娩出后立即转入新生儿科进一步诊治。入院后予气管内注入肺表面活性物质后予反复 CPAP 辅助通气，4 月 7 日出现病情变化，呼吸急促改为呼吸机机控呼吸。患儿胸片提示右侧胸腔大量积液并右肺不张，行禁食、禁饮、右侧胸腔闭式引流术、抗生素治疗等对症治疗。胸腔引出乳白色胸腔积液 70ml，胸水乳糜定性（+）。

【临床护理实践】

（一）护理评估

患儿禁食，有营养失调的危险。呼吸机机控呼吸、右侧胸腔壁式引流，乳糜液中大量 T 淋巴细胞丢失，使机体细胞免疫功能下降，加上新生儿免疫系统发育不完善，易发生感染。

（二）护理问题与措施

1. 营养失调：低于机体需要量 与疾病因素致患儿禁食有关。

（1）护理目标：获得充足的营养，患儿未出现体重下降及营养不良。

（2）护理措施

1）营养及支持治疗

①禁食：多数学者主张乳糜胸患儿应该禁食，可直接阻断肠道吸收乳糜颗粒的来源，间接使肠道对乳糜颗粒的吸收减少，从而减少乳糜液生成量，促进破裂口愈合，是乳糜胸的首选治疗。也可以喂中链甘油三酯或脱脂奶，但乳糜胸引流液反而增多时，仍应禁食，一般2周。

②肠外静脉营养支持，静脉输液时采用微泵控制液量匀速输入，避免液速波动引起血糖大幅度变化，监测血糖，根据血糖值及时调整液体进糖速度。

③静脉通路的建立及管理：首选外周静脉，以防止PICC后继发上腔静脉血栓形成，并发乳糜胸。对于部分禁食时间较长者可采用PICC，禁止在患侧置管。

2）喂养护理：胸腔穿刺并禁食1周或胸腔引流并禁食2周后，若无胸腔乳糜液者，可开始喂养。中链三酰甘油绕过胸导管直接进入门静脉，可减少乳糜液的产生，因此，以中链甘油三酯配方奶粉喂养最佳。在开始喂养及更换普通奶粉后均密切观察患儿的呼吸、血氧饱和度及胸腔引流量的变化，发现异常及时报告医生。

2. 有感染的危险　与气管插管，右侧胸腔壁式引流，机体细胞免疫功能下降有关。

（1）护理目标：护士能严格执行预防感染措施，能及时发现感染征象并及时处理。

（2）护理措施

1）保护性隔离：患儿由于乳糜液中大量T淋巴细胞丢失，使机体细胞免疫功能下降，加上新生儿免疫系统发育不完善，易发生感染。严格执行手卫生，工作人员要穿入室衣、鞋，严格执行手卫生。

2）执行新生儿探视制度：可适当安排直系亲属探视，探视人员要穿一次性隔离衣、戴隔离帽、一次性口罩、穿鞋套，洗手后方可入室探视，拒绝有传染性疾病的亲属探视。

3）病房予空气消毒机消毒空气q6h，每次2h。

4）监测患儿体温q4～6h，观察腹部情况，如出现体温异常、腹部形态异常及时报告医处理。若合并乳糜腹可行腹腔引流术。

5）做好生活护理：予2%碳酸氢钠溶液口腔护理每天两次，予0.5%安尔碘脐部护理每天两次，每次大小便后做好臀部皮肤护理，如发现有鹅口疮、臀红、脐部发红、异常分泌物等异常情况及时报告医生并进行处理。

6）胸腔引流的护理：严格执行无菌操作，防止感染，注意引流管的固定，避免牵拉、脱出和打折，定时检查引流管有无受压、扭曲及引流瓶的密封程度。每天更换引流瓶时密切观察引流液的颜色、性状和量的变化，并做好记录,如怀疑引流管堵塞时立即向医生汇报,同时注意观察患儿有无突然出现烦躁、发绀、气促等症状,警惕气胸的发生。

7)机械通气期间,注意严格无菌技术操作,做好气道护理。

8)遵医嘱使用抗生素预防感染。

(三)护理结局

1.患儿禁食2周后,逐步过渡到母乳喂养。

2.体温恢复正常。

3.40d后患儿痊愈出院,住院期间未出现非计划性拔管及导管感染。

【经验分享】

1.做好保护性隔离,严格执行手卫生及无菌操作技术,预防感染。

2.及时密切观察患儿的病情、发现病情变化时及时处理。

3.保证营养:监测血糖的变化,维持血糖在正常范围,静脉营养的患儿应做好血管保护,首选外周静脉,PICC置管时,禁止在患侧穿刺。

4.保持胸腔闭式引流管的固定和通畅。

(周　璇　黄科志　杨　薇)

第八节　新生儿支气管肺发育不良

支气管肺发育不良(bronchopulmonary dysplasia,BPD)又称新生儿慢性肺病(chronic lung disease,CLD)是早产儿,尤其是小早产儿呼吸系统常见疾病。是指任何氧依赖(>21%)超过28d的新生儿。

【病因及分类】

BPD由多种因素引起,其本质是在遗传易感性的基础上,氧中毒、气压伤或容量伤以及感染或炎症等各种不利因素对发育不成熟的肺导致的损伤,以及损伤后肺组织异常修复。其中肺发育不成熟、急性肺损伤、损伤后异常修复是引起BPD的3个关键环节。

1.个体和基因易感性　临床上已发现,种族和基因不同,RDS发病率和严重程度不同,家族中有哮喘或反应性气道疾病史者BPD发病率增加。

2.肺发育不成熟　早产、低出生体重,是提示肺发育不成熟的最重要因素之一。

3.氧中毒　高浓度氧在体内产生活性氧代谢产物,造成广泛细胞和组织损伤。还可引起肺水肿、炎症、纤维蛋白沉积以及PS活性降低等非特异改变。

4.气压伤或容量伤　机械通气时高气道压或高潮气量,致使肺细支气管上皮损伤及大部分终末肺泡萎陷及肺间质气肿。肺间质气肿使BPD发病率增加6倍。

5. 感染和炎性反应 是 BPD 发病中的关键环节。宫内感染(如 TORCH 感染)可导致胎肺发育受阻以及触发早产。早产儿出生后暴露于机械通气、高氧、感染中,引起肺损伤。

BPD 的分类:如胎龄<32 周,根据矫正胎龄 36 周或出院时需 FiO_2 分为:①轻度:未用氧;②中度:FiO_2<30%;③重度:$FiO_2 \geqslant$30% 或需机械通气;如胎龄≥32 周,根据生后 56d 或出院时需 FiO_2 分为上述轻、中、重度。

【案例】

诊断:患儿,男,诊断:支气管肺发育不良(重度)。

母亲情况:G_1P_1,胎龄 31 周,在某院因"胎儿窘迫"剖宫产娩出。

Apgar 评分:Apgar 评分 1min 为 3 分(心率、肌张力、对刺激的反应各扣 1 分,肤色、呼吸各扣 2 分),5min 为 8 分(呼吸、肌张力各扣 1 分),10min 为 8 分(呼吸、肌张力各扣 1 分)。

客观情况:羊水Ⅲ度混浊,脐带绕颈 2 周,无脐带扭转,胎膜早破 20h。

实验室检查:脐血 pH 7.291,动脉血气分析:pH 7.15,$PaCO_2$ 50mmHg,PaO_2 40mmHg,HCO_3^- 23.5mmol/L,BE −7.7mmol/L。

体查与专科特征:HR 70 次/min,R 5 次/min,SPO_2 55%~60%,早产儿外貌,反应一般,哭声弱,唇周发绀,呼吸浅促。双侧鼻腔有胎粪,鼻翼扇动,唇周有发绀。颈无抵抗,胸廓对称无畸形,吸气三凹征阳性。双肺呼吸音清,未闻及干湿性啰音。

娩出后立即予气管插管吸痰,在气管插管 T-piece 组合加压给氧下转入新生儿科进一步诊治。入院诊断"新生儿呼吸窘迫综合征"。

【临床护理实践】

(一)护理评估

机械通气时间长,反复肺部炎症,可致患儿气体交换受损;疾病因素及长期置入气管导管,无法经口喂养,导致患儿喂养困难,有营养失调的危险。

(二)护理问题与措施

1. 气体交换受损 与机械通气时间长,反复肺部炎症有关。

(1)护理目标:患儿在住院期间,能够有效清除气道内分泌物,保障气道通畅。

(2)护理措施

1)管道护理:妥善固定气管插管,避免胶布松脱,检查并记录气管插入刻度,及时更换松脱的胶布,避免气管导管弯曲。

2)体位管理:取俯卧位,有助于减轻心脏对肺的压迫而缓解局部肺的受压,从而改善通气与血流情况,还有利于肺内分泌物的引流。需专人守护,持续心电监护,患儿俯卧头向一侧,双臂置于身体两侧,轻度屈膝,每次 30~60min。

3）拍背护理：雾化后拍背，听诊有痰鸣音时拍背，动作轻柔，时间要短，拍背时观察患儿的面色、呼吸等情况。常用的拍背方式如下：①面罩拍背，距离 2.5～5cm，速度 100～120 次/min，时间 5～10min；②电动牙刷拍背，转速 6 800 次/min，时间 3min，电动牙刷功率小、匀称，更安全。

4）吸痰护理：①做好气道湿化，要求进入气道内的气体温度达到 37℃；②方法：采用浅层吸痰方法，先测量气管插管的总长度，插入吸痰管的长度与气管插管总长度一致，以刚好达到气管插管的斜面为宜，吸痰管前端插入不超过气管导管的末端；③压力：吸痰时压力控制要适宜<100mmHg；④时间：时间不宜过长，应小于 10s，不要反复多次吸引，根据情况，可用棉签伸进患儿口腔，将分泌物粘出，这样可以减少对患儿浸润性操作引起的不必要损伤。

5）感染预防：①保护性隔离，所需用物专人专用；②各种操作应严格执行无菌原则及操作规程；③接触患儿前必须洗手；④加强日常护理，如口腔、皮肤、脐部护理；⑤病室每日空气消毒，温箱每日用消毒液擦拭，保持床单位清洁、干燥，定期进行病室及温箱细菌学检测；⑥药物治疗：遵医嘱用药，治疗原发病。

2. 营养失调：低于机体需要量　与长期置入气管导管、疾病导致患儿喂养困难有关。

（1）护理目标：患儿能够获得充足的营养，体重逐步增长。

（2）护理措施

1）限制液体摄入量：生后最初几天摄入过多的液体，会增加 BPD 的危险性，遵医嘱正确补液，记录 24h 出入量。

2）静脉营养：遵医嘱使用肠外静脉营养支持，静脉输液时采用微泵控制液量匀速输入，避免液速波动引起血糖大幅度变化；监测血糖，根据血糖值及时调整液体进糖速度。

3）喂养安全管理

①体位护理：抬高床头 30°，以促进胃排空，减少胃食管反流频率及反流物误吸。

②正确喂养：优先母乳喂养，按照要求正确配制奶粉，配奶时应遵守无菌操作。配奶水温为 38～40℃，如水温过高会使奶粉中乳清蛋白产生凝块，影响消化吸收。奶粉与水的比例要按照要求进行，如果浓度过高，会使患儿血管壁压力增加，胃肠消化能力难以负担；如果浓度过低，会导致蛋白质含量不足，也会引起营养不良。

③喂养方式：根据患儿情况选择管饲的方式，如间歇重力管饲、微量泵间歇输注、微量泵持续输注；遵医嘱按时、按质、按量；在喂养过程中切忌离岗，防止胃管脱出或患儿拔出；喂奶后使患儿左侧卧。

4）呛奶误吸的预防

①经口喂养：选择合适的奶嘴，可抱喂，侧卧，抬高床头30°；喂奶时专人看护，禁止离岗，如离开须暂停喂奶；禁止任何物品遮挡口鼻；喂奶后加强巡视，至少每15～30min一次。置奶瓶于斜位并注意保持奶头处充满乳液，防止吸奶无效或吸入大量空气而导致溢乳发生，按时按量、耐心喂养；不能吸完医嘱所需奶量时应查原因，告知医生。

②管饲安全：鼻饲确定胃管在胃内；次餐前回抽胃管，回抽到胃液或测量回抽液体的pH<5.5时方可进行管饲奶。如果回抽胃内残余奶量大于前一次注入奶量1/3时，应告知医生，根据情况减少奶量，预防坏死性小肠结肠炎。管饲奶后半小时持续开放胃管，防止胃内积气。喂奶后加强巡视，每15～30min巡视一次。

5）吞咽功能训练：吸吮吞咽障碍者，给予患儿口腔按摩；对于间歇重力管饲、微量泵间歇输注、微量泵持续输注，可给予患儿非营养性吸吮。

（三）护理结局

患儿在住院期间未发生气管导管堵管，呼吸机相关性肺炎的情况；奶量逐渐增加，未发生误吸及窒息的情况，体重逐步增长。

【经验分享】

1. BPD的防治包括肺保护性策略、营养支持、限液、合理氧疗、早期肺康复治疗、支气管扩张剂、控制感染、肺表面活性物质的使用、抗氧化剂、抗纤维化疗药物治疗等。

2. BPD患儿除了对患儿的护理，还应加强家属心理指导及教会家属基础护理知识，包括体温测量、喂养技巧等相关疾病知识的健康宣教。

（周　璇　李智英）

第四章　消化系统疾病

第一节　新生儿口炎

口炎（stomatitis）指口腔黏膜的炎症，多由病毒、细菌、真菌或螺旋体引起。本病多见于婴幼儿。既可单独发病，也可继发于急性感染、腹泻、营养不良、维生素 B 或维生素 C 缺乏等全身性疾病。食具的消毒不严、口腔不洁、理化因素损伤或由于各种疾病导致机体抵抗力下降等因素均易引起口炎的发生。

一、新生儿鹅口疮

鹅口疮（thrush）又名雪口病，口腔念珠菌病（oral candidiasis）指口腔黏膜广泛感染呈小点或大片凸起，如凝乳状的假膜。在黏膜表面形成白色斑膜，为白色念珠菌感染所致的口炎。多见于早产儿、新生儿、营养不良、腹泻、恶病质、危重症及长期使用广谱抗生素或激素的患儿。

【病因及分类】

新生儿患本病主要来自经产道分娩时母体的白色念珠菌感染、哺乳器或奶具清洗消毒不严所致，常见于营养不良、慢性腹泻、体质衰弱的患儿。好发于新生儿和 6 个月以内的患儿。

【案例】

患儿，女，生后 7d。诊断：高危儿、鹅口疮。

母亲情况：G_1P_1，胎龄 38^{+6} 周，产检时血糖 7.3～11.2mmol/L，自然分娩。现患儿因"高危儿"转入新生儿科观察。家属运送母乳进行奶瓶喂养。

Apgar 评分：Apgar 评分 1min 为 8 分（肤色、呼吸各扣 1 分），5min 为 10 分。

客观情况：羊水清，无脐带绕颈，无脐带扭转，胎膜早破 11h。

实验室检查：MBG 5.3mmol/L，白细胞 $8.8×10^9$/L。

体查与专科特征：T 37.8℃，HR 137 次 /min，R 36 次 /min，SPO_2 96%～100%，头围 34cm，体重 3.17kg，身长 51cm。足月成熟儿外貌，反应好，哭声响。吸吮力强，吞咽可，流涎，前囟平软，大小 1.5cm×1.5cm。双肺呼吸音清，未闻及干湿性啰音。口腔检查可见舌、颊、腭部等黏膜表面覆盖白色乳凝块样小点或小片状物,不易拭去。

【临床护理实践】

(一)护理评估

1. 分娩方式 经阴道自然分娩,提示鹅口疮可能经产道感染。

2. 新生儿使用的奶具情况 因母亲已经出院,患者继续医院观察治疗。母乳是通过家里储存和运送到医院,奶具是供应室统一消毒处理。母乳的收集、储存及运送存在污染的可能性。

3. 口腔黏膜情况 口腔黏膜、舌面有乳白色凝块样物,不易拭去。

4. 患儿一般情况 体温正常,吃奶减少,无呕吐。

(二)护理问题与措施

1. 口腔黏膜完整性受损 与口腔黏膜白色念珠菌感染有关。

(1)护理目标:口腔黏膜恢复正常。

(2)护理措施

1)口腔清洁:每次喂奶后用温开水清洁口腔或 2% 碳酸氢钠溶液每日清洁口腔 2 次,以形成口腔碱性环境,不利于真菌生长。

2)局部用药:口腔黏膜使用制霉菌素混悬液 10 万 U/ml 外涂,每天 2～3次。为确保局部用药达到目的,涂药前应先将纱布或干棉球放在颊黏膜腮腺管口处或舌系带两侧,以隔断唾液,防止药物被冲掉;然后再用干棉球将病变部位表面吸干后再涂药;涂药后 10min 后取出纱布或棉球,不可立即饮水或进食。

3)协助治疗:建议医生使用维生素 B、维生素 C 等药物,改善营养状况,促进口腔黏膜的愈合。

2. 知识缺乏:家属缺乏母乳收集、储存及运送相关知识。

(1)护理目标:家属熟悉并掌握母乳收集、储存及运送相关知识。

(2)护理措施

1)健康宣教:向母亲及家属咨询母乳的采集、储存及运送的全过程,解决潜在及已存在问题,并给予专业指导。

2)指导母乳的收集

①准备用具:准备好吸奶器及储奶用具,最好使用适宜冷冻的、密封良好的塑料制品,如集乳袋,其次为玻璃制品,最好不要用金属制品,母乳中的活性因子会附着在玻璃或金属上,降低母乳的养分。

②清洁:无论是手动挤奶或吸奶器吸奶,均要注意事先洗手、擦洗及消毒乳头。

3)指导母乳储存:将收集好的母乳做好密封,写上挤奶的日期及时间,这样便清楚地知道母乳保存的期限,以免不洁、过期导致细菌滋生,引起消化道疾病的发生。然后将收集的母乳放在冰箱(4～8℃)冷藏可保存 24h。

4）指导母乳的运送：对送母乳的家庭成员进行培训，收集的母乳达到卫生要求，运送母乳过程需要冷藏运输。可用保温瓶或保温箱进行运送到医院。

5）宣教效果的评价：①接收母乳时应核对送奶人的身份，可通过查看送母乳者的本人身份证、探视证，并询问患儿床号、姓名、疾病等方法以确认送母乳者是患儿的亲属；②查看所送母乳的质量，如外观有异常疑似变质，拒收；如果质量合格，在奶瓶上贴上母乳收集卡（含姓名、住院号、收集时间等），并登记在母乳收集本上；③接收者进行手卫生，将奶瓶外表面或储奶袋（除奶嘴外）用75%酒精擦拭一遍后，将奶瓶携带至配奶室，将母乳倒入医院统一的消毒奶瓶内，经巴氏消毒后，水浴至适当温度方可哺喂患儿或放置2～8℃冰箱储存24h内食用，自备奶瓶还给家属。

3. 营养失调：低于机体需要量　与疼痛引起拒食有关。

（1）护理目标：加强营养治疗，保证足够营养摄入。

（2）护理措施

1）保证营养供给：供给高热量、高蛋白、高含维生素的温凉流质食物，耐心喂养，多鼓励喂养，少量多餐。

2）对症处理：因口腔黏膜损伤引起疼痛而影响进食，在进食前局部涂2%利多卡因。

3）开放静脉通道：遵医嘱补充静脉营养，适当增加维生素B_2和维生素C。注意药物配伍禁忌，观察用药后反应。

4）监测体重变化，每天监测微量血糖、详细记录出入量、观察腹壁脂肪及囟门情况。每3d测量体重及监测生化指标等。

（三）护理结局

3d后，患儿口腔黏膜完好，奶量从40ml/次增加至60～70ml/次，体重增长35g/d，MBG维持于4.6～5.3mmol/L。评价家属掌握母乳的收集、储存及运送方法的程度。

【经验分享】

1. 并发症的护理　出现声音嘶哑、吞咽困难、吐奶、呛咳甚至出现呼吸困难、发绀者应考虑为咽部或肺部念珠菌感染；如大便次数增多，黄色稀便、泡沫较多或带黏液，有时可见豆腐渣样小块，应考虑为真菌性肠炎。

2. 局部用药时先清洁口腔，再用干棉球将病变部位黏膜表面水分吸干后方能涂药，避免药物不能黏附于黏膜表面影响治疗效果。

3. 在日常生活中，应进行相关的卫生知识宣传活动，普及预防知识，掌握小儿鹅口疮的病因及防治措施。指导家属及护理人员如何早期发现病情，及时就诊，及早治疗。治疗要彻底以免迁延不愈，反复发作。

（李素萍　杨　薇）

二、新生儿疱疹性口炎

疱疹性口炎（herpetic stomatitis，HS）是由单纯疱疹病毒Ⅰ型感染引起的口腔黏膜炎症，主要以1～3岁婴幼儿多见，传染性强，有自限性。在卫生条件差的家庭和托幼机构感染，容易传播。起病初期发热，体温达38～40℃。1～2d后，在齿龈、舌、唇内和颊黏膜等口腔黏膜上可见散在或成簇的小疱疹，疱疹迅速破裂后形成黄白色纤维素性渗出物覆盖的浅表溃疡，多个小溃疡可融合成不规则的较大溃疡，周围黏膜充血，有红边，有时累及上腭及咽部。口角及唇周皮肤也可发生疱疹，初起时发痒，继之有疼痛，全身症状轻重不一，可出现流涎、拒食、烦躁、颌下淋巴结肿大。体温在5～7d恢复正常，整个病程10～14d，淋巴结肿大2～3周消退。

【病因及分类】

此病病因非常明确以单纯疱疹病毒Ⅰ型感染为主。单纯疱疹病毒感染，主要通过飞沫、唾液及疱疹液直接接触传播，也可以通过食具和衣物间接传染。传染方式主要为直接经呼吸道、口腔、鼻、眼结膜、生殖器黏膜或破损皮肤进入人体，如母亲有生殖器疱疹可经产道感染。

【案例】

患儿，男，15d，诊断：疱疹性口腔炎。

母亲情况：G_2P_1，胎龄39周，于03月16日09：55在某院产科经阴道分娩娩出。

Apgar评分：Apgar评分1min为9分（肤色扣1分），5min为10分。

客观情况：羊水清，无脐带绕颈，无脐带扭转，胎膜早破8h。

实验室检查：白细胞$13×10^9$/L，CRP<0.6mg/L。

体查与专科特征：HR124次/min，R 35次/min，SPO_2 95%～98%，入院前1d患儿出现发热，体温波动在38～39℃，口腔黏膜充血，在舌、唇内、上腭出现散在小疱疹，周围有红晕。进食时剧烈哭闹、拒食。

【临床护理实践】

（一）护理评估

1. 分娩方式　经阴道自然分娩，母亲产前有疱疹病毒感染史，有经产道感染的可能。

2. 口腔黏膜情况　口腔黏膜充血，在舌、唇内、上腭出现散在小疱疹，周围有红晕。

3. 患儿一般情况　体温异常，体温波动在38～39℃，烦躁、进食时哭闹明显、拒食和出现流涎。

（二）护理问题与措施

1. 口腔黏膜完整性受损　与口腔黏膜疱疹病毒感染有关。

（1）护理目标：经护理后口腔黏膜修复完整。

（2）护理措施

1）口腔清洁：保持口腔黏膜湿润和清洁，多喝水。流涎时及时清除分泌物，保持皮肤清洁，避免引起口周皮肤糜烂。渗液多时先用3%过氧化氢溶液和生理盐水清洁口腔。

2）局部用药：局部可涂碘甘油。预防继发感染外涂2.5%～5%金霉素鱼肝油。

3）对症处理：减少皮肤黏膜的刺激，禁用刺激性药物，饮食予微温或凉的流质为宜。烦躁、疼痛明显时喂奶前使用2%利多卡因漱口或局部涂擦，以减轻疼痛，提高患者的舒适性。

4）观察病情：观察患儿的口腔黏膜完整性，用药后效果。

2. **体温过高** 与口腔黏膜炎症有关。

（1）护理目标：体温维持在正常范围。

（2）护理措施

1）严格执行消毒隔离制度：患者放置独立的房间，做好隔离标识。做好环境消毒及严格执行手卫生，接触患儿前后洗手，物品专人专用。亲属探视时穿一次性隔离衣，戴隔离帽、一次性口罩，穿鞋套，洗手后方可入室探视。

2）密切监测体温变化：体温升高时给予松解衣服及调节环境温度，体温超过38.5℃时报告医生，配合医生做出相应治疗，观察治疗后反应。

3）对症处理：建立静脉通道根据医嘱使用抗生素治疗，发热时补充水分。

4）预防传播：喂养奶具与其他患者的奶具分类处置，送供应室行高压灭菌处理。防止交叉感染。

3. **营养失调：低于机体需要量** 与疼痛引起拒食有关。

（1）护理目标：加强营养治疗，保证足够营养摄入。

（2）护理措施

1）供给高热量、高蛋白、含维生素丰富的温凉流质食物，耐心喂养，保证营养供给，多鼓励喂养，少量多餐。

2）停留胃管：患儿出现拒食，所摄取热量已无法满足患儿生长所需，给予留置胃管进行鼻饲。

3）抗生素的使用：开放静脉通道使用抗生素及静脉营养治疗，并观察用药后反应。

（三）护理结局

经过对症治疗，第3d体温正常，体温维持在36.5～36.9℃。第4d能经口喂养，吸吮好无拒奶现象，体重20～35g/d的增长，第8d患儿口腔黏膜完好。实验室检查：白细胞$6×10^9$/L，CRP<0.6mg/L。

【经验分享】

1. 预防并发症　患儿流涎时尽量予侧卧位、及时清除分泌物。口腔黏膜渗液多时可使用3%过氧化氢溶液和生理盐水清洁口腔,床边准备负压吸引装置及简易呼吸囊,预防窒息的发生。

2. 皮肤护理　进食后进行口腔护理,较大患儿可以进行漱口。保持口腔黏膜的湿润及清洁。对流涎者及时清除分泌物,保持皮肤干燥、清洁,避免引起皮肤湿疹及糜烂。

【相关链接】

1. 小儿不同时期的口腔生理特点

(1)新生儿:新生儿口腔黏膜嫩,血管丰富,唾液腺发育尚未成熟,口腔黏膜干燥,易被温度较高的奶及水烫伤或被硬物摩擦而破溃出血;奶具消毒不合格或滥用抗生素可发生口腔内感染。新生儿上颚中线旁和牙龈切缘上常见黄白色小斑点,系上皮细胞堆积或黏液腺潴留、肿胀所致,称为上皮珠,俗称"马牙",这是正常的生理代谢过程,马牙长出数周后会自然消失。如碰破或挑破,可发生局部或全身感染。

(2)婴幼儿:3~4月龄时,婴儿唾液分泌开始增加,但由于婴儿口底浅,尚不能及时吞咽所分泌的全部唾液,因此常发生生理性流涎。6月龄后,婴儿乳牙逐渐萌出,可出现吸吮手指、啃咬物品等现象,增加了口腔感染的机会。2岁后乳牙出齐,唾液分泌明显减少,口腔自洁作用降低,但食量和糖类食品增多,必须注意口腔卫生,否则易患龋齿。

2. 不同口炎的临床特点见表1-4-1。

表1-4-1　不同口炎的临床特点

项目	鹅口疮	疱疹性口炎
病原	白色念珠菌	单纯疱疹病毒
发病年龄	新生儿、菌群紊乱患儿	1~3岁小儿
流行病学特点	通过产道感染或乳头不洁、乳具污染	传染性强,可引起小流行
局部特征	口腔黏膜覆盖白色奶块样点、片状物,略高于黏膜表面不易拭去,强行擦拭剥落后,局部黏膜潮红粗糙,可有溢血	唇红部,邻近口周皮肤和口唇黏膜散在或成簇的黄色小水疱,直径2~3mm周围有红晕,很快破裂形成浅溃疡,可融合成较大的溃疡
临床表现	患处不痛,不流涎,一般不影响吃药,也无全身症状	发热体温达38~40℃,局部疼痛,出现流涎、拒食、焦躁、颌下淋巴结肿大
辅助检查	取白膜涂片,加10%氢氧化钠1滴,镜检可见真菌菌丝和孢子	白细胞总数正常或偏低

续表

项目	鹅口疮	疱疹性口炎
治疗要点	用 2% 的碳酸氢钠溶液清洗口腔，每日 2～4 次涂 1% 甲紫溶液或制霉菌素鱼肝油混悬液，每日 2～3 次	用 3% 氧化氢溶液或 0.1% 依沙吖啶（利凡诺）溶液清洗口腔，局部可用碘苷（疱疹净）亦可喷洒西瓜霜、锡类散、冰硼散等，为预防感染可涂 2.5%～5% 金霉素鱼肝油

（王泽丽　李素萍　杨　薇）

第二节　新生儿坏死性小肠结肠炎

坏死性小肠结肠炎（nenotal necrotizing enterocolitis，NEC）是多种致病因素导致的肠道疾病，多指发生在出生后两周内新生儿小肠黏膜损害和炎症，严重时小肠可能发生坏死，引起肠穿孔和腹膜炎，引起坏死性小肠结肠炎的原因尚不明确。肠缺血损害可破坏肠道产生黏液，导致肠道易受细菌侵袭。临床上以腹胀、呕吐、便血为主要表现，腹部 X 线以肠道产气、肠壁囊样积气为特点。

【病因及分类】

与坏死性小肠结肠炎发生的主要相关因素：

1. 缺氧缺血　如新生儿窒息、肺透明膜病、脐动脉插管、红细胞增多症、低血压、休克等。

2. 饮食因素　如高渗乳汁或高渗药物溶液可损伤肠黏膜，食物中的营养物质易引起细菌生长和碳水化合物发酵产生氢气。

3. 细菌感染　如大肠埃希菌、克雷伯菌、铜绿假单胞菌、沙门菌、梭状芽胞杆菌等过度繁殖，侵入肠黏膜造成损伤，或引起败血症及感染中毒性休克加重肠道损伤。

4. 早产　由于肠道功能不成熟，血供调节能力差，肠蠕动弱，食物易滞留发酵导致细菌繁殖，同时肠道内 SIgA 低下，也易引起细菌侵入及繁殖。

新生儿坏死性小肠结肠炎（NEC）根据致病因素和临床病程分为以下几型：

1. 经典型 NEC　具有 NEC 的典型临床表现和病程。应根据 Bell 等的方案进行分期，并说明散发或流行。

2. 新生儿良性结肠壁囊样积气症　见于较成熟新生儿，排鲜红色血便，有轻度腹胀或腹部压痛。X 线见乙状结肠或结肠壁囊样积气征。

3. 换血输血后 NEC　换血后 12～18h 出现肠壁囊样积气征或穿孔等。病理改变局限于结肠的一个小区，提示为栓塞现象。致病率低，罕见死亡。

4. 非感染因素引起的 NEC　高渗奶、新生儿红细胞增多症和聚乙烯导管毒性引起的肠黏膜损伤，以及大豆或牛乳蛋白引起的抗原 - 抗体反应性肠病等均可引起 NEC。后者且易复发。

【案例】

患儿，男，诊断：早产儿、新生儿坏死性小肠结肠炎。

母亲情况：G_2P_1，胎龄 35^{+5} 周，于 8 月 28 日 12：33 顺产娩出。

Apgar 评分：Apgar 评分 1min 为 7 分（肤色、肌张力、呼吸各扣 1 分），予刺激足底、吸出口腔分泌物后给氧，5min 为 8 分（肤色、肌张力各扣 1 分），10min 为 9 分（肤色扣 1 分），3d 后出现腹胀、腹泻、呕吐、血便而进一步治疗。

客观情况：羊水清，胎膜早破 1d，无脐带绕颈。

实验室检查：白细胞 $11.9×10^9/L$，大便隐血（++），动脉血气分析：pH 7.3，PCO_2 55mmHg，HB 115g/L。X 线腹部平片：肠胀气、肠壁积气、增厚（图 1-4-1）。

体查与专科特征：T 38.2℃，HR 152 次 /min，R 50 次 /min，SPO_2 90%～95%，头围 34cm，体重 2.3kg，身长 45cm。早产儿外貌，反应一般，哭声弱，出生 4d 后出现哭闹不止，反应差，

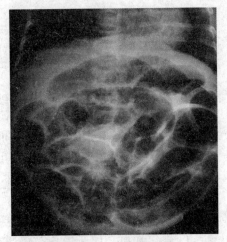

图 1-4-1　X 线腹部平片

拒食，腹胀明显、发亮，肠鸣音减弱，腹壁可出现局部红肿，呕吐带胆汁样物，排便带有血丝，精神萎靡，反应差，动脉血气分析示代谢性酸中毒。

【临床护理实践】

（一）护理评估

患儿为早产儿出生后人工喂养，有腹胀、呕吐、血便，剧烈哭闹，粪便有黏液带血，给予抗感染、禁食、胃肠减压等保守治疗。

（二）护理问题与措施

1. 腹胀　与肠管扩张、肠黏膜水肿、肠壁组织坏死有关。

（1）护理目标：经过禁食、胃肠减压，患儿腹胀有好转。

（2）护理措施

1）立即给予禁食、留置胃管行胃肠减压，观察引流液性质、量、做好口腔护理。

2）观察呕吐情况，呕吐时头偏向一侧，及时清理呕吐物，保持皮肤及床单位清洁，呕吐后做好口腔护理，记录呕吐物的性质、量。

3）每 8h 监测记录腹围，如腹围突然增大、腹肌紧张时，应报告医生，及时

做出相应治疗。

2. 腹泻 与肠道炎症有关。

(1) 护理目标：经过抗感染治疗，炎症控制，腹泻好转。

(2) 护理措施

1) 仔细观察并记录大便次数、性质、颜色及量，并记录，了解大便变化过程，及时、准确留取大便标本送检。

2) 排便次数增多时，应注意加强肛周皮肤护理。每次排便后，用温水清洗肛周皮肤并保持干燥。皮肤潮红时，可外涂赛肤润保护。皮肤表皮破损时，每次清洗后应均匀涂上皮肤保护粉，减少大便对皮肤刺激，保护臀部皮肤完整性。

3) 遵医嘱使用抗生素，抗生素必须现配现用，注意有无药物过敏。抗生素宜尽早使用。

3. 体温过高 与肠道缺血缺氧、坏死性肠炎、细菌毒素吸引有关。

(1) 护理目标：保持体温及生命体征在正常范围。

(2) 护理措施

1) 严密监测体温变化，发热时予物理降温，减少被盖。病室环境通风，保持清洁。必要时紫外线消毒环境。

2) 体温过高时给予松解包被、洗温水澡。注意观察有无发热、惊厥。出汗多时及时更衣，以防着凉。

3) 当患儿出现持续高热，热峰升高或腹壁张力增高时提示已出现全腹膜炎，报告医生需加强抗感染，充分腹腔引流。

4) 采集血培养后遵医嘱使用抗生素，抗生素必须现配现用，注意有无药物过敏。抗生素宜尽早使用。

4. 疼痛 与腹腔感染或肠管坏死甚至穿孔有关。

(1) 护理目标：患儿无哭闹，精神反应好，配合操作。

(2) 护理措施

1) 密切观察病情变化，患儿出现皮肤花斑纹、四肢末梢冷、毛细血管充盈时间延长时，应立即通知医生进行抢救。

2) 继续胃肠减压，每班测量经脐腹围及最大腹围，观察腹胀情况及引流液性状。

3) 观察腹壁情况，如张力或腹壁腹肠型情况，一旦确定穿孔，需及时进行进一步处理，视穿孔大小进行近段造瘘或加强腹腔引流。观察并记录引流液的量、颜色及性质。

5. 营养失调 与禁食摄入不足有关。

(1) 护理目标：每天的体重都保持在 30～40g 的增长范围。

(2) 护理措施

1）全肠外营养以维持基本营养需求，保证热量摄入达 100～120kcal/（kg•d）。注意保持 PICC 管道通畅，每班观察管道刻度、有无外渗，肢体有无肿胀等不适。

2）每日测量体重，详细记录出入量，评价患儿的一般状况。

3）定时观察微量血糖、生化指标等。

4）恢复喂养从糖水开始，再用稀释奶，逐渐增加奶量和浓度，切忌喂奶过早，增奶过快，否则易复发或使病情恶化。

（三）护理结局

第 20d 患儿腹胀腹泻好转，可闻及肠鸣音 2～3 次 /min，连查 3 次大便潜血阴性，开始再次试喂糖水每 1～2ml/3h，再用稀释奶，2d 后患儿未见呕吐、腹胀，改配方奶，体重增加 260g。

【经验分享】

1．维持水及电解质平衡　由于禁食、胃肠引流、液体丢失过多及补充不足可导致水及电解质紊乱，住院期间保持患儿出入量平衡，体重稳定。

2．加强营养支持　满足机体需要量，体重保持稳定或增加（每天增加 15～30g），能耐受静脉补充必要的营养。

3．促进患儿的舒适感　住院期间患儿腹胀不明显，疼痛可以忍受，常处于安静状态。

4．注意无菌操作，严格执行手卫生，预防交叉感染。

5．并发症的护理　当患儿出现皮肤花斑、四肢末梢冷、毛细血管充盈时间延长、应通知医生。迅速补充有效循环量，改善微循环。当出现完全性肠梗阻、肠穿孔、肠出血时，应通知医生考虑手术治疗。

【相关链接】

新生儿 NEC 修正 Bell 分期标准见表 1-4-2。

表 1-4-2　新生儿 NEC 修正 Bell 分期标准

分期	全身症状	胃肠道症状	影像学检查	治疗
ⅠA 疑似 NEC	体温不稳定、呼吸暂停、心率过缓和嗜睡	胃潴留、轻度腹胀、大便潜血阳性	正常或肠管扩张、轻度肠梗阻	绝对禁食、胃肠减压、抗生素治疗 3d、等候病原培养结果
ⅠB 疑似 NEC	同ⅠA	直肠内鲜血	同ⅠA	同ⅠA
ⅡA 确诊 NEC 轻度	同ⅠA	同ⅠA和ⅠB，肠鸣音消失，和 / 或腹部触痛	肠管扩张、梗阻、肠管积气征	同ⅠA，绝对禁食，如 24～48h 培养无异常，应用抗生素 7～10d

续表

分期	全身症状	胃肠道症状	影像学检查	治疗
ⅡB确诊NEC中度	同ⅡA，轻度代谢性酸中毒、轻度血小板减少	同ⅡA，肠鸣音消失，腹部触痛明显和/或腹壁蜂窝织炎或右下腹包块	同ⅡA，门静脉积气，和/或腹水	同ⅡA，绝对禁食，补充血容量，治疗酸中毒，应用抗生素14d
ⅢA NEC进展（重度，肠壁完整）	同ⅡB，低血压，心动过缓，严重呼吸暂停，混合性酸中毒，DIC，中性粒细胞减少，无尿	同ⅡB，弥漫性腹膜炎，腹胀和触痛明显，腹部红肿	同ⅡB，腹水	同ⅡB，补液200ml/kg，应用血管活性药物，机械通气，腹腔穿刺，保证治疗24～48h无效，手术
ⅢB进展（重度，肠壁穿孔）	同ⅢA，病情突然恶化	同ⅢA，腹胀突然加重	同ⅡB，腹腔积气	同ⅢA，手术

（王泽丽 李素萍 杨 薇）

第三节 新生儿感染性腹泻

小儿腹泻是由多种病原、多因素引起的，以大便次数增多及大便性状改变为特点的儿童消化系统疾病；严重者可引起水、电解质和酸碱平衡紊乱等并发症。

【病因及分类】

婴儿胃肠道发育不够成熟，酶的活性较低，但营养需要相对多，胃肠道负担重；婴儿时期神经、内分泌、循环系统及肝、肾功能发育均未成熟，调节功能差，免疫功能不完善。血清大肠埃希菌抗体滴度以初生至2周岁最低，以后逐渐升高，因而婴幼儿易患大肠埃希菌肠炎。母乳中大肠埃希菌抗体滴度高，特别是初乳中致病性大肠埃希菌分泌型IgA高，所以母乳喂养儿较少发病，患病也较轻。

1. 感染因素 分为消化道内与消化道外感染，以前者为主。

（1）消化道内感染：致病微生物可随污染的食物或水进入小儿消化道，因而易发生在人工喂养儿。哺喂时所用器皿或食物未经消毒或消毒不够，亦有感染可能。病毒也可通过呼吸道或水源感染。其次是由成人带菌（毒）者的传染，成为无症状肠道带菌（毒）者，可导致病原传播。肠道感染可由病毒、真菌、细菌或寄生虫所致。以轮状病毒引起的秋冬季儿童腹泻最为多见，其次是星状病毒、柯萨奇病毒、埃可病毒、肠道腺病毒等。病程为7～10d，患儿有不同程度脱水、发热或伴随腹泻。

（2）消化道外感染：消化道外的器官、组织受到感染也可引起腹泻，常见于中耳炎、咽炎、肺炎、泌尿道感染和皮肤感染等。腹泻多不严重，年龄越小者越多见。引起腹泻的原因一部分是肠道外感染引起消化功能紊乱，另一部分可能是肠道内外均为同一病原（主要是病毒）感染所引起。

2. 肠道菌群紊乱　长期较大量地应用广谱抗生素，如氯霉素、卡那霉素、庆大霉素、氨苄青霉素、各种头孢霉素，特别是两种或以上并用时，除可直接刺激肠道或刺激自主神经引起肠蠕动增快、葡萄糖吸收减少、双糖酶活性降低而发生腹泻外，更严重的是可引起肠道菌群紊乱。此时正常的肠道大肠埃希菌消失或明显减少，耐药性金黄色葡萄球菌、变形杆菌、铜绿假单胞菌、难辨梭状芽胞杆菌或白色念珠菌等可大量繁殖，引起药物较难控制的肠炎。

3. 消化功能紊乱　饮食因素；不耐受碳水化合物；食物过敏；药物影响。其他因素：如不清洁的环境、户外活动过少、生活规律的突然改变、外界气候的突变等也易引起婴儿腹泻。

【案例】

患儿，女，诊断：轮状病毒肠炎、中度低渗性脱水。

母亲情况：G_2P_1，胎龄 38 周，在产科剖宫产娩出。

Apgar 评分：Apgar 评分 1min 为 8 分（肤色、呼吸各扣 1 分），5min 为 9 分（肤色扣 1 分）。

客观情况：羊水 II 度混浊，脐带绕颈 1 周，无脐带扭转。

实验室检查：白细胞 $3.5×10^9$/L，血钠 128mmol/L，血钾 2.9mmol/L，大便轮状病毒抗原检测阳性。

体查与专科特征：患儿出生 26d 后腹泻入院，T 38℃，HR 148 次/min，R 45 次/min，SPO_2 95%～98%，体重 3.8kg，身长 53cm。新生儿貌，精神萎靡，烦躁不安，哭声弱，眼泪少，食欲减退，尿量减少，皮肤黏膜稍干，弹性差。前囟和眼眶稍凹陷，腹稍胀，听诊肠鸣音 5 次/min，四肢稍凉，肛周皮肤潮红。

【临床护理实践】

（一）护理评估

患儿为人工喂养，冲配奶粉方法：温水冲调，2 勺奶粉加水至 60ml，喂养次数一日 6 次，奶瓶未行每日消毒处理。已出现中度脱水症状，结合临床给予对症治疗。

（二）护理问题与措施

1. 腹泻　与喂养不当、感染或肠道功能紊乱有关。

（1）护理目标：通过对症治疗，患儿腹泻次数减少，大便性状转为正常。

（2）护理措施

1）静脉补液，快速建立静脉通道，保证液体按计划输注。补液原则：先盐后糖、先快后慢、见尿补钾，严格控制补钾浓度及静脉通道严禁直接静脉推注。正确记录每小时出入量。

2）控制感染，做好消毒隔离，以防交叉感染。病室环境通风，保持清洁，必要时紫外线消毒环境，每12h空气消毒120min。按肠道传染病隔离，与非感染患儿分开住，接触患儿前后洗手，带有粪便尿布应分类消毒，防止交叉感染。

2.体液不足 与腹泻丢失过多和摄入不足有关。

（1）护理目标：患儿脱水症状得以控制，皮肤弹性恢复，体重恢复正常。

（2）护理措施

1）腹胀患儿存在消化功能紊乱，可根据患儿病情继续喂养，缩短病程促进恢复，可根据病情改用新生儿专用腹泻奶粉，少量多餐，待病情稳定可逐步过渡到正常喂养。精确记录每小时出入量，观察前囟和眼眶变化适当调节补液速度。

2）如呕吐严重，可暂时禁食，待呕吐好转后继续喂养，禁食期间继续静脉补液。呕吐时嘱将患儿抱起或平躺头偏向一侧，防止窒息等意外发生，观察呕吐物性质、量。及时清理呕吐物，协助更衣及口腔护理。

3）保证营养以增强机体抵抗力，如果喂养不能保证营养者予静脉营养补液。

4）必要时遵医嘱使用抗生素预防感染。

3.皮肤完整性皮损 与排便次数增多，大便刺激皮肤有关。

（1）护理目标：针对相应皮肤进行护理，皮肤黏膜完好。

（2）护理措施

1）每班检查皮肤完整性，保持皮肤完整，排便次数多时给予预见性护理措施。

2）选用吸水性强、柔软的布类或纸类，湿纸巾选用无任何刺激皮肤添加剂的，避免使用不透气、对皮肤有过敏的尿片，勤更换。每次便后用温水清洗臀部并擦干，以保持皮肤清洁、干燥。如肛周皮肤有潮红，局部外涂赛肤润保护，并按摩片刻，促进局部血液循环。每次便后都循环上述动作。

3）如皮肤有破损糜烂时，每次便后用温水清洗臀部，清洗干净后用0.1%安多福局部消毒皮肤，用氧气局部创面治疗以保持皮肤清洁、干燥，外涂3M液体敷料。每班观察破损范围有无扩展、深度有无增加，书写护理记录。

4.潜在并发症：低钾血症。

（1）护理目标：及时发现并发症做出相应处理。

（2）护理措施

1）低钾血症处理：当患儿发现全身乏力、不哭或哭声低下、吃奶无力、肌张力低下、精神萎靡时警惕发生低钾血症，及时采血行实验室检查，确定诊断及时补充钾盐，观察用药后效果及反应。

2）脱水症状治疗：观察患儿的精神、皮肤弹性、眼眶等客观因素评估患儿脱水程度，同时要动态观察经过补充液体后脱水症状是否已改善。

（三）护理结局

住院治疗3d后，患儿无发热，逐渐恢复精神，哭声响、皮肤恢复弹性，能摄取足够的食物和水分,肛周皮肤潮红已好转。

【经验分享】

1. 评估脱水程度,告知医生,及时做出相应处理,观察补充水分后疗效。注意监测生命体征、有无重要脏器受损的表现、各种实验室检查的结果。

2. 做好隔离措施,严格执行手卫生及无菌操作技术,预防交叉感染,按消化道传染病进行防护。

3. 保证营养　摄取不足时监测血糖的变化,维持血糖在正常范围,保证营养足够供给可静脉营养补液。

4. 并发症的护理　如出现低钾低钠血症时及时执行相关医嘱,补钾期间观察尿量恢复情况,严密观察追踪实验室检验结果。

【相关链接】

新生儿腹泻伴脱水分类

1. 按脱水程度分类

(1)轻度脱水:丢失体重的5%以下。

(2)中度脱水:丢失体重的5%～9%。

(3)重度脱水:丢失体重的10%以上。

2. 按脱水的性质分类

(1)等渗性脱水:水和电解质按比例损失,血浆渗透压在正常范围,血清钠为130～150mmol/L。

(2)低渗性脱水:电解质损失的比例大于水,血浆渗透压较正常低,血清钠浓度<130mmol/L。

(3)高渗性脱水:电解质损失的比例较水低,血浆渗透压较正常高,血清钠浓度>150mmol/L。

(王泽丽　李素萍　杨　薇)

第四节　先天性脐膨出

脐膨出(omphalocele)是新生儿期一种罕见的严重的先天畸形。由于胚胎发育期发育缺陷,腹壁发育不全,导致腹内脏器通过脐部的腹壁缺损连同腹膜一起向外突出,脱出物表层覆盖一层脆薄囊膜。出生早期呈白色透明,24h后逐渐变为混浊,一旦囊膜液化破溃,易造成内脏脱出腹腔感染,危及生命。

【病因及分类】

脐膨出系腹部发育畸形之一,胚胎体腔关闭形成脐带,脐带周围腹壁分成头壁、尾壁及两个侧壁向中央缩紧形成脐环,6～8周胚胎腹腔脏器迅速生长,脐带基底向前扩张,10周后腹腔容积迅速扩大,脏器逐渐回腹腔,伴发育

畸形较多,以胚胎发育过程中形成的畸形为多,腹壁发育不好形成脐膨出。根据膨出物大小可分为以下两类:

1. 巨型脐膨出　腹壁缺损环的直径>5cm,有时达10cm以上,膨出部分的直径往往还要大,可在腹部中央突出如馒头样的肿物,脐带连接于囊膜的顶部。出生后通过透明膜可以见到囊内的器官,囊内容物除了小肠、结肠之外,还有肝脏、脾、胰腺甚至膀胱等。6~8h后由于囊壁血液供应缺乏和暴露于空气之中,囊膜变得混浊,水肿增厚。2~3d后变得干枯、脆弱、破裂甚至坏死。囊壁的破裂可导致腹腔感染和囊内脏器脱出,重者可致患儿死亡。

2. 小型脐膨出　腹壁缺损环的直径<5cm,在腹部中央突出如橘子,甚至橄榄样的肿物,膨出部分的直径往往较腹壁缺损环大,可形成腹部中央带蒂样物。囊内容物大多只有小肠,有时可有横结肠。

【案例】

患儿,女,诊断:新生儿脐膨出。

母亲情况:G_1P_1,胎龄38^{+6}周,产科剖宫产娩出。

Apgar评分:Apgar评分1min为7分(肤色、呼吸、对刺激的反应各扣1分),5min为10分。

客观情况:羊水Ⅱ度混浊,脐带绕颈2周,无脐带扭转。

实验室检查:脐血pH 7.291,动脉血气分析:pH 7.37,$PaCO_2$ 40mmHg,PaO_2 60mmHg。

体查与专科特征:HR 140次/min,R 35次/min,SPO_2 96%以上,头围34cm,体重3.4kg,身长50cm。足月成熟儿外貌,反应可,哭声响。患儿出生后脐部有一黄棕色透明状物突出,外有一层极薄的透明膜包裹,脐带连接在囊膜顶部,囊内容物为胃、肠管、肝脏、脾等腹腔脏器。腹壁缺损5cm左右。

娩出后立即予气管插管吸痰及气囊加压通气,在气管插管复苏囊加压给氧下转科进一步诊治。

【临床护理实践】

（一）护理评估

羊水Ⅱ度混浊,有吸入胎粪的危险,给予气管插管呼吸机辅助呼吸。膨出物需手术治疗。

（二）护理问题与措施

1. 低效性呼吸型态　与回纳膨出物或术后切口加压使横膈抬高有关。

（1）护理目标:能快速正确判断患儿呼吸情况,保持呼吸道通畅。

（2）护理措施

1）出生后予囊膜悬吊,收紧囊膜顶部,用绷带予以结扎悬吊,在悬吊过程中应注意开始时悬吊力量不要过大,同时利用重力作用使腹腔脏器自然回缩,由顶端向下结扎收紧囊膜同时向膨出的腹腔脏器施压,使其尽快还纳至腹腔。囊膜暴露在恒温的环境中容易失去部分水分,脆性逐渐增大,容易在回纳的过程中破裂,所以囊膜的保湿非常重要。囊膜予无菌方纱包裹后用 0.1% 安多福湿敷,每小时外滴 0.1% 安多福在包裹囊膜的方纱上,一直保持湿敷状态。主要防止水分丢失以及肠管肝脏肿胀、感染、破裂及坏死(图 1-4-2,见文末彩图 1-4-2)。

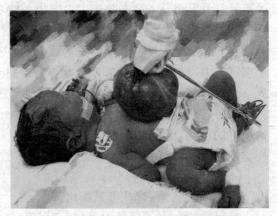

图 1-4-2　先天性脐膨出囊膜悬吊

2)手术将膨出的脏器回纳腹腔、修补腹壁缺损,会引起腹腔和胸腔压力增加,膈肌上升,密切监控腹内压情况,通过监测膀胱内压力间接测量腹内压,正常腹内压平均压力小于 10cmH$_2$O,腹内压 10~14cmH$_2$O 为Ⅰ级腹内压增高,15~24cmH$_2$O 为Ⅱ级腹内压增高,25~35cmH$_2$O 为Ⅲ级腹内压增高,>35cmH$_2$O 为Ⅳ级腹内压增高。如果腹内压达到Ⅱ级,需术后抬高床头 30°,使用呼吸机辅助呼吸。

3)术后患儿因伤口疼痛咳嗽反应弱,气道纤毛运动差,痰液黏稠不易排出,易导致气道阻塞、肺不张、低氧血症、肺部感染、呼吸性酸中毒等。可加强肺部理疗每 2h 翻身拍背吸痰,痰液黏稠时加强湿化,听诊双肺呼吸音,吸痰时动作要求轻柔,气管插管内吸痰时应严格执行无菌操作,避免交叉感染。密切观察心率、血氧饱和度、自主呼吸及血气分析情况,患儿烦躁时遵医嘱应用镇静、肌肉松弛药。

4)禁食,有效的胃肠减压。保持胃管通畅,观察引流液量、色的变化。每 8h 定位测量腹围,观察排便排气情况,及时记录术后第一次大便的时间。

2. 营养失调:低于机体需要量　与禁食有关。

(1)护理目标:患儿通过肠外营养能摄入足够的营养物质体重增加。

(2)护理措施

1)患儿术后禁食期间予留置中心静脉导管或 PICC 管,并进行静脉高营养及抗生素对症治疗,防止电解质紊乱。合理安排补液,同时监测肝肾功能、血生化等检查。

2)开始进食时,先从喂少量糖水开始,未出现呕吐、腹胀再喂稀释奶,每 3h 给予 1:1 稀释的早产儿奶粉逐渐过渡到配方奶,严密观察患儿喂养情况,有无呕吐、腹胀等情况。肠内营养期间,根据消化是否良好,排便有无不畅以及大便的性质、颜色、量,是否存在消化道畸形,判断营养需求的供给情况。

3. 有感染的危险　与免疫功能低下、腹内脏器暴露体外及术后有关。

（1）护理目标：护士能严格执行预防感染措施，能及时发现感染征象并及时处理。

（2）护理措施

1）做好消毒隔离措施，严格执行手卫生。各项护理操作前中后均注意手卫生，保护囊膜完整，防止发生感染。

2）保持病房空气清新，定时通风，温度保持在 24～26℃，湿度 55%～65%。每 12h 空气消毒一次，每次 120min，探视人员要穿一次性隔离衣，戴隔离帽、一次性口罩，穿鞋套，洗手后方可入室探视，每天一次探视，患有呼吸道感染或皮肤感染者拒绝入内探视。

3）做好生活护理：一天两次行口腔护理和会阴抹洗，保持患儿肛周皮肤清洁、干燥，使用透气性良好的一次性纸尿裤，并勤更换，避免尿液污染到脐部敷料。

（三）护理结局

术后 21d 患儿顺利出院，恢复良好。正常喂养，大小便正常。指导家长出院后定期复诊，有异常随时就诊。

【经验分享】

1. 做好保护性隔离，严格执行手卫生及无菌操作技术，预防感染。

2. 保证营养　监测血糖的变化，维持血糖在正常范围，如果喂养不能保证营养者予静脉营养补液。

3. 脐膨出属新生儿外科急症，若延误病情，将导致肠坏死、肠穿孔甚至威胁患儿生命，因此，及早手术治疗及精心的护理是挽救患儿生命的关键。患儿出生后即刻行脐膨出修补术。

【相关链接】

腹裂与脐膨出的鉴别见表 1-4-3。

表 1-4-3　腹裂与脐膨出的鉴别

项目	腹裂	脐膨出
缺损	较小，多在 2～3cm	一般较大，多在 3～15cm
脐带部位	位于缺损左侧	位于包膜囊的顶端
包膜囊	不存在包膜囊	存在，在宫内或出生时可破裂
内容物	多为小肠	小肠、结肠、肝
肠管质量	水肿，功能较差	正常
营养状况	不良	正常
伴发畸形	除肠旋转不良、肠闭锁外其他畸形不多见	50% 以上有其他畸形
家族史	无	有

（王泽丽　李素萍　杨　薇）

第五节 先天性食管闭锁

先天性食管闭锁(esophageal atresia,EA)是一种较严重的先天性发育畸形,由于胚胎时期食管发育过程中空泡期发生障碍而引起的一种病变。常因食管气管间的分隔不全而形成的食管气管瘘是新生儿时期需紧急处理的外科疾病,也是严重威胁新生儿生命的疾病。

【病因及分类】

食管闭锁的病因可能与遗传因素、炎症或血管发育不良等有关,但具体病因尚不清楚。

1. 基因遗传 基因遗传尚未完全证实,但部分研究提示,食管闭锁患儿的后代可有同样的畸形。食管闭锁中双胎的发生率约为6%,而普通人群中双胎的发生率约1%。食管闭锁患儿中,约6.6%有染色体异常,主要包括18三体综合征。

2. 环境致畸因子 环境致畸因子可能与其发生有关,与母亲长期服用避孕药或在孕期服用雌激素或雄激素有关。食管闭锁可在糖尿病母亲的患儿或服用反应停(沙利度胺)母亲的患儿中发生。

3. 细胞与细胞间物质迁移 食管闭锁中可能也存在着细胞与细胞间物质迁移等问题。从分子水平上说,shh基因可以影响脊椎动物器官的纵向发育,对原肠的发育和分化起着必不可少的作用。

临床上通常对食管闭锁采用的病理分型是Gross 5型分类方法(图1-4-3):

Ⅰ型:食管上下端均闭锁,食管与气管间无瘘管,约占6%。

Ⅱ型:食管上端与气管之间形成瘘管下端闭锁,约占2%。

Ⅲ型(临床最常见):食管上端闭锁,下端与气管相通形成瘘管,约占85%,对于食管**两端**盲端间距离大于2cm 为Ⅲa型,距离小于2cm 为Ⅲb型。

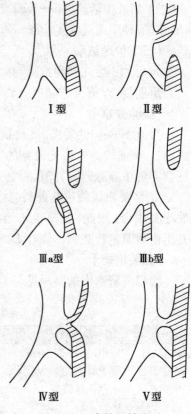

图1-4-3 食管闭锁分型

图内有斜纹的为食管畸形,其他为气管及大支气管,图中序号为类型。

Ⅳ型：食管上下端均与气管相通形成瘘管，约占1%。

Ⅴ型：食管无闭锁，仅有气管、食管瘘，形成H形瘘管，约占6%。

【案例】

患儿，女，诊断：新生儿食管闭锁。

母亲情况：G_2P_1，胎龄38^{+4}周，产科自然分娩。

Apgar评分：Apgar评分1min为7分（心率、肤色、对刺激的反应各扣1分），5min为8分（肤色、对刺激的反应各扣1分）。

客观情况：产前B超提示羊水过多，羊水清，无脐带绕颈，无胎膜早破。

实验室检查：动脉血气分析示pH 7.30，$PaCO_2$ 50mmHg，PaO_2 55mmHg，HCO_3^- 23.5mmol/L，BE −7.7mmol/L。

体查与专科特征：T 37.0℃，HR 130次/min，R 54次/min，血压56/34mmHg，SPO_2 98%，体重2.87kg，身长52cm。足月成熟儿外貌，反应一般。患儿出生后表现唾液过多，较多的带泡沫唾液从口鼻腔溢出，呛咳时出现短暂唇周发绀。

转入后予心电监护，置辐射抢救台保暖，胃管插入8cm遇阻力，食管盲端胃肠引流，需15～30min吸痰一次，给予禁食、静脉营养及抗感染治疗。上消化道照影示食管闭锁Ⅲ型。

【临床护理实践】

（一）护理评估

口鼻腔有带泡沫唾液溢出，胃管置入困难提示食管有梗阻。因禁食有营养不足的风险。

（二）护理问题与措施

1. 潜在性肺吸入　与唾液逆流入气管内有关。

（1）护理目标：及时清理呼吸道分泌物，有效防止误吸，无发生吸入性肺炎。

（2）护理措施

1）抬高床头30°～40°头偏一侧，减少食管内积聚的分泌物被吸入肺内，每2h翻身拍背，咽部有痰声时及时吸净，专人专护，防止误吸等意外发生。持续食管盲端引流，能有效防止吸入和窒息。

2）分泌物仍增多时报告医生，正确使用减少分泌物药物，观察用药后效果及反应，做好相关记录。

3）做好皮肤清洁及护理，尤其是口周及骶尾部皮肤，分泌物溢出时及时清理，防止皮肤受分泌物刺激而引起皮肤溃烂等并发症。患儿禁食全身营养供给有限，术后因伤口疼痛患儿减少自主运动，预防皮肤压疮发生。

4）完善各种术前检查及准备，如术前配血、术区皮肤清洁，预防肺部感染。

5）给予氧疗，呛咳时容易出现短暂唇周发绀，给予低流量吸氧，观察用氧后效果。

2. 营养不足：低于机体需要　与无法正常进食有关。

（1）护理目标：通过静脉补液，患儿的营养状况得以维持，无明显脱水等并发症出现。

（2）护理措施

1）禁食期间予营养支持，严格禁食，迅速开放静脉通道，静脉供给足够的热卡、水分，纠正水电解质和酸碱失衡，必要时输血浆、白蛋白、氨基酸、脂肪乳剂等予支持治疗。

2）维持正常血糖，每 6h 监测血糖变化，发现异常时报告医生处理，每日测量体重，并作好记录。监测追踪实验室检验报告。

3）观察患儿皮肤黏膜有无干燥、脱水，监测四肢末梢有无干燥，前囟及眼眶有无凹陷等情况，严格记录每小时出入量，及时对负平衡患儿进行报告处理。

4）术后采用全静脉营养 7～10d，保持水、电解质和酸碱平衡。术后 6d 经食管造影证实吻合口无瘘后开始喂养，先给予糖水再过渡喂奶，喂奶时宜慢，保证患儿有充足的时间吞咽。观察腹部情况及患儿的反应。

5）做好生活护理，口腔护理每天两次，予 0.5% 安尔碘进行脐部护理每天两次，每次大小便后做好臀部皮肤护理。

6）随时注意病情变化，密切监测生命体征，观察有无呛咳、呕吐、腹胀、气促及发绀，评估唾液量和肺部体征，及时发现窒息并迅速给予抢救。

3. 有感染的危险　与机体抵抗力下降及手术伤口有关。

（1）护理目标：护士能严格执行预防感染措施，患儿无发生感染，顺利出院。

（2）护理措施

1）做好保护性隔离，严格执行手卫生，接触患儿前后洗手。严格执行新生儿探视制度，探视人员要穿一次性隔离衣，戴隔离帽、一次性口罩，穿鞋套，洗手后方可入室探视，拒绝有传染性疾病的亲属探视。

2）病室定时通风透气，通风时注意患儿保暖。每 12h 空气消毒机消毒，每次 120min，作好相关登记记录，定时监测消毒仪器的准确性。

3）术后患儿应与感染患儿隔开，或置于暖箱中，每 4～6h 监测患儿体温，如出现体温异常及时报告医生和处理。

4）必要时遵医嘱使用抗生素预防感染，抗生素应该现配现用，注意药物不良反应。

5）观察术后伤口情况，如有红、肿、脓性分泌物或张力高等情况及时报告医生处理，注意无菌操作，妥善固定各引流管，保持通畅，防止脱管及逆行感染,定时更换各引流瓶/袋。

(三)护理结局

术后 7d 开始人工喂养,逐渐加量,术后 14d 出院时一般情况好,每 3h 喂奶量为 55ml/次,无呕吐、无腹胀。

【经验分享】

1. 予禁食及胃肠减压,及时清理呼吸道分泌物预防窒息。

2. 做好保护性隔离,严格执行手卫生及无菌操作技术,预防感染。

3. 积极做好术前配合,注意监测生命体征、各种实验室检查的结果。

4. 保证营养 监测血糖及体重的变化,维持血糖在正常范围,予静脉营养补液。

【相关链接】

食管闭锁术前治疗原则除一般的新生儿手术术前管理(包括保温、补液、抗炎和全身状况维持等)外,关键是防止吸入性和反流性肺炎:①术前应及时吸痰,避免口腔分泌物不能下咽引起呛咳;②半卧位从而减少胃食管反流。

(王泽丽 李素萍 杨 薇)

第六节 先天性胆道闭锁

胆道闭锁是先天性胆道发育障碍导致胆道梗阻,在妊娠末期、出生时或出生后肝外胆管的一部分或全部发生闭塞,胆汁不能向肠道排泄,致胆汁淤积、炎症反应、纤维化及肝外胆管阻塞为特征的进行性胆道疾病,严重危及患儿生命安全,临床表现为黄疸、肝脾、发育迟缓为主要表现。

【病因及分类】

本病病因尚不完全清楚,大多数研究表明胆道闭锁不是单因素性疾病,很有可能是不同病因而有共同临床表现的疾病。

胆道闭锁的病因主要与以下有关:

1. 宫内外病毒感染,包括 CMV,轮状病毒、呼肠病毒及肝炎病毒等。

2. 免疫系统异常,使胆管上皮细胞凋亡或坏死,胆管受损、炎症或纤维化。

3. 肝外胆管形态发育缺陷(胚胎型),与 Kartagener 基因和 X 染色体某基因突变有关,常伴有内脏反位、多脾症等畸形。

4. 妊娠妇女接触有毒物质。

5. 胎儿肝胆系统发育过程中血管发育异常。

临床根据病理可分为肝外和肝内两型:

1. 肝内型可见肝小管排列不整齐、狭窄或闭锁。

2. 肝外型的肝外胆管任何部位均可发生狭窄。肝外型可根据部位分为胆总管闭锁、肝管闭锁和肝门区胆管闭锁 3 型。

【案例】

患儿，女，诊断：新生儿胆道闭锁。

母亲情况：胎龄 38 周，剖宫产娩出。

Apgar 评分：Apgar 评分 1min 为 6 分（心率、肤色、肌张力、对刺激的反应各扣 1 分），5min 为 9 分（肤色扣 1 分）。

客观情况：羊水清，无脐带绕颈，无脐带扭转，胎膜早破 11h。

实验室检查：总胆红素 312μmol/L，结合胆红素 17μmol/L，间接胆红素 280μmol/L，γ- 谷氨酰转酶高峰值高于 300IU/L，PT19s，APTT 87.1s，纤维蛋白原 1.34g/L。

体查与专科特征：患者出生后 15d 皮肤黄染出现渐进性加重。排灰白色大便和尿色深黄收入院，HR 146 次 /min，R 45 次 /min，SPO_2 95%～99%，头围 34cm，体重 3.57kg，身长 48cm。足月成熟儿外貌，反应可，哭声响。腹部膨隆，腹部触诊可触及肿大的肝脏，患儿全身皮肤、巩膜黄疸，尿色呈浓茶样尿，未排便。

入院后完善相关检查，及时诊断、及时行手术治疗。

【临床护理实践】

（一）护理评估

患儿产前检查提示胆道闭锁，出生后体征：腹部膨隆，全身皮肤、巩膜黄疸，尿色呈浓茶样尿。

（二）护理问题与措施

1. 有皮肤完整性受损的危险 与胆色素沉着刺激皮肤和凝血功能障碍有关。

（1）护理目标：经过精心护理，保持患儿皮肤完整性。

（2）护理措施

1）密切观察全身皮肤、巩膜黄染程度，结合临床检验结果，正确判断有无出血倾向，及时作出相应护理措施。

2）保持皮肤清洁，每天用温水沐浴或擦浴 1～2 次，日常中选用吸水性强、柔软的布类或纸类，避免使用不透气、对皮肤有过敏的尿片，勤更换，大小便后及时清洗肛周及会阴部皮肤尤其皱褶处皮肤，保持皮肤滋润可使用皮肤保湿霜，也可外用止痒药物。常为患儿修剪手足指甲或使用手套脚套，以免因瘙痒抓伤皮肤引起局部破溃面继发感染。

3）如出现皮肤破损时应作出相应处理：每次便后用温水清洗臀部，清洗干净后用 0.1% 安多福局部消毒皮肤，保持皮肤清洁、干燥，外涂伤口保护粉。每班观察破损范围有无扩展、深度有无加深，书写护理记录。

4）做好其他生活护理：予每日两次口腔护理，术后带气管插管呼吸机辅助呼吸可增加至 q6h。予 0.5% 安尔碘脐部护理每天两次，观察脐部有无红、肿、脓性分泌物等情况，如有异常情况及时报告医生并进行处理。

2. 营养失调：低于机体需要量 与营养物质的吸收障碍、胃肠功能紊乱有关。

（1）护理目标：患儿能摄入足够的营养物质体重增加。

（2）护理措施

1）合理喂养，从少到多逐渐增加，观察患儿腹胀情况，如腹胀影响呼吸可抬高床头或抱起患儿，必要时给予低流量吸氧。术前一天开始禁食，防止术中呕吐窒息和胃肠道胀气影响手术。

2）留置胃管，胃肠减压。观察胃液性状、量等。如果留置 PICC 者，保持管道通畅，注意每班观察管道刻度、有无外渗，肢体有无肿胀等不适。全肠外营养以维持基本营养需求，保证热量摄入达 100～120kcal/（kg•d）。测量体重 qD，详细记录出入量，评价患儿的一般状况。q6h 观察微量血糖、生化指标等。

3）术后病情恢复良好开始喂养，从糖水开始，再用稀释奶，逐渐增加奶量和浓度，切忌喂奶过早，增奶过快，否则易复发或使病情恶化。观察大小便情况。

3. 清理呼吸道低效 与全麻后痰液黏稠和伤口疼痛咳痰无力有关。

（1）护理目标：患儿术后呼吸道通畅，能有效吸痰未发生呼吸道堵塞并发症。

（2）护理措施

1）患儿术后去枕平卧，头偏向一侧，麻醉清醒后取头高位或半卧位，q2h 翻身拍背，无力咳痰时电动吸痰机协助抽吸，及时清理口鼻分泌物，防止误吸而引起窒息，吸痰时动作要轻柔，无菌操作，吸痰后听诊双肺呼吸音。

2）保持各管道通畅，患儿烦躁时可适当约束防拔管。观察并记录引流液量及性状，如留置有"T"管连接引流袋不可高于"T"管，以免液体倒流引起逆行感染，更换引流袋时应注意无菌操作，如发现胆汁混浊、颜色改变等情况及时报告医生处理。

3）"T"管引流管拔管前应先夹管 1～2d，观察患儿体温有无发热、心率、腹围等情况，无胆汁漏出可遵医嘱拔除引流管。

4. 潜在并发症：胆瘘。

（1）护理目标：各引流管固定良好，未发生胆瘘等并发症。

（2）护理措施

1）如"T"管引流管管口胆汁漏出，腹壁肌紧张，应考虑胆汁性腹膜炎或管道堵塞，及时报告医生处理必要时行 B 超检查。观察体温变化，如体温上升、患儿哭闹不止应考虑胆管感染，遵医嘱使用抗生素，注意药物配伍禁忌，观察用药后反应。

2）每班观察伤口情况，患儿哭闹时给予安抚必要时使用镇静剂，避免剧烈哭闹引起伤口裂开，可使用腹带保护。

3）渗出处皮肤护理：局部皮肤保持清洁，可使用一件式造口袋收集引流液，避免渗出液对皮肤造成刺激。

（三）护理结局

患儿顺利出院，恢复良好。指导家长注意观察患儿皮肤及巩膜黄染，大便颜色的变化，出院后 1 个月、3 个月、6 个月复诊，有异常随时就诊。

【经验分享】

1. 保证营养 监测血糖的变化，维持血糖在正常范围，如果喂养不能保证营养者予静脉营养补液，预防感染。

2. 观察生命体征变化，配合术前准备工作。

3. 术后保持引流管通畅、无菌，观察引流液性状及伤口情况。

4. 并发症的护理 如出现胆瘘应注意对腹部皮肤保护等对症处理。

5. 鼓励家长积极配合治疗，教会家长出院后护理要点。

【相关链接】

胆道闭锁与新生儿肝炎鉴别见表 1-4-4。

表 1-4-4 胆道闭锁与新生儿肝炎鉴别

项目	胆道闭锁	新生儿肝炎
性别	女性多	男性多
陶土色大便	开始早，持续时间长	间断性，持续时间短
肝大及质地	肝大明显（超过 4cm），质硬	肝稍大，不硬
血胆红素动态观察	持续升高，幅度大，以直接胆红素为主	非持续升高，有波动，有逐渐下降趋势
十二指肠液中胆红素	阴性	阳性
放射性核素扫描	24h 肠道无放射性物质	3h 内放射性物质均可进入肠道
B 超检查	胆总管呈条索状，胆囊不显影或萎缩，或为痕迹胆囊	胆总管及胆囊接近正常，胆囊壁为双层，胆管壁回声高
内镜胰胆管造影（ERCP）	仅胰管显影或有胆胰管异常合流，胆管显影不全，肝内胆管不显影	肝内外胆管均可正常显影

（王泽丽 李素萍 杨 薇）

第七节 先天性膈疝

先天性膈疝（congentital diaphragmatic hernia，CDH）是指膈肌先天性发育不良而导致的先天性缺损，部分腹部器官经膈肌缺损疝进入胸腔，引起一系列病理改变。对新生儿的心肺发育和功能均造成了不同程度的影响。导致患儿缺氧等一系列呼吸衰竭表现。

【病因及分类】

胚胎发育中膈肌部分缺损为 CDH 发病基础。膈肌周边附着部位分 3 部分，即胸骨部、肋骨部及脊柱部。膈疝的好发部位有 3 处：

1. 胸腹裂孔（Bochdalek 孔） 双侧肋骨后缘与腰部肋弓外缘之间各有一个三角形小间隙，称胸腹裂孔（Bochdalek 孔），此处可形成后外侧疝，即胸腹裂孔疝或 Bochdalek 疝。先天性膈疝中 85%～90% 是胸腹裂孔疝，其中左侧占 80%，右侧占 15%，少于 5% 是双侧性。发病率 1:10 000～1:3 000，男性略多于女性。28%～31% 伴随畸形，以心血管系统畸形多见，主要症状是呼吸窘迫，新生儿期出现症状者多为此型。随着医学的发展，在治疗观念上明显改进，疗效有所提高。

2. 胸骨后疝或 Morgagni 疝 胸骨外侧缘与双侧肋骨内侧缘之间各形成三角形小间隙，称 Morgagni 孔，正常有结缔组织充填，此孔发生膈疝称胸骨后疝或 Morgagni 疝。在临床上比较少见。

3. 食管裂孔疝 食管裂孔呈梭形，周缘与食管壁之间有较坚韧的结缔组织连接，其前后壁连接紧密而两侧较弱，如有缺损，称食管裂孔疝。CDH 发病率特别是小儿无确切的统计数据。过去一直认为欧洲较为常见，而北美少见。随着国内外由于检测技术的提高，特别是有儿科专业 X 线医师，使 CDH 发现率逐年上升，CDH 在我国并非少见。

【案例】

患儿，男，诊断：新生儿膈疝。

母亲情况：G_1P_1，胎龄 40^{+2} 周，在产科顺产娩出。

Apgar 评分：Apgar 评分 1min 为 8 分（肤色、呼吸各扣 1 分），予清理呼吸道，5min 为 9 分（呼吸扣 1 分）。

客观情况：羊水清，无脐带绕颈、脐带扭转，无胎膜早破。

实验室检查：动脉血气分析示 pH 7.27，PCO_2 63mmHg，PO_2 38mmHg。

体查与专科特征：T 36.5℃，R 70 次 /min，HR 110 次 /min，SPO_2 85%～90%，出生体重 3.5kg，身长 52cm，头围 34.5cm。患儿为胎龄 40 周，出生时哭声弱，唇周发绀，鼻翼扇动（+）吸气三凹征（+），左肺呼吸音减弱，右肺呼吸音清，心尖波动点稍偏右。查胸片 CT 提示左侧膈疝，病侧胸腔内有不透明的无气体阴影肿块。

【临床护理实践】

（一）护理评估

患者生后进行性呼吸困难，提示有缺氧呼吸衰竭的危险。术后禁食，出现营养失调,予肠外营养支持。

（二）护理问题与措施

1. 气体交换受损 与肠管进入胸腔压迫脏器,左肺发育不良有关。

（1）护理目标:在呼吸机辅助呼吸下,患儿能保持有效的呼吸。能快速正确判断患儿呼吸情况,保持呼吸道通畅。

（2）护理措施

1）保持呼吸道通畅,准备好急救物品。仪器设备包括:辐射抢救台（或其他保暖设施）、负压吸引器、吸引管、吸球、吸痰管、喉镜、不同型号的气管插管、呼吸囊、面罩、氧气、心电监护、呼吸机、输液泵等;药物包括:肾上腺素、阿托品、力月西、0.9%Nacl 等。

2）头部轻度仰伸位,定时听诊双肺呼吸音,及时清除呼吸道、口腔分泌物。加强呼吸道管理,定时翻身、拍背。呼吸机辅助呼吸做好气管插管的护理。适当抬高床头,口腔护理 q6h。密切观察患儿的呼吸频率、节律、深浅度及面唇色泽变化,动态监测动脉血气,异常情况及时报告医生并配合抢救。

3）观察呼吸机运作,当出现报警时及时处理。加强湿化,防止堵管发生,吸痰时注意无菌操作,预防 VAP 发生,定期监测菌群。保持病室内温湿度适宜。观察用氧后效果并作好记录。

2. 营养失调:低于机体需要量 与禁食、机体代谢增加有关。

（1）护理目标:患儿的营养状况得以维持,无明显脱水等并发症出现,术后体重稳步上升,维持正常血常变化。

（2）护理措施

1）禁食、胃肠减压期间,防止术中呕吐窒息,观察胃液的颜色、量及性状,做好标识,注意腹围的变化,并作好记录。

2）禁食期间予静脉补液,给予水、电解质和能量的补充,改善机体营养状况。q6h 监测血糖、血压,每天测量体重,注意 PICC 管的刻度、固定有无异常,有无外渗、脓液等情况。

3）做好生活护理:每天床上擦浴减少耗氧量,予口腔护理每天两次,0.5% 安尔碘脐部护理每天两次,每次大小便后做好臀部皮肤护理。

4）术后有排便、排气后遵医嘱喂养。从糖水开始,再用稀释奶,逐渐增加奶量和浓度,切忌喂奶过早,增奶过快,喂养后取右侧位,并注意有无腹胀、呕吐。

3. 有潜在感染的危险 与手术伤口和机体抵抗力低下有关。

（1）护理目标:术后并发症得到预防,无感染发生。

（2）护理措施

1）术后患儿置于辐射抢救台或温箱保暖。心电监护观察生命体征变化,尤其是血氧饱和度变化,保持呼吸道通畅,定时翻身、拍背、吸痰。避免剧烈哭闹,烦躁不安时安抚患儿情绪,安抚无效时遵医嘱给予镇静剂,减少氧气消耗及减轻伤口张力。观察面色、末梢循环等足背动脉搏动情况。

2)注意手卫生,接触患儿前后洗手。限制探视,每天家属探视患儿一次,每次限 2 人,探视人员要穿一次性隔离衣,戴隔离帽、一次性口罩,穿鞋套,洗手后方可入室探视,如患有呼吸道感染或皮肤感染等谢绝入内探视。

3)病房定时通风透气,注意患儿保暖。空气消毒 q12h,每次 120min。

4)密切观察伤口情况,如出现手术切口红、肿、热、张力高或有脓液时及时报告医生处理,保持伤口清洁。必要时遵医嘱使用抗生素预防感染,抗生素必须现配现用,注意配伍禁忌及用药后反应。

(三)护理结局

术后第 2d 患儿顺利拔除气管插管,未出现呼吸费力、呼吸困难等情况,第 5d 开始经口喂养糖水,无呕吐、无腹胀后第 6d 喂配方奶,奶量逐渐增加,体重增加。第 16d 顺利出院。

【经验分享】

1. 呼吸道管理 保持呼吸道通畅,定时翻身拍背、吸痰。必要时行气管插管,禁用复苏气囊加压面罩给氧。

2. 预防交叉感染,严格执行手卫生。

3. 术后患儿注意组织灌注情况,保证有效血容量及营养状态。

4. 出院指导

(1)宣传母乳喂养的优点,宜少量多餐,保持大便通畅,减少哭闹,避免增加腹压影响呼吸及伤口愈合。

(2)如肺发育不良,积极训练肺功能。

(3)出院后定期家访或要求患儿按时复诊,随时了解呼吸、消化功能。

(王泽丽 李素萍 杨 薇)

第八节 先天性肛门闭锁

新生儿肛门闭锁是因胚胎期直肠肛门发育障碍而形成的各类消化道畸形,先天性直肠肛门畸形为该类畸形较常见的一种。是小儿消化系统常见的畸形。

【病因及分类】

肛门闭锁是正常胚胎发育期发生障碍的结果,胚胎发育障碍发生的时间越早,肛门直肠闭锁的位置越高。由于原始肛门发育障碍,未向内凹入形成肛管。直肠发育基本正常,其盲端在尿道球海绵肌边缘,或阴道下端附近,耻骨直肠肌包绕直肠远端。

肛门闭锁可分为四种:肛门狭窄、不通的肛门膜、肛门未形成、直肠闭锁。

【案例】

患儿，女，诊断：新生儿肛门闭锁。

母亲情况：G_2P_1，胎龄 39 周，顺产娩出。

Apgar 评分：Apgar 评分 1min 为 8 分（肤色、呼吸各扣 1 分），5min 为 10 分。

客观情况：羊水清，脐带无绕颈，胎膜早破 17h。

实验室检查：动脉血气分析示 pH 7.35，$PaCO_2$ 40mmHg，PaO_2 60mmHg，Hb 197g/L。

体查与专科特征：HR 150 次 /min，R 35 次 /min，SPO_2 96% 以上，头围 35cm，体重 2.88kg，身长 52cm。足月成熟儿外貌，反应可，哭声响。出生后正常肛门处封闭，其他部位无瘘口、无胎便排出，腹胀，呕吐胆汁样物数次。X线检查示：充气的直肠盲端与闭锁肛门位置的距离 1.5cm，属于低位畸形。

娩出后收入院完善各项检查，准备手术。

【临床护理实践】

（一）护理评估

正常肛门处封闭，其他部位无瘘口，无胎便排出，提示肛门闭锁。

（二）护理问题与措施

1. 有窒息的危险　与呕吐有关。

（1）护理目标：保持呼吸道通畅，无窒息发生。

（2）护理措施

1）留置胃管，持续胃肠减压，呕吐时将患儿抱起或平卧头偏向一侧，防止窒息等意外发生，观察呕吐物性质、量。及时清理呕吐物，协助更衣，做好口腔护理。

2）禁食期间予留置中心静脉导管或 PICC 管，并进行静脉高营养及抗生素对症治疗，防止电解质紊乱。合理安排补液，同时监测肝肾功能、血生化等检查。

3）注意保暖，观察面色和呼吸情况，病情加重时给予吸氧。评估患儿有无脱水等情况。

4）做好术前准备，备血，做好输血准备，术处皮肤清洁等。

2. 有感染的危险　与粪便污染伤口、患儿抵抗力低下有关。

（1）护理目标：护士严格执行预防感染措施，能及时发现感染征象并及时处理。

（2）护理措施

1）术后护理：患儿留置胃管，持续胃肠减压，留置尿管，避免大小便污染伤口。观察肛门处愈合情况及肠管黏膜有无回缩，大便次数及性状，注意有无腹胀和肛门排气。每次排便后用生理盐水清洁肛门周围皮肤防止要切口感染。术后两周起伤口愈合后每天给患儿扩肛，术后 1~3 个月，每日一次，每次 10~15min；术后 4~6 个月，每周 2~3 次，术后 7~12 个月每周 1 次，从小拇指开始，逐步到中指、示指扩肛，或用扩肛器，由细到粗，注意扩肛前用石蜡油充分润滑。

2）做好消毒隔离措施：各项护理操作前中后均注意手卫生。做好生活护理，每天两次会阴抹洗，保持患儿肛周皮肤清洁、干燥，使用透气性良好的一次性纸尿裤，并勤更换。

3）保持病房空气清新：定时通风，温度保持在 24～26℃，湿度 55%～65%。每 12h 空气消毒，每次 120min，探视人员穿一次性隔离衣，戴隔离帽、一次性口罩，穿鞋套，洗手后方可入室探视，每天一次探视，患有呼吸道感染或皮肤感染者拒绝入内探视。

3．潜在并发症：肛门黏膜外翻、肛门狭窄。

（1）护理目标：通过精心护理，术后不发生并发症或并发症被及时发现处理。

（2）护理措施

1）肛门黏膜外翻：因肛门手术伤口过大或瘢痕挛缩，使肛门不能完全关闭，可用温盐水坐浴，使瘢痕软化，经过对症处理后仍外翻过多可手术切除。

2）如继发肛门狭窄，轻者可用扩肛术，较重而狭窄在 1cm 以内的可做肛门后纵切开继续扩张。

3）定期扩肛，一般术后 2 周教会家属帮助患者进行扩肛。扩肛每天 1 次，每次 10～15min，可选择 8～14 号扩肛棒，外涂润滑油，从最小的 8 号开始，逐渐加大扩肛棒型号。持续扩肛 3～6 个月。

（三）护理结局

术后第 8d，患儿顺利出院，局部伤口愈合良好，无并发症出现。

【经验分享】

1．确定肛门闭锁患儿术后予胃肠减压，防止呕吐。

2．注意监测生命体征、各种实验室检查的结果，尽快安排手术，做好术前准备。

3．保证营养，开放静脉通道予静脉补液，注意电解质情况。

4．向家长介绍疾病的性质，手术的必要性及预后，使其积极配合治疗。出院后指导并教会家长正确扩肛方法。

（王泽丽　李素萍　杨　薇）

第九节　新生儿胃食管反流

胃食管反流是指由于全身或局部原因引起下端食管括约肌功能不全，胃内容物反流入食管甚至口咽部；包括从十二指肠流入胃的胆盐和胰酶等反流。

【病因及分类】

胃食管反流的病因有：

1. 抗反流屏障功能低下，小儿食管下端括约肌压力降低是引起本病的主要原因。正常吞咽时小儿食管下端括约肌反射性松弛，压力下降，通过食管蠕动推动食物进入胃内。胃压低、腹内压增高等均可破坏正常的抗反流作用。

2. 食管廓清能力降低，当食管蠕动减弱、消失或出现病理性蠕动时，食管清除反流物的能力下降，反流物质在食管内停留时间，增加对黏膜损伤。

3. 食管黏膜的屏障功能破坏，屏障作用是由粘液层、细胞内的缓冲液、细胞代谢及血液供应共同构成。

4. 胃、十二指肠功能失常，十二指肠病变时，幽门括约肌关闭不全则导致十二指肠胃反流。

胃食管反流分为生理性和病理性两种。生理情况下由于小儿食管下端括约肌发育不成熟或神经肌肉协调功能差，可出现反流又称溢乳。病理性反流是由于小儿食管下端括约肌功能障碍或功能有关的组织结构异常引起一系列临床症状和并发症。

【案例】

患儿，男，诊断：胃食管反流。

母亲情况：G_2P_1，胎龄 38^{+5} 周，于 11 月 26 日 12：20 产科剖宫产娩出。

Apgar 评分：Apgar 评分 1min 为 7 分（肤色、肌张力、对刺激的反应各扣 1 分），5min 为 9 分（肤色扣 1 分）。

客观情况：羊水Ⅱ度混浊，脐带绕颈 2 周，胎膜早破 17h。

实验室检查：K^+3.3mmol/L，Na^+130mmol/L，MBG 3.0mmol/L。

体查与专科特征：HR 154 次/min，R 40 次/min，SPO$_2$ 95%～98%，头围 34cm，体重 3.47kg，身长 50cm。足月成熟儿外貌，反应好，哭声响，活力低。双肺呼吸音清，未闻及干湿性啰音，足跟毛细血管充盈时间 3s。

出生后第 3d 即出现喂奶后呕吐，呕吐物为胃内容物、量约喂奶量 1/3，无腹胀、无腹泻。第 4d 呕吐加重，喂奶前后都可出现呕吐，呕吐物量多达 2/3。患儿出现烦躁不安、拒绝进食，电解质紊乱，体重下降。间中出现呼吸暂停。经过系列临床检查后确定为"胃食管反流"。

【临床护理实践】

（一）护理评估

患儿出现呕吐，呕吐量及次数逐渐增加，出现呼吸暂停，提示有窒息的风险。因频繁呕吐，患儿出现烦躁不安、拒绝进食，体重下降，存在营养失调。患儿家属对疾病不了解，存在知识缺乏。

（二）护理问题与措施

1. 有窒息的危险　与呕吐及误吸有关。

（1）护理目标：保持呼吸道通畅，呕吐物及时清理，无窒息发生。

（2）护理措施

1）保持适宜体位，给予前倾俯卧位，或床头抬高30°，睡眠时宜采取左侧卧位，以促进胃排空，减少反流或呕吐时误吸，必要时喂奶后可抱起。重症患儿需24h持续体位治疗。加强巡视，尤其是喂奶后，当出现剧烈哭闹、烦躁不安时需留守在患儿身边观察，安抚情绪。呕吐时及时将头侧一边避免呕吐物误吸。观察患儿呼吸情况，清理呼吸道分泌物，更换衣物及床单。呕吐后及时清洁口腔，观察口腔黏膜改变，必要时给予干预措施。

2）床边仪器设备的准备：氧气、负压吸引器、吸引管、吸痰管、无菌吸痰盅、喉镜、不同型号的气管插管、铜芯、复苏囊、面罩、呼吸机及呼吸回路心电监测仪等；药物准备：肾上腺素、0.9%NaCl。

3）给予0.5～1L/min鼻导管吸氧，观察氧疗的效果。

4）记录患儿呕吐物性、状、颜色及量。

2. 营养失调：低于机体需要量　与反复呕吐和营养物质摄入不足有关。

（1）护理目标：通过合理喂养及胃动力药物使用，患儿呕吐次数减少，营养状况得以维持，无明显脱水等并发症出现，术后体重稳步上升。

（2）护理措施

1）合理喂养，少量多餐喂奶，母乳喂养者可增加哺乳次数，喂养后排出胃内空气。睡前2h尽量不予进食，保持胃处于非充盈状态，避免食用降低食管下端括约肌张力和增加胃酸分泌食物。根据医嘱给药并观察用药疗效和副作用，药物应充分研碎后用温开水调匀后喂食。吗丁啉为外周多胺受体阻滞剂，直接作用于胃壁，促进排空，应奶前半小时服用。西咪替丁是抑制壁细胞分泌盐酸，可用组织胺H_2受体阻滞剂，在进餐时或睡前服效果最佳。

2）喂养困难时按医嘱留置鼻胃管，q3h鼻饲奶，鼻饲前回抽胃潴留量，如出现反复呕吐时可用注射泵持续匀速喂养，量逐渐增加，定时回抽胃潴留量，注射泵匀速喂养时母乳或配方奶必须现配现用、保持恒温。做好相关记录。

3）喂养量不足时，开放静脉通道，静脉供给足够的热卡、水分、糖分及纠正水电解质和酸碱失衡，改善营养状。维持正常血糖，q6h监测血糖变化，发现异常时报告医生处理，每天测量体重，并作好记录。监测追踪实验室检验报告。观察患儿皮肤黏膜有无干燥、脱水，监测四肢末梢有无干燥、前囟及眼眶有无凹陷等情况，严格记录出入量，及时对负平衡患儿进行报告处理。

4）做好生活护理，每天两次口腔护理，呕吐后及时清洁口腔。每天予0.5%安尔碘脐部护理两次，每次大小便后做好臀部皮肤护理。

3. 知识缺乏：患儿家长缺乏本病相关知识。

(1) 护理目标：通过相关健康宣教，家长了解本病照护要点。

(2) 护理措施

1) 喂养指导，教会患儿家长少量多餐喂养，喂奶次数可逐渐增加，尽量缩短喂奶时间。喂奶后排出胃内空气，可抱起或直立位。睡前尽量保持胃处于非充盈状态。严防呕吐引起窒息。

2) 指导家长观察患儿有无发绀，正确判断患儿反应状况和喂养是否耐受，学会每日定时监测体重，做好相关记录。

3) 带药出院后严格按照医嘱服药，注意用药剂量及不良反应。

（三）护理结局

经过 7d 注射泵持续匀速喂养，无发生呕吐、腹胀现象。经口试喂养，无发生呕吐，量逐渐增加，精神状态好，体重逐渐增长。

【经验分享】

1. 做好保护性隔离，严格执行手卫生及无菌操作技术，预防感染。

2. 如出现反复呕吐无法经口喂养者可用注射泵持续匀速喂养，量逐渐增加，观察患儿喂养后反应。

3. 保证营养　监测血糖的变化，维持血糖在正常范围，如果喂养不能保证营养者予静脉营养补液，观察各种实验室检查的结果。

【相关链接】

儿童胃食管反流病：NICE(英国国家卫生与临床优化研究机构)最新指南

胃食管反流与 GERD（胃食管反流病）的初步处理：

1. 睡眠中的婴幼儿不宜使用体位疗法，与 NHS（英国国家医疗服务体系）建议一致。婴幼儿睡眠时应采用仰卧位。

2. 母乳喂养的婴幼儿若出现频繁反流症状且易激惹时，确保有人获取专门的知识和训练以评估母乳喂养情况；母乳喂养评估和建议之后仍然出现持续的易激惹，可考虑试验性使用藻酸盐 1～2 周。若药物治疗有效，停止使用，并观察停药后的恢复情况。

3. 配方奶喂养的婴幼儿若出现频繁反流症状且易激惹时，可使用以下阶梯疗法。回顾喂养史，如果婴幼儿体重超重，则减少喂养总奶量；少量多餐喂养（保证合适的每日需要总量），直至喂养的足够少量而频繁；喂养稠厚食物（如：富含大米淀粉、玉米淀粉、豆角胶、卡罗布胶）；若阶梯疗法无效，停止稠厚食物喂养，试验性使用藻酸盐 1～2 周。若药物治疗有效，停止使用，并观察停药后的恢复情况。

（史菊升　李素萍　杨　薇）

第五章　心血管系统疾病

第一节　先天性动脉导管未闭

动脉导管未闭（patent ductus arteriosus, PDA）是指动脉导管持续开放, 在主-肺动脉间出现右向左分流者即为动脉导管未闭。动脉导管未闭是一种较常见的先天性心血管畸形, 占先天性心脏病总数的 12%～15%, 女性约两倍于男性。约 10% 的病例并存其他心血管畸形。

【病因及分类】

1. 母亲因素　胚胎发育至 4～5 个月时, 母亲因发生感染, 影响胚胎的动脉导管的发育, 导致导管壁发育不良。

2. 新生儿因素　任何原因引起的新生儿动脉导管平滑肌发育不良, 使平滑肌对氧分压的反应性降低。

由于舒张期主动脉血分流至肺动脉, 故使周围动脉舒张压下降、肺压增大。未闭的动脉导管大小、形态、长短不一, 一般分为三型（图 1-5-1）:

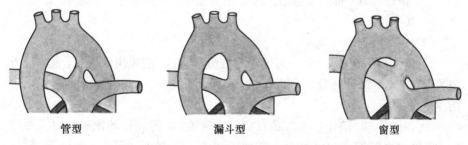

管型　　　　　　　　漏斗型　　　　　　　　窗型

图 1-5-1　先天性动脉导管未闭分型

1. 管型　管径相等, 为管状。

2. 漏斗型　主动脉端粗, 肺动脉端细。

3. 窗型　肺动脉与主动脉紧贴, 两者为一通道, 直径往往大, 并且短而粗。

【案例】

患儿，女，出生 25d，诊断：1. 动脉导管未闭；2. 卵圆孔未闭；3. 心力衰竭。

母亲情况：G_1P_1，胎龄 30 周，剖宫产。

客观情况：患儿于生后第 25d 在气管插管全身麻醉非体外循环下行动脉导管结扎术。

实验室检查：WBC $13.6×10^9/L$，RBC $4.15×10^{12}/L$，动脉血气分析：$PaCO_2$ 45mmHg，PaO_2 70mmHg，HCO_3^- 23.5mmol/L，BE −7.7mmol/L。心脏彩超示：动脉导管未闭，导管直径为 0.35cm，卵圆孔未闭。术后胸片提示：双肺纹理增粗，左下肺炎症。

体查与专科特征：T 37.8℃，HR 186 次/min，R 50 次/min，SPO_2 93%～96%，头围 34cm，体重 1.84kg，身长 35cm，早产儿外貌，反应一般，哭声弱，哭闹后青紫，呼吸浅促，三凹征（+）。前囟平软，大小 1.5cm×1.5cm。胸廓对称无畸形。双肺呼吸音粗，闻及湿性啰音。心前区隆起，心尖搏动强，胸骨左缘第二肋间收缩期杂音。肝肋下 3cm。

治疗：生后第 25d 在气管插管全身麻醉下行动脉导管封堵术，术后持续呼吸机辅助呼吸，痰液多且黏稠，鼻饲喂养。

【临床护理实践】

（一）护理评估

患儿持续呼吸机辅助呼吸，痰液多且黏稠，胸片提示，左下肺炎症，且 T 37.8，WBC $13.6×10^9/L$ 提示患儿目前肺部感染。

（二）护理问题与措施

1. 清理呼吸道无效　与肺部感染痰多黏稠有关。

（1）护理目标：有效清除患儿呼吸道分泌物，保持患儿呼吸道通畅，SPO_2 在 95% 以上。

（2）护理措施

1）体位：抬高床头 15°～30°，予患儿舒适体位，避免出现误吸、食物反流现象发生，定时进行翻身，每 2h 一次，有利于患儿局部血流循环，同时可以预防压疮发生。

2）口腔护理：防止出现细菌在口腔中繁殖，监测 pH，监测碱性时需要使用 2% 硼酸水溶液进行口腔清洗，中性时予以 2% 双氧水溶液进行清洗，酸性时使用 2% 碳酸氢钠溶液进行口腔护理。

3）气道护理：加强对患儿呼吸道管理，及时清理呼吸机管路中冷凝水，并严格按照要求更换呼吸机管道。严密观察患儿是否存在痰鸣音，监测患儿血氧饱和度，如存在异常应当及时吸痰并予以药物治疗，减少呼吸道堵塞能够有效预防呼吸机相关肺炎，提高机械通气治疗效果。目前临床上使用密闭式吸痰,控制时间在10s以内,以减少对呼吸道的刺激。

4)消毒隔离:护理人员要遵循相应无菌操作原则并加强手部卫生,当接触患儿时要实施六步洗手法进行手部消毒,保持病室温湿度适宜,定时做好杀菌消毒处理,控制病室探视人数、频率。

2. 营养失调:低于机体需要量 与喂养困难有关。

(1)护理目标:患儿在住院期间能保证得到足量的能量供给。

(2)护理措施

1)在患儿机械通气治疗中,营养支持也同样关键,该患儿采用鼻饲喂养,开始鼻饲的奶量因体重不同而异,体重<1 000g者0.5～1ml/次,1 000～1 500g者4ml/次,1 500～2 000g者8ml/次,>2 000g者10ml/次,喂奶切忌过速,以免发生胃食管反流误吸。鼻饲奶时间隔的时间为:体重<1 000g者1～2h/次,1 000～1 500g者2h/次,1 500～2 000g者2.5h/次,2 000～2 500g者3h/次。每日每次增奶量1～2ml/kg,鼻饲奶前应抽取胃内残奶,残奶量超过应喂量的1/4者,要减少鼻饲量,残奶量超过应喂量的1/2者,应停喂1～2次。

2)严密观察患儿的胃肠功能:每次鼻饲前后回抽胃内容物,以检查胃是否在胃内及了解胃排空情况,胃滞留物的性质与量,根据胃残留量决定是否注入新鲜奶液。鼻饲时速度要慢,可用注射泵控制速度为2～5ml/h。鼻饲的速度过快,可引起胃扩张,胃食管反流,导致呕吐、误吸和呼吸暂停。鼻饲后采用头高脚低右卧位,防止胃食管反流发生,避免引起窒息和吸入性肺炎。鼻饲后要加强观察腹部情况,注意有无恶心、呕吐等。鼻饲用的注射器应无菌。鼻饲过程中如有腹胀,应减量或暂停鼻饲。每次鼻饲后要注入适量的温开水冲净胃管内的奶液,避免奶液积于管腔中而变质,造成胃肠炎或管腔堵塞。若入量不能满足营养需要时,可采用静脉补充。患儿机械通气时应监测其生命体征。随时检测呼吸机的运作情况,记录各种参数,如发现异常情况,及时告知医生。

(三)护理结局

患儿住院5周以后,精神状态好转,呼吸平顺有力,四肢末梢皮温暖,皮肤颜色红润,弹性好,双肺呼吸音听诊正常,胸片结果正常,出院时体重为2.3kg。

【经验分享】

动脉导管未闭是常见的先天性心脏病,早产儿动脉导管未闭的发病率高达40%,大部分动脉导管未闭患儿无明显临床症状,导管直径大的患儿或者合并其他心脏缺陷的患儿可出现气促、呼吸困难、拒奶、营养不良、体重不增等症状,部分患儿引起肺动脉高压,或者因心脏负荷增加导致心力衰竭。因此尽早关闭动脉导管,减轻心脏负荷,可提高患儿的生存率。

1. 患儿术后循环的监测极其重要，早产儿在动脉导管封堵术之后容易出现舒张压升高、脉压降低现象，体循环血液不向肺循环分流，其血流量可明显增加，故应严格控制输液量，准确记录 24h 出入量，动态观察患儿生命体征，避免心脏负担加重而导致心力衰竭。

2. 患儿术后持续使用呼吸机辅助呼吸，呼吸道的管理至关重要。掌握小儿呼吸机参数的设置，出现报警时的调控。对患儿做好保护性隔离，明确吸痰指针和方法，吸痰时严格执行手卫生及无菌操作技术，预防感染。

3. 鼻饲喂养，要严格控制喂养的量，遵医嘱按频次喂养，观察并记录患儿的消化情况，腹部情况及大便的情况，鼻饲后半小时内禁止吸痰。或者遵医嘱给予静脉营养，根据患儿的病情控制输液速度。

（吕林华　杨　鹤　李智英）

第二节　新生儿持续肺动脉高压

新生儿持续肺动脉高压（persistent pulmonary hypertension of the newborn，PPHN）是指生后肺血管阻力持续性增高，肺动脉压超过体循环动脉压，使由胎儿型循环过渡至正常"成人"型循环发生障碍，引起心房及 / 或动脉导管水平血液的右向左分流，临床出现严重低氧血症等症状。本病多见于足月儿或过期产儿。此病病因复杂，病死率高，是导致新生儿死亡的主要原因之一。

【病因及分类】

本病可以原发，也可有特殊诱因，患儿生后不能建立正常肺循环是导致 PPHN 的直接原因。与 PPHN 发生的相关因素主要有：

1. 宫内慢性缺氧或围生期窒息。

2. 肺实质性疾病，如呼吸窘迫综合征（RDS）、胎粪吸入综合征等。

3. 肺发育不良，包括肺实质及肺血管发育不良。

4. 心功能不全，病因包括围生期窒息、代谢紊乱、宫内动脉导管关闭等。

5. 肺炎或败血症时由于细菌或病毒、内毒素等引起的心脏收缩功能抑制，肺微血管血栓，血液黏滞度增高，肺血管痉挛等。

【案例】

患儿，男，21d，"出生后即因反复经皮血氧饱和度下降 8h 余"于 4 月 28 日 23：00 入院。诊断：1. 复杂性先天性心脏病（完全性肺静脉异位引流，室间隔缺损，动脉导管未闭，肺动脉高压）；2. 心力衰竭（心功能Ⅳ级）；3. 呼吸衰竭（Ⅱ型）；4. 低蛋白血症；5. 新生儿肺炎；6. 新生儿贫血；7. 低出生体重儿。

母亲情况：G_3P_3，胎龄 37^{+1} 周，剖宫产娩出，羊水清。妊娠期糖尿病。

客观情况：Apgar 评分 1min 为 10 分，5min 为 10 分，出生体重 2.41kg，出

生第21d体重2.85kg。吸吮糖水时出现口唇发绀。

实验室检查：WBC $10.16×10^9$/L，Hb 125g/L，ProBNP 8 446.0pg/ml，K^+ 5.02mmol/L，Ca^{2+} 1.98mmol/L。术前超声心动图：1. 复杂性先天性心脏病：①肺静脉异位引流；②室间隔缺损；③动脉导管未闭；2. 肺高压重度（PASP 70mmHg）。胸片提示：双肺中、下野实变灶，考虑炎症。

体查与专科特征：患儿现气管插管呼吸机辅助通气（参数：PIP 22cmH$_2$O，PEEP 4cmH$_2$O，FiO$_2$90%，R 70 次/min，Ti 0.42s）下偶有发绀，经皮血氧饱和度间中下降至70%～80%，予吸痰后可上升至85%～93%，持续辐射抢救台保暖，偶有低热，T 36.8～37.6℃，HR 160～190 次/min，BP 70/40mmHg，R 70 次/min，足月儿外貌，反应差，全身轻度水肿，皮肤稍发绀，无花斑纹、黄染、皮疹，前囟平软，呼吸浅促，三凹征（+），呼吸音清，可闻及散在湿啰音，心律齐，心前区可闻及吹风样杂音，腹稍胀。

治疗：吸痰，呼吸机辅助呼吸，温箱保暖，鼻胃管喂养。

【临床护理实践】

（一）护理评估

呼吸浅促，三凹征（+），全身发绀、血氧饱和度70%～80%，提示呼吸衰竭。

（二）护理问题与措施

1. 气体交换功能受损 与血氧交换功能受损有关。

（1）护理目标：经皮血氧饱和度达90%以上。

（2）护理措施

1）气管插管的护理：由于新生儿的气管解剖特性比较短，留在体内的会更短，妥善固定气管插管，每班观察气管插管的深度并做好记录；防止口腔分泌物过多引起胶布松动而造成导管移位或脱管。对患儿进行翻身和吸痰的时候由两名护士配合操作，以防导管松动或扭曲；不能将呼吸机环路与患儿脱离，因为高频通气过程中突然的压力差使血流改变而影响患儿的氧合。更换体位后需观察患儿的胸廓运动和SPO$_2$变化，根据患儿的体位适当调整呼吸机导管支架，保证管道顺畅。

2）设定合理呼吸机参数，使患儿处于轻度呼碱状态。肺动脉高压患儿对氧的耐受性差，适度的过度通气能提高PO$_2$浓度，根据血气分析的变化由主管医师调节呼吸机参数。

3）患儿自主呼吸达70次/min，过多会影响高频通气的效果，采用静脉用药维持镇静，减少不必要的刺激，减少光线和噪声的刺激，各项操作集中进行。当气管插管内可见分泌物或双肺听诊有痰鸣音时才进行气管内吸引，吸引时预先给予纯氧吸入3min，通过提高SPO$_2$减少吸引性缺氧；吸痰前必要时可使用肌松药物，防止诱发严重缺氧导致肺动脉高压危象；吸痰管选择必须小于气管插管内径的 1/2,吸引负压为 75～100mmHg,动作要轻柔,吸引时间在 10～15s,不可在气管插管内反复上下提插,吸痰管深度为气管插管末端上方 1cm,不应过深,避免刺激,造成气管黏膜损伤。吸痰同时观察心率、血压、末梢血氧饱和度、皮肤颜色的变化,吸痰前后听诊双肺呼吸音,评价吸痰效果;吸痰前后记录气管插管深度,保证气管插管在有效位置。

2. 体温平衡失调　与新生儿体温中枢发育不完善有关。

(1)护理目标:充分保暖,维持室温及湿度恒定,保持体温稳定。

(2)护理措施

1)加强保暖,温箱保持温度 28～30℃,每 2h 监测 1 次体温,每次测量体温时尽量同一部位,以减少耗氧量和新陈代谢;避免体温波动过大,导致心血管功能紊乱加重。观察四肢末梢皮温。

2)呼吸机辅助呼吸时,注意防止鼻腔黏膜、皮肤水分的丢失,呼吸机湿化器温度维持在 36～37℃,湿度维持在 60%～70%,随时观察,防止松脱引起温控失调,增加皮肤烫伤的风险。密切观察皮肤情况,进行各项治疗和护理操作时动作轻柔,保持新生儿皮肤清洁干燥,避免引起皮肤损伤。

3)为患儿进行各项护理和治疗工作时,注意做好保暖措施,把各项工作集中进行,减少受凉机会。NICU 病房室温保持 24～28℃,相对温度以 50%～60% 为宜。

3. 并发感染的风险　与抵抗力低下有关。

(1)护理目标:严格执行无菌操作技术及消毒隔离要求,避免进一步增加患儿感染的风险。

(2)护理措施

1)所有医护人员严格执行,进入室前要更衣,戴上工作帽和口罩,穿专用鞋。严格控制新生儿病房参观、探视的制度。保持病房的空气消毒 2 次/d,同时病室内的地面和工作台及物体的表面每日用 0.05% 含氯消毒剂进行湿抹,每天拖地 2 次。每个月按规定进行空气和物品及医护人员手部细菌培养,及时发现问题并及时予以处理,切断污染传播的途径,有感染和没有感染的患儿要分别收治,注意分类隔离,避免交叉感染,杜绝医源性感染。

2)营养与水分:提供均衡的营养,鼓励母乳喂养,母乳中含有各种抗体和免疫物质,可增加小儿抵抗能力,鼻饲量可随患儿需要逐渐增减。必要时可以增加胃肠外营养的供给,同时补充足够的水分。

3)吸痰时严格执行无菌操作,采用密闭式吸痰管吸痰,保证不间断通气,吸痰前后认真遵循手卫生原则。每日 2～3 次用 2% 碳酸氢钠溶液清洁口腔,及时清除患儿口腔内分泌物,以减少分泌物淤积和微生物定植;口腔护理后观察有无溃疡、污垢等情况,及时报告医生,针对性使用口腔清洁药物。

4）观察体温变化，了解血液感染指标和体温趋势情况，定期做痰培养。

（三）护理结局

患儿经呼吸机辅助治疗后，生命体征平稳，呼吸道通畅，双肺呼吸音粗，未出现肺高压危象，血氧饱和度达到 90%。

【经验分享】

1. 肺动脉高压患儿必须要严格执行加强病情监测、有效地进行呼吸道管理、在保持呼吸通畅的同时正确用药，以维持肺部的正常功能。

2. 对病情进行细致的观察和及时的处理，以免出现肺高压危象。

（吕林华　张　英　李智英）

第三节　先天性房间隔缺损

房间隔缺损（atrial septal defect，ASD）是左右心房之间的间隔发育不全，遗留缺损，造成血流可相通的先天性畸形。

【病因及分类】

房间隔缺损是先心病中常见的类型之一，ASD 是由于胚胎在发育期间受各种因素（如病毒感染、基因突变等）造成心脏瓣膜发育不良。ASD 根据缺损的部位可分为原发孔型缺损、继发孔型（是最常见的类型）缺损、静脉窦型（上下腔）、冠状静脉窦型和原发孔型。

【案例】

患儿，女，20d，诊断：1. 房间隔缺损；2. 肺炎。

母亲情况：G_2P_1，胎龄 38 周，剖宫产娩出。

Apgar 评分：1min 为 8 分（呼吸、肤色各扣 1 分），5min 为 9 分，10min 为 9 分。

客观情况：剖宫产娩出，羊水清，无脐带绕颈、脐带扭转，无胎膜早破，出生时呼吸微弱、不规则，四肢青紫。

实验室检查：动脉血气分析：pH 7.32，$PaCO_2$ 30mmHg，PaO_2 75mmHg；BNP 800ng/L。彩色多普勒超声心动图提示：房间隔缺损，房间隔水平探测回声失落直径 0.6cm。

体查与专科特征：T 38.5℃，HR 147 次/min，R 41 次/min，BP 72/35mmHg，哭闹时 SPO_2 90%～93%，出生体重 2.8kg，身长 42cm。生后患儿有呻吟、气促、吸气性三凹征，多汗，双肺呼吸音粗，未闻及干湿性啰音。无口吐泡沫，无抽搐、尖叫。足月儿外貌，反应一般，哭声可，皮肤中等厚度，无黄染、皮下出血点、瘀斑。听诊左缘第 2～3 肋间有收缩期杂音，胸骨左缘下方听到舒张中期隆隆样杂音。

【临床护理实践】

（一）护理评估

患儿哭声弱，吸吮无力，哭闹后呼吸急促，四肢末梢皮温凉，精神状态差；喂养困难，生长发育落后，提示营养失调及生长发育迟缓；体温 38.6℃，胸片结果提示有肺部感染。

（二）护理问题与措施

1. 营养失调：低于机体需要量　与喂养困难及组织缺氧有关。

（1）护理目标：患儿摄取足够营养，满足机体需要量。

（2）护理措施

1）营养供给与水分：提供均衡的营养，鼓励母乳喂养，母乳中含有各种抗体和免疫物质，可增加小儿抵抗能力，鼻饲量可随患儿需要逐渐增减。必要时可以增加胃肠外营养的供给，严格控制液体的出入量及输入液体的速度，使用输液泵严格控制液体的速度。

2）观察：观察患儿的消化情况，观察有无呕吐、每餐前回抽有无余奶、腹胀情况，大便的次数、量、性状，根据观察的结果调整管饲量。患儿经口喂食，初次 10ml，无呛咳、呕吐可以增加至 15～20ml/ 次，每 3h 一次。每天监测体重情况。

2. 有窒息的危险　与呼吸道分泌物增多有关。

（1）护理目标：患儿无发生窒息。

（2）护理措施

1）保持呼吸道通畅：及时清除理呼吸道，可用细小棉签浸湿清除口鼻腔分泌物。本案例每天 q6h 进行面罩氧气雾化吸入，湿化气道以稀释痰液，使之易排出；吸痰前左侧卧、右侧卧交替轻轻叩击背部，使痰液易于吸出，吸痰时要注意无菌操作，选择吸痰的压力为 100mmHg，6 号吸痰管，先吸引口腔内分泌物再吸引鼻腔内分泌物，以免患儿在喘息和哭叫时将分泌物吸入肺部。吸痰时间不能超过 10～15s，动作要轻柔，以免损伤呼吸道黏膜，吸痰时要注意观察血氧饱和度、面色口唇颜色、分泌物的量、黏稠度以及颜色，吸痰后听诊双肺呼吸音，评估吸痰效果。避免在喂奶后 1h 内进行吸痰，以免发生呛咳造成窒息。如发现呼吸道梗阻应迅速吸痰，做好气管插管，呼吸机供氧等准备工作。

2）选择正确喂奶时机：避免在患儿哭泣或欢笑时喂奶；定时定量喂养，不要等患儿已经很饿了才喂，患儿吃得太急容易呛；观察患儿吸吮情况，吃饱了不可勉强再喂，强迫喂奶容易引起呛咳发生窒息。

3）喂奶姿势体位正确：将患儿头肩部抬高 15°～20°，取斜坡位，不可平躺在床上喂奶；奶瓶底高于奶嘴，防止吸入空气。

4）控制喂奶速度：人工喂养的奶嘴孔不可太大，选择 SS 型号，倒过来时奶水应成滴而不是成线流出。

5）注意观察：吸吮过程中血氧饱和度和心率的变化，脸色表情，若出现的嘴角溢出奶水或口鼻周围变色发青，应立即停止喂奶。

6）排出胃内气体：避免溢奶引起误吸。本案例喂完奶后，未使用婴儿直立抱在肩头，轻拍患儿的背部排出胃内气体的方法，采取将床头抬高 15°，右侧卧位，从下往上轻拍背部直至排除胃内气体后再平卧的方法，不可让患儿趴着睡，避免猝死。

3. 体温过高　与肺部感染有关。

（1）护理目标：患儿体温正常，肺部感染得到控制。

（2）护理措施

1）物理降温：体温超过 38.5℃可用温水擦浴，擦浴水温 33～35℃，重点擦拭部位为前额、颈部大血管流经处、腹股沟、双腋下及双下肢腘窝，物理降温后半小时后复测体温，禁用酒精擦浴，以防体温骤降，周围血管收缩，回心血量减少。慎用退热药，易产生副作用或引起虚脱。

2）各项操作严格按照无菌技术进行，降低院内感染率，确保患儿安全。新生儿室室内温度应维持在 24～26℃，湿度保持在 55%～65%，通风良好，室内随时保持清洁卫生，空气清新，预防交叉感染，接触患儿前后应洗手，注意保护性隔离。

3）加强对患儿家属的健康教育，限制探视时间。

4）每 2h 测量体温一次，密切监测患儿生命体征及病情变化。

（三）护理结局

患儿哭声响亮，吸吮有力，喂奶时无呛咳，体温维持在 36～37℃，复查胸片结果显示：双侧肺纹理清晰。

【经验分享】

在先天性心脏病中，房缺的患儿临床比较多见。房缺的患儿因为心脏左右分流，肺血流增多，且新生儿机体抵抗力差，因此比正常患儿易发生肺部感染。新生儿患病时病情变化大，病情发展快，各种反应能力低下，护理中要注意：

1. 应密切观察患儿的一般情况、生命体征变化、吃奶情况、有无呛咳及发绀等，特别是体温、脉搏、意识状态、呼吸、吸吮能力等指征，发现问题应及时处理，并做好各项护理记录。

2. 对于新生儿发热尽量物理降温，避免体温急剧下降反而造成不良影响。做好保护性隔离，严格执行手卫生及无菌操作技术，预防感染。

3. 对吸吮无力，吸奶有呛咳的患儿，保持呼吸道通畅，给予正确喂奶的时机及喂奶方法，避免误吸。

4. 指导正确合理母乳喂养，保证其营养的需求，提高患儿抵抗力至关重要。

（吕林华　秦玉萍　李智英）

第四节　先天性室间隔缺损

室间隔缺损（ventricular septal defect，VSD）是由于胎儿的心脏在母体内发育有缺陷或部分停顿所造成的室间隔部分缺损而引起心室间血液交通的一种先天性心脏病。室间隔缺损是最常见的先天性心脏病，约占先心病的 20%，可单独存在，也可与其他畸形并存。

【病因及分类】

房间隔缺损是先心病中常见的类型之一，ASD 是由于胚胎在发育期间受各种因素（如病毒感染、基因突变等）造成心脏瓣膜发育不良。根据缺损的位置，可分为五种类型：

1. 室上嵴上缺损　位于右心室流出道、室上嵴上方和主、肺动脉瓣之下，少数病例合并主、肺动脉瓣关闭不全。

2. 室上嵴下缺损　位于室间隔膜部，此型最多见，占 60%～70%。

3. 隔瓣后缺损　位于右心室流入道，三尖瓣隔瓣后方，约占 20%。

4. 肌部缺损　位于心尖部，为肌小梁缺损，收缩期室间隔心肌收缩使缺损变小，所以左向右分流量小。

5. 共同心室　室间隔膜部及肌部均未发育，或为多个缺损，较少见。

【案例】

患儿，男，20d，患儿因"发热 1d 伴气促"入院，T 38.6，P 134 次 /min，诊断：1. 肺炎；2. 先天性心脏病，室间隔缺损。

母亲情况：G_1P_1，胎龄 39 周，顺产娩出，出生体重 2.5kg，入院时 2.3kg。

客观情况：母亲孕检彩超提示：先天性心脏病，室间隔缺损。

实验室检查：超声心动图示左心室、左心房和右心室内径增大；心室膜周部缺损，缺损范围为 0.8cm，为中型缺损；彩色多普勒可见心室内有左向右分流。胸片结果：两肺纹理粗，两中下肺野内、中可见少量斑点状阴影，边界模糊，双肺门影略增浓，心影正常。

体查与专科特征：T 38.5℃，HR 168 次 /min，R 45 次 /min，BP 78/60mmHg，头围 34cm，体重 2.3kg，身长 40cm。患儿精神状态差，反应一般，四肢末梢皮温凉，哭声弱，吸吮无力，喂养时有呛咳，哭闹后呼吸急促，生长发育落后，听诊双肺痰鸣音胸骨左缘第 3～4 肋间可闻及Ⅲ～Ⅳ级粗糙的全收缩期杂音，肺动脉第二心音增强。

【临床护理实践】

（一）护理评估

患儿哭声弱,吸吮无力,哭闹后呼吸急促,四肢末梢皮温凉,精神状态差;喂养困难,身高、体重低于同龄患儿,提示营养失调及生长发育迟缓;体温38.6℃,胸片结果提示有肺部感染。

（二）护理问题与措施

1. 营养失调:低于机体需要量 与喂养困难及组织缺氧有关。

（1）护理目标:患儿摄取足够营养,满足机体需要量。

（2）护理措施:同"先天性房间隔缺损"的护理。

2. 有窒息的危险 与喂养时呛咳及呼吸道分泌物增多有关。

（1）护理目标:患儿无发生窒息。

（2）护理措施:同"先天性房间隔缺损"的护理。

3. 体温过高 与肺部感染有关。

（1）护理目标:患儿体温正常,肺部感染得到控制。

（2）护理措施:同"先天性房间隔缺损"的护理。

（三）护理结局

患儿出院时哭声响亮,吸吮有力,喂奶时无呛咳,体温维持在36～37℃,复查胸片结果显示:双侧肺纹理清晰。定期随访,可择期手术。

（吕林华　王嘉琳　李智英）

第五节　新生儿休克

新生儿休克(neonatal shock)是由多种原因引起急性微循环功能不全导致全身多器官灌注不足及功能障碍。新生儿休克病情进展迅速,症状不明显,等到症状明显时,病情常不可逆转,病死率高。

【病因及分类】

休克本质是急性微循环功能不全综合征。引起新生儿休克因素很多,主要有心源性、低血容量性和感染性休克。

1. 心源性休克 是指各种原因引起心脏泵功能衰竭导致心排血量锐减,机体代谢障碍。引起心源性休克因素很多:新生儿窒息;心脏原发病(心肌病、心肌炎、心律失常);新生儿低体温、硬肿症;低血糖、低血钙;低血糖、低血钙。

2. 低血容量性休克 为血管内容量不足,引起心室充盈不足和心搏量减少,如果增加心率仍不能代偿,可导致心排血量降低。主要原因有:

（1）由宫内、产时、产后各种原因引起的失血过多。

（2）由摄入不足或体液丢失过多引起的水电解质丢失。

3. **感染性休克**　由细菌内、外毒素释放入血导致正常微循环障碍。

【案例】

患儿，男，24h，入院诊断：1. 弥散性血管内凝血（肺、胃肠道、皮肤）；2. 感染性休克；3. 严重酸中毒；4. 极低体重出生儿。

母亲情况：G_2P_2，胎龄 31 周，因"胎儿宫内窘迫"剖宫产娩出，胎膜早破，羊水混浊，脐带无绕颈，无脐带扭转。母亲孕期有高血压、妊娠期糖尿病、左肾上腺肿瘤、库欣综合征，产前 1 周开始体温 37.5～38.0℃。

客观情况：新生儿 Apgar 评分 1min 为 9 分（肤色扣 1 分），5min 为 10 分，10min 为 10 分。

实验室检查：脐血 pH 7.28。血常规：WBC $18.9×10^9$/L，PLT $192×10^9$/L；动脉血气结果：pH 7.18，Gul 1.8mmol/L，$PaCO_2$ 50mmHg，PaO_2 40mmHg，HCO_3^- 23.5mmol/L，BE －6.7mmol/L；Lac 3.4mmol/L；血生化结果：K^+ 3.3mmol/L，Na^+ 130.0mmol/L，BUN 18mmol/L，Gr 56mmol/L；凝血四项：PT 18.2s，APTT 54.5s，FIB 0.078g/L，TT>60s。

体查与专科特征：T.35.5℃，HR 130～160 次/min，呼吸机辅助呼吸 50 次/min，BP 58/33mmHg，SPO_2 85%。早产儿外貌，头围 28.5cm，出生体重 1.38kg，身长 34cm。生后立即予长管吸液、气管插管、气囊加压通气，反应一般，皮肤菲薄，无瘀点、瘀斑。口周无发绀，唇红。睾丸未降至阴囊。指端毛细血管充盈时间 1s，四肢末梢皮温凉，皮肤出现花斑纹，上肢达肘，下肢达膝，面色灰白，前臂内侧毛细血管充盈时间（CRT）5s，休克评分为 7 分，双侧鼻翼扇动，唇周有发绀，吸气三凹征阳性，双肺呼吸音未闻及湿性啰音。患儿生后即予胃管鼻饲喂养，出现腹胀，胃液回抽量较多，患儿反复出现低血糖。24h 尿量 15ml。

治疗：予呼吸机辅助呼吸，生理盐水扩容，两种抗生素治疗。暂禁食 1d。

【临床护理实践】

（一）护理评估

1. 此患儿四肢末梢皮温凉，皮肤出现花斑纹，面色灰白，前臂内侧毛细血管充盈时间（CRT）5s。根据休克评分表对此患儿进行评分为 7 分，尿量减少，提示此患儿出现微循环障碍，组织有效灌流量不足。

2. 此患儿予呼吸机辅助呼吸，呼吸 50 次/min；SPO_2 90%，提示气体交换受损。

3. 此患儿的检验结果显示　代谢性酸中毒及低钠、低钾等电解质紊乱。

4. 检验结果显示　出凝血时间延长，提示凝血功能异常。

5. 患儿生后即予胃管鼻饲喂养，出现腹胀，胃液回抽量较多，间断禁食

1d，患儿反复出现低血糖。提示患儿营养失调（低于机体需要量）。

6．患儿体温 35.5℃，四肢末梢皮温凉，提示体温异常。

（二）护理问题与措施

1．周围组织灌注量不足　与感染引起的外周微血管痉挛及循环容量不足有关。

（1）护理目标：维持有效组织灌注，平均动脉压维持在>45mmHg，毛细血管充盈时间 <2s，脉搏正常且大动脉和外周脉搏的脉搏无区别，四肢末端温暖，尿量>1ml/（kg•h）。

（2）护理措施

1）体位：平卧位和头脚抬高 30° 交替，有利于静脉回流，使呼吸动作接近于生理状态，有利于呼吸。每 1～2h 给予稍左侧或者稍右侧体位。

2）维持有效循环血量：迅速建立静脉通道，及时进行液体复苏。新生儿感染性休克时，大量等渗液扩容应慎重。一般首先给予等张的生理盐水，在 5～10min 内输入总量的 1/2，按照 10ml/（kg•h）计算，1～2h 后再给余量，1h 内不超过 40～60ml/kg，维持液要严格控制在 4～6ml/（kg•h），防止出现循环负荷过重而导致肺水肿及心力衰竭。

3）及早使用抗生素：根据其病情及早使用足量抗生素，可联合使用多种抗生素。及早控制感染，有助于休克的恢复。

4）血管活性药物的使用：血管活性药物必须在扩充血容量，纠正酸中毒的基础上应用才有效。新生儿感染性休克的国际指南建议：在使用多巴胺的基础上联合使用多巴酚丁胺，多巴胺新生儿常用剂量为 5～10μg/（kg•min）。多巴酚丁胺主要作用为增强心肌收缩力，常用剂量为 5～15μg/（kg•min）。

5）病情观察

①生命体征：随时观察患儿的心律、心率、血压、经皮血氧饱和度情况。并且每小时记录一次，有病情变化随时记录并告知医生。心音低钝，心率增快>160 次/min 或小于 100 次/min；呼吸增快，安静时>40 次/min，出现三凹征，肺部可听到湿啰音；血压下降，收缩压足月儿<50mmHg，早产儿<40mmHg，脉压变小；脉搏细速、股动脉搏动减弱甚至摸不到，提示休克加重。

②血气监测：关注 pH，乳酸值，及时纠正酸中毒。

③出入量监测：每小时记录出入量，液体入量包括喂食奶量、静脉输液量；液体出量记录包括尿量、胃液回抽量和大便丢失的水量，尿量>1ml（kg•h）提示休克好转。

④观察有无重要脏器受损的表现：休克进一步发展常发生多脏器功能损害，需观察患儿呼吸、心脏功能、肾功能、脑功能、胃肠功能情况等。如果患儿

呼吸增快、呼吸困难、青紫、肺部可闻及湿啰音,提示有肺水肿;如果患儿心音低钝、心率增快、心排血量下降、心脏增大,提示有心力衰竭;肾功能衰竭:尿量减少,甚至无尿;脑功能衰竭:反应低下、嗜睡、昏迷、四肢肌张力减弱;胃肠功能衰竭:消化道出血,腹胀、肠麻痹、出血倾向、肝功能衰竭如黄疸、肝大、肝功能异常。

⑤皮肤观察:观察患儿的皮肤颜色(正常、苍白、花纹),皮肤循环,四肢温度,及股动脉搏动情况。

2. 气体交换受损 与休克后肺功能受损有关。

(1)护理目标:外周氧饱和度维持在>90%,PO_2>60mmHg,PCO_2 40～50mmHg。

(2)护理措施

1)监测:确保氧饱和度监测仪没有松脱,监测有效。此患儿血氧饱和度仪可放置于手掌的中间表面,防止脱落。2～4h听诊一次呼吸音。并观察有无缺氧加重的表现,如血氧饱和度下降,嘴唇、全身皮肤发绀明显等。

2)保持呼吸道通畅:及时清理呼吸道,先清理气道分泌物再清理口腔内分泌物,吸引过程中限制吸管的深度和吸引时间(10s),吸引器的负压不超过100mmHg。吸痰时应注意动作要迅速轻柔,防止损伤呼吸道黏膜。

3)有效供氧:在使用呼吸机辅助呼吸时,保证呼吸通路完整,无漏气、脱落,观察及记录呼吸机参数、患儿氧分压等。PIP不宜超过20cmH_2O,PEEP为4～5cmH_2O。做好消毒措施,防止呼吸机相关性肺炎的发生。

3. 潜在并发症:电解质、酸碱平衡失调。

(1)护理目标:电解质、酸碱平衡失调得到及时改善。

(2)护理措施

1)输液管理:根据血气监测结果,合理安排输液顺序及输液速度,纠正酸中毒必须在纠正循环血量的情况下,改善缺氧的情况下进行。正确使用电解质溶液,纠正低钠、低钾血症。严密监测血糖,血糖异常时2～4h监测血糖一次。根据血糖结果遵医嘱补充糖分。

2)血液透析:如果患儿合并有肾功能衰竭,可考虑行血液透析。

3)病情观察:密切观察患儿神志情况,有无反应差,嗜睡等症状,及时处理。密切关注血气及生化检查结果。

4. 潜在并发症:出血。

(1)护理目标:患儿无并发各器官、组织出血,或出血时能及时发现并处理。

(2)护理措施

1)补充凝血因子或血小板:在输注过程观察有无过敏反应,注意输注速度,凝血酶原复合物需预热至18～22℃,在30～60min内用完。

2)出血症状观察:密切观察患儿的生命体征及神志,观察患儿有无抽搐、尖叫等颅内出血症状;有无腹胀、排黑便等消化道出血症状;及皮肤有无瘀斑或出血点;静脉穿刺部位有无渗血、肿胀等症状。

3)预防出血:操作时动作轻柔,避免过多搬动患儿。减少不必要的疼痛刺激。保持环境安静。

5. 营养失调:低于机体需要量 与缺血、缺氧造成胃肠黏膜功能受损有关。

(1)护理目标:保证足够的营养供给,每日热卡达到100～120kcal/kg。

(2)护理措施:同"新生儿坏死性小肠结肠炎"护理。

6. 体温调节无效:低体温 与循环功能降低有关。

(1)护理目标:维持体温在36.5～37.5℃。

(2)护理措施

1)将患儿直接置于30℃的温箱内,每小时监测肛温一次,根据患儿体温恢复情况调节温箱温度在30～34℃内,使患儿体温6～12h恢复正常,当肛温升至35～36℃后,温箱温度调至该患儿的适中温度。同时注意防止皮肤水分的丢失,温箱的湿度维持在55%～65%。

2)复温过程中密切观察生命体征、尿量、温箱的温度及湿度,并监测血糖、电解质及肾功能等。

3)维持有效的循环血量、纠正缺氧,有助于棕色脂肪分解产热,有助于体温的恢复。

4)并发症的观察:密切观察DIC、肺出血、休克、心肾衰竭等并发症的发生,及时评估,有异常随时通知医生。

(三)护理结局

患儿救治4h后,精神状态好转,四肢末梢皮温暖,皮肤颜色红润,在呼吸机辅助呼吸下,生命体征恢复正常,毛细血管充盈时间2s,体温36.5℃,尿量恢复。

【经验分享】

1. 对于新生儿休克,及时纠正血容量、早期联合使用抗生素对抢救很重要。否则发展到中晚期,抢救成功率就会明显降低,及早给予正确静脉补液。

2. 新生儿体温调节中枢发育不完善,易受外界因素影响,体温波动大,逐渐升温,防止快速升温带来肺出血的风险。

3. 重视早产儿低血糖的发生。

【相关链接】

新生儿休克评分见表1-5-1。

表 1-5-1 新生儿休克评分表

评分	皮肤颜色	四肢温度	股动脉搏动	血压(收缩压 kPa)	皮肤循环*
0	正常	正常	正常	>8	正常
1	苍白	凉至肘膝关节以下或肛指差 6~8℃	减弱	6~8	较慢
2	花纹	凉至肘膝以上或肛指温差≥9℃	未触及	<6	甚慢

*皮肤循环:指压前臂内侧皮肤毛细血管再充盈时间,正常<3s,较慢为 3~4s,甚慢为>4s。

注:5 分为轻度休克;6~8 分为中度休克;9~10 分为重度休克。

(吕林华 张 英 李智英)

第六节 新生儿心力衰竭

新生儿心力衰竭(heart failure of the newborn)是指在某些病因作用下,心脏收缩功能减退导致心脏排出血量不能满足周围血液循环及组织代谢需要而出现的一系列病理症状。

【病因及分类】

1. 心脏血管疾病

(1)先天性心脏病:为引起新生儿心力衰竭的主要原因之一,可见于前负荷增加的左向右分流型先天性心脏病,如房间隔缺损(ASD)、室间隔缺损(VSD)、动脉导管未闭(PDA)等,也可见于心脏后负荷增加的如主动脉或肺动脉狭窄或闭锁、主动脉缩窄等。

(2)心肌病、心肌炎、心内膜弹力纤维增生症等。

(3)严重心律不齐:心率过快、过慢都可影响心室充盈,影响心排血量。严重心律不齐如阵发性室上性及室性心动过速、心房扑动、心房颤动及Ⅱ度以上房室传导阻滞等。

2. 非心脏血管疾病

(1)低氧血症:肺透明膜病、肺不张、肺出血、颅内出血、动静脉瘘等。新生儿窒息引起的心肌损害等。

(2)感染性疾病:如败血症、肺炎等严重感染或感染性休克引起心肌缺血缺氧中毒引起心肌结构破坏。

(3)其他:严重贫血如 Rh 血型不合引起的溶血,大量胎盘输血或双胎间输血,输血或输液过量或速度过快等皆可引起。

【案例】

患儿，男，21d，"出生后即因反复经皮血氧饱和度下降 8h"入院。诊断：1. 复杂性先天性心脏病（完全性肺静脉异位引流，室间隔缺损，动脉导管未闭，肺动脉高压）；2. 心力衰竭（心功能Ⅳ级）；3. 呼吸衰竭（Ⅱ型）；4. 低蛋白血症；5. 新生儿肺炎；6. 新生儿贫血；7. 低出生体重儿。

母亲情况：G_3P_3，胎龄 37^{+1} 周，剖宫产娩出，羊水清。妊娠期糖尿病。

客观情况：Apgar 评分 1min 为 10 分，5min 为 10 分，出生体重 2.41kg，出生第 21d 体重 2.85kg。吸吮糖水时出现口唇发绀。

实验室检查：抽血检查示：WBC 10.16×10^9/L，Hb 125g/L，ProBNP 8 446.0pg/ml，K^+ 5.02mmol/L，Ca^{2+} 1.98mmol/L。术前超声心动图：1. 复杂性先天性心脏病：①肺静脉异位引流；②室间隔缺损；③动脉导管未闭。2. 肺高压重度（PASP 70mmHg）。胸片提示：双肺中、下野实变灶，考虑炎症。

体查与专科特征：患儿现气管插管呼吸机辅助通气（参数：PIP $22cmH_2O$，PEEP $4cmH_2O$，FiO_2 90%，R 70 次/min，Ti 0.42s）下偶有发绀，经皮血氧饱和度维持间中下降至 70%～80%，予吸痰后可上升至 85%～93%，持续辐射抢救台保暖，偶有低热，体温波动在 36.8～37.6℃，HR 160～190 次/min，BP 70/40mmHg，R 70 次/min，足月儿外貌，反应差，全身轻度水肿，皮肤稍发绀，无花斑纹、黄染、皮疹，前囟平软，呼吸浅促，三凹征(+)，呼吸音清，可闻及散在湿啰音，心律齐，心前区可闻及吹风样杂音，腹稍胀，鼻胃管喂养，右上肢留置 PICC 管。

【临床护理实践】

（一）护理评估

心率过快，188 次/min，呼吸浅促，发绀、血氧饱和度 70%～80%，全身轻度水肿，提示心力衰竭、呼吸衰竭。

（二）护理问题与措施

1. 心排血量减少　与心脏的前后负荷增加有关。

（1）护理目标：患儿心排血量改善，如血压、心率、尿量正常。

（2）护理措施

1）迅速准确评估病情：本案例患儿快速评估结果：HR 150～160 次/min、BP 70/40mmHg，R 70 次/min，呼吸浅促，三凹征阳性，肝肋下 1cm 可及，全身皮肤轻度水肿，皮肤发绀，该患儿出现心力衰竭。

2）立即气管插管、呼吸机辅助呼吸。

3）保暖：立即置患儿于辐射床抢救台保暖。

4）建立静脉通道：尽快建立静脉通道，可使用 PICC 穿刺管。

5）遵医嘱使用强心利尿药物：遵医嘱正确使用毛花苷 C、多巴胺、鲁南力康、呋塞米等强心利尿药物治疗，密切生命体征包括心率、心律、血压等，随时进行动态的观察和记录。如出现心率<100次/min，洋地黄类药物停止使用。

6）定时监测电解质的变化，尤其有无出现低血钾的表现。

7）记录出入水量：认真记录每天的出入量，包括鼻饲量、补液量及尿量，停留尿管，定时监测尿量的变化，尿量维持在2～4ml/（kg•h）。

8）严格控制补液量及速度，以免增加心脏的负担，加重心力衰竭。

2.气体交换受损　与心衰引起肺淤血和肺泡弹性降低有关。

（1）护理目标：经皮血氧饱和度达95%以上。

（2）护理措施

1）密切观察呼吸情况：予呼吸机辅助呼吸、心电监护及血氧饱和度监测，密切观察患者的生命体征，观察患儿有无发绀，定时听诊双肺呼吸音，如果患儿出现血氧饱和度下降，首先评估是否有痰液，痰液的量及黏稠情况，必要时予吸痰。

2）防止肺高压危象：①保持患儿安静，避免一切不必要的刺激，病房暖箱内的噪声不超过60dB。②治疗和护理尽量集中进行，操作尽量集中进行。③吸痰前充分镇静，呼吸机予高浓度给氧（90%），辅助呼吸1～2min。吸痰时两名护士操作，气管内吸引按照操作程序进行，严格执行无菌操作原则。吸痰管必须小于气管插管内径的1/2，吸引负压用75～100mmHg，动作轻柔，吸引时间小于10s，吸痰管深度为气管插管末端上方1cm，不应过深，避免局部黏膜充血、水肿甚至溃疡、出血。吸痰前后记录气管插管深度，保证气管插管在有效位置。如果痰液黏稠，可注入生理盐水稀释，每次注水量0.5ml，吸痰过程中注意观察血氧饱和度、心率、血压的变化。吸痰前后注意听诊双肺呼吸音，评价吸痰效果。④必要时使用吗啡或芬太尼等镇静药。

3）呼吸机给予适合的加温湿化：呼吸机湿化器温度维持在36～37℃，湿度维持在60%～70%。加强气道湿化可防止呼吸道黏膜干燥、分泌物干结、纤毛活动减弱及排痰不畅，从而预防气道阻塞、肺不张和肺部感染等并发症的发生。

3.营养失调：低于机体需要量　与缺血、缺氧造成胃肠黏膜功能受损有关。

（1）护理目标：保证足够的营养供给，热卡达到100～120kcal/（kg•d），满足患儿的身体需要。

（2）护理措施

1）病情观察：停留胃管，每餐观察患儿的消化情况，观察有无呕吐、餐前回抽有无余奶、腹胀情况，大便的次数、量、性状，根据观察的结果调整鼻饲量。

2）体位：鼻饲后，头抬高15°～30°，防止喂食时发生反流，造成吸入性肺炎。

3）每天监测体重。

4）严格控制液体的出入量：每天计算所需要的热卡，尽量肠内营养，必要时使用肠外营养。

5）使用输液泵严格控制液体的速度。

4. 有皮肤受损的危险 与患儿全身水肿，血液循环差有关。

（1）护理目标：患儿未发生皮肤破损。

（2）护理措施

1）定时翻身，避免局部长期受压，保持皮肤湿度、床单位清洁和干燥，尿布勤换，避免潮湿尿布长期刺激，必要时使用以凡士林为主的保湿剂保护皮肤。

2）沐浴时应选择 pH 为 5.5～7.0 且无添加剂的清洁剂，特别是颈项周围、腋窝、腹股沟、外阴部等皱褶处，应加强清洁，发现异常及时处理。

3）实施预见性的护理措施，避免出现医源性的皮肤损伤，q4h 仔细评估患儿的皮肤情况并记录。因心衰患儿经常使用特殊血管活性药物，避免药物外渗发生静脉炎，必要时使用 PICC 置管。

（三）护理结局

经过一系列治疗后，患儿肢端温暖，安静时心率 120～140 次 /min，血氧饱和度 96%～99%，撤除呼吸机，拔除胃管，可以自行进食，全身皮肤水肿消失，无破损。

【经验分享】

1. 新生儿心力衰竭是新生儿常见急症之一，临床表现不典型，病情急剧演变，发展迅速，是新生儿死亡原因之一。

2. 及时、正确配合抢救，加强病情观察，密切监测生命体征和患儿皮肤的颜色、尿量的变化，有无重要脏器受损的表现及各种实验室检查的结果。

3. 保证营养供给，根据尿量随时调整入量，维持电解质平稳。

4. 做好保护性隔离，严格执行手卫生及无菌操作技术，预防交叉感染。

（吕林华　张　英　李智英）

第六章　泌尿系统疾病

新生儿急性肾衰竭

新生儿急性肾衰竭(acute renal failure in the newborn infant,ARF)是指新生儿在血容量低下、休克、缺氧、低体温、药物中毒、感染等多种病理状态下,引起肾脏生理功能急剧减低甚至丧失所造成的一组临床危重综合征。临床主要表现为显著的氮质血症、水电解质紊乱和酸碱平衡失调,多数患儿伴少尿或无尿,部分病例如氨基糖苷类抗生素(庆大霉素等)所致急性肾衰竭,尿量可不减少。

【病因与分类】

新生儿出生前、出生时及出生后的各种致病因素,均可引起急性肾衰竭(ARF)。按肾衰竭性质及部位不同,可将病因分成肾前性、肾性和肾后性三大类(表1-6-1)。

表1-6-1　新生儿急性肾衰竭的病因

部位	原理	危险因素
肾前性	低血容量	脱水、出血、胃肠道丢失、伴盐丢失的肾或肾上腺疾患
	有效循环量不足	败血症、NEC、RDS、DIC、缺氧、低温、充血性心力衰竭,心脏手术、正压通气压力过高
	药物	血管紧张素转换酶抑制剂、非甾体抗炎药、两性霉素、妥拉唑林
肾性	急性肾小管坏死	严重或长时间肾缺血
	感染	先天感染梅毒、弓形虫病、肾盂肾炎
	肾血管疾病	肾动脉栓塞、狭窄、肾静脉栓塞、DIC
	肾毒性物质	氨基糖苷类抗生素、两性霉素、多黏菌素、吲哚美辛、妥拉唑林、肌球蛋白尿、血红蛋白尿、过氧化物尿症、放射造影剂
	发育异常	双肾不发育、肾囊性变等、先天性肾病综合征、尿酸盐肾病
肾后性	尿路梗阻	后尿道瓣膜、双侧肾盂输尿管接合部梗阻、双侧输尿管膀胱接合部梗阻、梗阻性肾结石病、尿道狭窄等
		肾外肿瘤压迫
		医源性损伤

【案例】

患儿，女，4d，诊断：1. 新生儿中度窒息；2. 早产儿；3. 新生儿急性肾衰竭。

母亲情况：G_3P_1，胎龄 30 周，出生前有胎膜早破和母亲发热病史，因"胎儿宫内窘迫"剖宫产娩出。

Apgar 评分：Apgar 评分 1min 为 6 分（心率、肌张力、肤色、呼吸各扣 1 分），5min 为 8 分（呼吸、肌张力分别扣 1 分）。

客观情况：由于呼吸窘迫，入院后患儿立刻接受了机械通气和表面活性物质治疗，予脐静脉置管。

病情进展：生后第 2d 由于高胆红素血症接受光疗。生后第 3d，尿量减少到 0.5ml/（kg·h），血压正常、心动过速。体重由 1.856kg 下降为 1.645kg。给予生理盐水 10ml/kg 快速注射并且加快静脉补液的速度之后该患儿的尿量增加到 1ml/（kg·h）以上，生后第 4d，患儿体重增长到 1.78kg，并出现腹胀及低血压数小时并需要补充 40ml/kg 生理盐水才能维持血压。尿量再次减少至 0.5ml/（kg·h）以下。

实验室检查：

生后第 2d，血尿素氮 12mg/dl，血肌酐 0.7mg/dl。

生后第 3d，血尿素氮 26mg/dl，血肌酐 1.2mg/dl；尿液常规：尿钠低、尿渗透压高、尿钠排泄分数为 1.5%。补充血容量后，血尿素氮 15mg/dl，血肌酐 0.8mg/dl。

生后第 4d，腹部 X 线出现坏死性小肠结肠炎（NEC）征象；CRP<2mg/L；白细胞 $11×10^9$/L；ALB 24g/L；尿液检查出现颗粒管型，尿渗透压为 300mOsm/L，尿钠排泄分数为 4.0%。

体查与专科特征：T 36.5℃，机械通气，HR 165 次 /min，BP 65/32mmHg，头围 32cm，体重 1.856kg，身长 46cm。早产儿外貌，反应一般，全身皮肤有花斑纹及中度水肿。头颅、五官无畸形，前囟平软，大小 1.5cm×1.5cm，未及包块，头发分条不清楚。胸廓对称无畸形，无三凹征，双肺呼吸音清，未闻及干湿啰音。腹部隆起，腹壁透亮度好，可见静脉显露，脐部干洁，无异常分泌物，肝脾肋下未触及，质软。脊柱四肢无畸形，足跟毛细血管充盈时间 1s，四肢肌张力正常，觅食反射、吸吮反射、握持反射、拥抱反射正常。

【临床护理实践】

（一）护理评估

患儿由于呼吸窘迫予机械通气，生后第 4d 出现坏死性小肠结肠炎（NEC）症状，提示患儿有感染的可能及营养失调的可能；患儿光疗时出现尿钠低、尿渗透压高、尿钠排泄分数为 1.5%，提示因肾灌注不足所引起的肾前性肾衰竭。全身皮肤有花斑纹及中度水肿，提示患儿有皮肤完整性受损的危险。

（二）护理问题与措施

1. 体液过多：水肿 与肾小球滤过率降低有关。

（1）护理目标：患儿住院期间皮肤保持完整。

（2）护理措施

1）每天测体重1次，测量腹围2次。患儿出生时体重1.856kg，光疗时下降为1.645kg，补充血容量后患儿体重增长到1.78kg。

2）严格限制入液量：每日计算出入量。每天入量＝不显性失水＋前一天尿量＋胃肠道失水量＋引流量－内生水。足月儿不显性失水约30ml/（kg·d），早产儿50～70ml/（kg·d），内生水10～20ml/（kg·d）。

3）建立良好的静脉通路，合理安排滴速。出生后第一天予患儿行脐静脉置管，患儿出现腹胀后拔除脐静脉，经右贵要静脉行PICC置管，保障输液安全及用药质量。

4）每班准确记录出入量：入量包括奶量、水量、药水量、输入液体量；出量包括尿量、大便量、呕吐量、咯血量、肠胃减压量、腹腔抽出量、各种引流量等，主要为尿量。

2. 有皮肤完整性受损的危险 与皮肤水肿有关。

（1）护理目标：患儿住院期间皮肤保持完整。

（2）护理措施

1）评估患儿水肿及全身皮肤情况。患儿全身有中度水肿，皮肤透亮，弹性差，指压后有凹陷，无水疱、无出血点及瘀斑。

2）保持床单位整洁、干燥，注意皮肤皱褶处的清洁；每次大小便后清洁会阴及臀部，涂液体敷料保护臀部皮肤，水肿明显的阴囊用纱布衬托，并每班检查局部皮肤情况。

3）可使用气垫床或水床，每1h更换体位，骨隆突处必须做好防护措施如贴水胶体敷料，每次翻身同时要观察皮肤受压处有无红肿、破损，及时处理。下肢水肿可抬高下肢。

4）避免在水肿部位行静脉穿刺注射，刺激性药物要使用PICC管道。

3. 有感染危险 与机械通气、免疫力低下有关。

（1）护理目标：及时发现感染症状，及时报告医生，及时处理。

（2）护理措施

1）加强手卫生，严格遵循无菌技术操作规程。参见"新生儿窒息"章节。

2）生活护理：每班予2% $NaHCO_3$ 溶液口腔护理；q1h翻身，预防肺部感染；每班擦浴，保持皮肤清洁干燥。

3）保护性隔离，减少病房人员流动，加强环境的清洁卫生。参见"新生儿窒息"章节。

4）预防呼吸机相关性肺炎（VAP）的发生。参见"呼吸机相关性肺炎"章节。

4．营养失调：低于机体需要量　与摄入不足及丢失过多有关。

（1）护理目标：保证肠内营养及静脉营养供给顺利。

（2）护理措施

1）合适的热量摄入及外源性必需氨基酸的供给可促进蛋白质的合成及新细胞成长，并从细胞外液摄取钾、磷。本案例患儿为早产儿，需提供 100～120kcal/（kg•d）热量。

2）以鼻饲或由静脉补充营养物质及液体。

3）禁食期间以静脉维持能量及水电解质平衡。腹胀消失后逐渐恢复饮食。恢复喂养从水开始，开始只喂开水或 5% 葡萄糖水。喂 2～3 次后，如无呕吐或腹胀，再喂母乳，初为 3～5ml，逐渐增加奶量。在调整饮食期间继续观察腹胀及大便情况，发现异常立即与医生联系。

5．舒适度改变：腹胀　与肠壁组织坏死有关。

（1）护理目标：护士及时发现并发症并积极配合处理。

（2）护理措施

1）立即禁食及胃肠减压。

2）予头高 30° 侧卧位，观察有无呕吐，记录呕吐的色、质及量，及时清除呕吐物，做好口腔护理。

3）观察腹胀消退情况及引流物颜色、性质、量。患儿腹围由 26.5cm 降到 24cm，腹软；胃肠减压引流出淡黄色液体，量由 15ml 降至 5ml。

4）尽早拔除脐静脉。患儿出现腹胀等 NEC 征象后立即拔除脐静脉。

6．潜在并发症：电解质紊乱。

（1）护理目标：护士及时发现并发症并积极配合处理。

（2）护理措施

1）少尿期应严格控制液体输入量，量出为入，以防水中毒的发生。在多尿期，除注意补液外，还应注意补钠、补钾，以防脱水、低钠血症和低钾血症的发生。

2）观察患儿有无电解质紊乱的表现，如精神萎靡、腹胀、肠鸣音减弱、下肢无力、心音低钝等低血钾表现。遵医嘱正确补钾。

3）处理高钾血症：密切观察患儿生命体征，有无恶心、呕吐、四肢麻木、烦躁、胸闷、心率减慢及心律不齐等高钾血症表现，高钾血症是临床危重症，应密切监测血钾的浓度，当血钾超过 6.5mmol/L，心电图表现为 QRS 波增宽等明显变化时，应紧急协助医师处理。高钾血症患者禁用库存血。

4）纠正酸中毒：严重酸中毒（动脉 pH<7.15，血清碳酸氢盐<8mmol/L）增加心肌易激惹性，故须处理。由于快速输入碱性液的危险，只需经静脉矫正

部分酸中毒，予碳酸氢盐使动脉 pH 上升至 7.2（约合血清碳酸氢盐 12mmol/L）。5% 碳酸氢钠是高渗含钠液体，可引起容量负荷加大及充血性心衰，注意监测血钠、血压等指标。警惕纠正酸中毒后可能会减低钙离子水平而引发新生儿手足抽搐。

5）低钠血症：血清钠<120mmol/L 会增加发生脑水肿及中枢神经系统出血的危险，须经静脉滴入高张（30g/L）氯化钠，将血清钠提高至 125mmol/L。予高张盐水会引起体液扩张、高血压及充血性心力衰竭，注意监测血钠、血压等指标。

（三）护理结局

住院第 6d，患儿腹围由 26.5cm 降到 24cm，无见腹部静脉显露；全身皮肤有中度水肿，无花斑纹，患儿住院期间皮肤完整无破损。

【经验分享】

1. 在病因明确之前要进行对症治疗。一旦排除了尿路梗阻，在 1h 内静脉给予 10～20ml/kg 等张含钠液试验性治疗有助于区分肾前性肾衰竭和肾衰竭。

2. 35%～40% 的急性肾衰竭患儿可能发生感染。感染的常见部位多在肺、尿路、腹膜腔、静脉导管或其他部位的伤口，易感因素包括皮肤黏膜的完整性受损，创伤性检查、导管留置及预防性使用抗生素等。

3. 护理 ARF 患儿除了包括对高危新生儿的所有观察和干预措施，还需关注 ARF 患儿全身并发症的威胁以及水肿对患儿舒适度的影响。

4. 护士需要熟练掌握新生儿肾功能的特点及各项生化指标，并能全面评估患儿情况，及时发现存在的问题给予前瞻性护理。

5. 对于急性肾衰竭患儿，由于营养供给及高危药物的使用，为了患者安全，建议置入中心静脉导管（PICC）。

【相关链接】

2005 年 9 月，肾脏病和急救医学界学者在荷兰阿姆斯特丹联合举办了急性肾衰竭国际研讨会，拟将急性肾衰竭改名为急性肾损伤（acute kidney injury，AKI），提出了 AKI 定义和分期的统一标准，同时围绕 AKI 定义、分期及早期诊断的生物学标志物等问题进行了探讨。

1. AKI 的定义 不超过 3 个月的肾脏结构或功能异常，包括血、尿、肾组织检查或影像学方面的肾损伤标志物异常。

2. AKI 的诊断标准 肾功能在 48h 内突然降低，至少 2 次血肌酐（Cr）升高的绝对值≥26.5μmol/L；或血 Cr 较前一次升高 50%；或持续 6h 以上尿量<0.5ml/(kg·h)。

3. AKI 的分期 以血 Cr 和尿量值为标准将 AKI 划分为 3 期（表 1-6-2）。

表 1-6-2 AKI 分期标准

分期	Cr 标准	尿量标准
1 期	Cr 升高≥26.5μmol/L 或较前次升高>50%	<0.5ml/(kg·h)，>6h
2 期	Cr 较前次升高>200%～300%	<0.5ml/(kg·h)，>12h
3 期	Cr 较前次升高>300% 或≥353.6μmol/L（急性升高≥44.2μmol/L）	<0.3ml/(kg·h)，>24h 或无尿 12h

注：单独根据尿量改变进行诊断和分期时，必须除外尿路梗阻或其他可导致尿量减少的可逆因素。

4. 新标准的特点

（1）界定了诊断 AKI 的时间窗，即 48h；提高了 AKI 诊断的敏感性，即血 Cr 轻微升高≥26.5μmol/L。为临床早期诊断和干预提供了更大可能性。

（2）新诊断标准既包括血 Cr 绝对值的改变，也包括相对于年龄、性别和体质量指数等差异值的改变，不需要基础 Cr 水平，但要求 48h 内至少 2 次 Cr 值达标。

（3）尿量仍然是诊断 AKI 的重要指标。

（4）诊断标准是否适用于不同病因和不同临床情况还需大量临床研究证实。

5. 肾损伤的生物学标志物　血 Cr 变化是非特异性的，其无法区分肾损伤的性质和类型，也不能明确肾小球或肾小管病变的位置和程度。因此，血 Cr 并不是最佳、最灵敏和最准确可靠的肾损伤标志物。

目前正在研究的一些判断肾损伤的生物学标志物（如 IL-18、cystatinC、肾损伤因子 1、中性粒细胞明胶酶相关蛋白和半胱氨酸肝素结合蛋白）及影像学检查（如功能性磁共振）仍处于动物实验或临床应用初始阶段。这些标志物虽然初步显示了良好应用前景，但多数仍局限于评估肾小管缺血性损伤，故实际临床意义尚需进一步证实。探索更新更敏感的早期诊断 AKI 的方法依然是肾脏病学研究的热点，寻找判断 AKI 预后的生物学标志物是临床中的重要课题。

对症支持治疗和肾脏替代治疗 RRT 是急性肾功能衰竭的主要治疗方法。

RRT 在恢复 AKI 肾功能和挽救患者生命中发挥着重要作用。尽管近年来 RRT 技术不断改进和提高，但 AKI 患者预后改善并不十分明显。这可能与 AKI 异质性和既往诊断标准混乱有关，也与 RRT 介入时机、治疗模式及治疗剂量密切相关。关于 AKI 时 RRT 的相关问题，如适应证和最佳时机等，目前还缺乏统一意见。有观点认为早期进行 RRT 可能有助于降低 AKI 死亡率，但究竟提早到什么时候尚无确切答案。

（司徒妙琼　李智英）

第七章　神经系统疾病

第一节　新生儿颅内出血

　　新生儿颅内出血（intracranialhemorrhage of the newborn，ICH），因缺氧或产伤引起的严重脑损伤疾病，是新生儿早期的重要死亡原因及重要疾病。严重者常留有神经系统后遗症，预后较差。存活者部分留有不可逆的脑损伤，如癫痫、智力低下、脑性瘫痪，给社会和家庭带来极大的经济负担及精神压力。存活者常有神经系统后遗症。

　　【病因及分类】

　　根据不同的病因，可发生不同部位的颅内出血，主要出血类型为脑室周-脑室内出血（periventricular-intraventricular hemorrhage，PIVH）、硬脑膜下出血、蛛网膜下腔出血、脑实质出血、小脑及丘脑、基底核等部位也可发生出血。缺氧所致的颅内出血多见于早产儿，产伤所致的颅内出血多见于足月儿及异常分娩新生儿，表现以生后 1～2d 出现神经系统改变，如意识、呼吸、肌张力改变、眼症状、颅内压增高为特征。

　　【案例】

　　患儿，男，因"脐血 pH 低，生后 31min"入院。入院诊断：新生儿颅内出血、高危儿、巨大儿。

　　母亲情况：G_1P_1，胎龄 40^{+1} 周，产科钳产娩出。

　　Apgar 评分：Apgar 评分 1min 为 8 分（肤色、肌张力各扣 1 分），5min 为 10 分。

　　客观情况：产前有宫内窘迫，羊水清，脐带绕颈 1 周，无脐带扭转，无胎膜早破。母亲有血小板低病史，产程中有发热。

　　实验室检查：脐血 pH 7.167，PLT $68×10^9/L$，Hb 134g/L。

　　体查与专科特征：T 36.4℃，R 40 次 /min，HR 130 次 /min，头围 35cm，体重 4.06kg，身长 53cm。足月成熟儿外貌，反应好，哭声响，呼吸平顺。全身皮肤无苍白、黄染，无瘀点。前囟平软，大小 1.5cm×1.5cm，左部头顶可扪及一大小约 11cm×8cm×4.5cm 的包块，跨越颅缝，双眼结膜下出血，双眼无凝视，双肺呼吸音清,未闻及干湿性啰音。

【临床护理实践】

(一)护理评估

患儿有头皮血肿,血小板低,有出血的风险。出生时有脐血 pH 低,Apgar 评分 1min 为 8 分(肤色、肌张力各扣 1 分),提示有窒息及缺氧。母亲产程中有发热,有感染的危险。

(二)护理问题与措施

1. 潜在并发症:颅内压增高。

(1)护理目标:能及时发现颅内压增高的早期征兆。

(2)护理措施

1)保持患儿安静,避免一切的声光刺激,治疗操作集中进行。

2)严密观察病情,注意生命体征,神志,呼吸型态,瞳孔变化,及时记录阳性体征并与主管医生沟通。及时发现颅内压增高的神经系统症状征象如前囟隆起、双眼斜视或凝视、瞳孔对光反射迟钝、激惹、烦躁不安或淡漠,黄疸、贫血等。

3)予留置胃管,减少频繁喂奶刺激患儿引起颅内压增高。

4)按医嘱做好相关辅助检查:微量血糖、血气分析,三大常规、CRP、血型、生化、肝功能、肝酶、心酶等以协助病情的观察。

5)行头颅 MRI 检查以明确病变部位。

6)按医嘱使用维生素 K、酚磺乙胺(止血敏)、巴曲酶(立止血)等止血药和呋塞米、甘露醇降低颅内压,但一般不静脉推注以维持稳定的颅内压和脑血流范围。注意剂量正确,严密观察药物的不良反应如出血倾向。

2. 有窒息的危险　与有宫内窘迫史有关。

(1)护理目标:患儿无发生窒息,能保持有效的呼吸。

(2)护理措施

1)保持呼吸道通畅,及时清除呼吸道、口腔分泌物。

2)保持绝对静卧,避免患儿剧烈哭闹,头高位 15°~30°,可有效减少颅内出血的发生。保暖、减少噪声,一切必要的治疗和护理操作要求轻、稳、准,减少对患儿的移动和刺激,防止加重颅内出血。

3)严密观察病情变化:注意生命体征、神态、瞳孔变化及有无尖叫、惊厥发的发生。全身皮肤及巩膜有无出血现象,密切观察呼吸型态。及时记录阳性体征并与报告医生。

4)根据患儿的胎龄、日龄、出生时体重及实际情况设置适宜的箱温或辐射抢救台的温度及湿度。

5)动脉血气分析监测:采血前使患儿保持安静,保持呼吸道通畅在有效吸氧或调整通气参数30min后采血,以保证采血结果真实性。

（三）护理结局

出生后第3d未发现颅内压增高的神经系统症状征象,能保持有效的呼吸,无窒息发生。

【经验分享】

1. 保持患儿安静,减少不必要的刺激,做好保护性隔离,严格执行手卫生。

2. 并发症的护理 并发肢体瘫痪者,应保持肢体功能位置,两肘稍弯曲,双手略握拳,使用夹板固定足背屈曲以防足下垂,并有计划地进行功能锻炼;并发感染性炎症反应时,1～2h内使用抗生素,疗程充足,严密观察药物的不良反应如腹泻、呕吐等;出现腹泻时及时留取患儿大便标本送检以排除细菌感染或轮状病毒感染,便后及时清洁皮肤,保持臀部皮肤清洁干燥,外涂护臀膏或喷3M皮肤保护膜及造口粉以防止大便刺激皮肤。

3. 防止医源性颅内出血 应保持患儿安静,避免剧烈哭闹及搬动,绝对保持静卧,头肩抬高30°。防止突然或持续的脑血流过高,防止迅速扩容等。新生儿颅内出血病情危重,病死率较高。应加强围生期保健工作,密切监测高危儿,及早发现,及早合理治疗,提高抢救成功率。

（司徒妙琼　李智英）

第二节　新生儿缺氧缺血性脑病

新生儿缺氧缺血性脑病（hypoxic-ischemic encephalopathy,HIE）是指围生期缺氧窒息导致脑的缺氧缺血性损害,临床上出现一系列脑部表现。病情重,病死率重,存活者常遗留神经系统后遗症。多见于足月儿,是围生期足月儿脑损伤的常见原因。

【病因及分类】

新生儿HIE受多种因素控制,病理生理学非常复杂。病因、孕周、损伤作用的时间和持续时间长短等均与新生儿缺氧缺血（HI）脑损伤的病理学类型有关。

【案例】

患儿,男,2d,诊断:1. 高危儿（左侧侧脑室前角旁白质软化灶可能）;2. 新生儿轻度窒息（复苏后）。

母亲情况:G_1P_1,胎龄40^{+5}周,于11月03日在外院产科剖宫产娩出,出生时羊水有Ⅱ度混浊。

Apgar评分:Apgar评分1min为7分（呼吸、肌张力、对刺激的反应各扣1分）,5min为8分（呼吸、肌张力各扣1分）,10min为9分（呼吸扣1分）。

客观情况：生后患儿哭声低弱，反应较差，予清理呼吸道等处理后哭声渐响，但仍不顺畅。

实验室检查：脐血 pH 不详，外院凝血四项：PT 17.2s，APTT 43.2s，TT 22.3s，CKMB 119.7U/L。

入院时血气分析示：pH 7.36，$PaCO_2$ 44.2mmHg，PaO_2 60mmHg；血糖 2.8mmol/L；胸片示：双肺纹理稍增多、增粗；经皮测胆红素 12.2mg/dl。头颅 B 超：右侧尾状核区病变，考虑室管膜下出血灶；头颅 MRI 示：左侧侧脑室前角旁白质异常信号影，考虑小软化灶可能。

体查与专科特征：HR 130 次 /min，R 35 次 /min，SPO_2 85%，BP 74/55mmHg，头围 34cm，体重 3.3kg，身长 50cm。足月成熟儿外貌，反应较差。前囟稍膨满，大小 2.5cm×2.5cm，颈无抵抗，四肢肌张力可。觅食反射、吸吮反射、握持反射、拥抱反射可引出。吃奶差，每天吃 20ml 伴有呕吐。吃奶时间中唇周有发绀，伴 SPO_2 下降，最低降至 75%，需轻刺激方可缓解。

【临床护理实践】

（一）护理评估

出生时有缺氧，反应低下，吃奶时间中唇周有发绀伴 SPO_2 下降，提示有自主呼吸障碍。吃奶差，奶量少，血糖低，提示有营养失调的可能。患儿前囟稍膨满，吃奶有呕吐并结合头颅 B 超及头颅 MRI 检查结果，提示有颅内压增高的可能。

（二）护理问题与措施

1. 自主呼吸障碍 与脑缺氧缺血导致呼吸中枢损害有关。

（1）护理目标：保持呼吸道通畅，患儿保持有效的呼吸。

（2）护理措施

1）急救物品的准备：床边备好吸痰机、氧气、呼吸囊等并处于功能备用状态。

2）患儿入院时血气分析结果：pH 7.36，$PaCO_2$ 44.2mmHg，PaO_2 60mmHg，吃奶时间中唇周有发绀伴血氧饱和度下降。予低流量鼻导管吸氧，维持动脉血氧分压 60～80mmHg，二氧化碳分压低于 40mmHg，pH 7.35～7.45。

3）严密观察病情变化并做好记录：①监测心率、心律、呼吸、经皮氧饱和度、血压、周围循环状况、血糖、血气分析、电解质、血细胞比容等；②监测血糖，维持血糖在 3.0～7.0mmol/L；③记录 24h 出入液量，尿量小于 1ml/（kg·h）及时报告医生；④观察有无腹胀、呕吐咖啡色胃液等应激性溃疡表现，开奶后注意有无腹胀、奶液潴留、呕吐、血便等坏死性小肠结肠炎表现。

4）对中重度缺氧缺血性脑病的患儿要掌握纳洛酮用药指征：明显中枢性呼吸衰竭；瞳孔改变；心功能、循环明显改变，出现顽固性休克；频繁发作惊厥者；在出生 48h 可遵医嘱使用纳洛酮，首剂 0.05～0.10mg/kg，加入 5～10ml 液体内静脉缓慢推注，继而 0.03～0.05mg/（kg·h）静脉输液泵输入，维持 4～6h，连续 2～4d。

5）根据病情开奶，一般禁食 72h，对重度窒息者，应禁食 5～7d，待肠鸣音恢复和大便潜血阴性后开始喂养。

6）加强保暖，使体温维持在 36～37℃，尽量减少氧耗，体温过低者予温箱保暖。

2. 颅内压增高　与脑水肿有关。

（1）护理目标：护士能及时发现颅内压增高的先兆症状、体征并及时配合处理。

（2）护理措施

1）予静卧、头高位，头偏向一侧，保持安静，预防呕吐导致窒息。

2）加强巡视，注意观察患儿意识状态，有无意识障碍、反应差、各种反射不能引出或出现过度兴奋、激惹、肌张力增高或降低、前囟张力是否正常及有无惊厥发生。注意观察双侧瞳孔是否等大，对光反射是否正常，有无喷射性呕吐及脑性尖叫。

3）出现颅内压增高时，遵医嘱准确使用镇静剂、脱水剂等药物，肌内注射苯巴比妥钠前注意观察呼吸和肌张力，如有呼吸抑制和肌张力低下及时与医生联系停药。

4）采用鼻饲喂养，必要时予静脉营养。

3. 营养失调：高于机体需要量　与摄入过多有关。

（1）护理目标：维持患儿血糖值在正常值的高限。

（2）护理措施

1）预防高血糖：按医嘱合理静脉营养及严格控制输注葡萄糖的量及速度，定时监测血糖的变化，监测血糖时避免足跟中部采血以防跟骨骨髓炎。

2）必要时遵医嘱使用胰岛素。

3）密切观察病情：注意患儿体重和尿量的变化，遵医嘱及时补充电解质溶液，纠正电解质紊乱。晨起注意观察及预防空腹性低血糖的发生，新生儿低血糖一般有面色苍白、出汗、心动过速等症状，有时症状不明显。

（三）护理结局

入院后第 2d 监测 pH 7.4，$PaCO_2$ 40mmHg，PaO_2 85mmHg，SPO_2 波动在 90%～95%，血糖波动在 4.5～7.0mmol/L。

【经验分享】

1. 做好保护性隔离，严格执行手卫生和无菌技术操作，预防感染。

2. 予头高位 30°，静卧，减少刺激，各项操作尽量集中进行，必要时遵医嘱正确使用镇静、止惊剂。

3. 保证营养　维持血糖在正常高限，如果禁食或喂养不能保证营养者遵医嘱予静脉营养补液。

4. 并发症的护理　合并中枢性呼吸衰竭时，将患儿处于舒适体位，保持呼吸道的通畅，给予营养支持，维持电解质酸碱平衡；积极治疗原发病，给予氧疗与呼吸支持：早期给予吸氧，严重呼吸衰竭时给予辅助机械通气，对呼吸停止的患儿按医嘱用尼可刹米、洛贝林等呼吸中枢兴奋药，注意观察药物的不良反应，必要时予特殊的呼吸支持：体外膜肺氧合、液体通气、高频通气、NO 吸入治疗等。

（司徒妙琼　李智英）

第八章 营养代谢疾病

第一节 糖代谢紊乱

一、新生儿低血糖症

新生儿低血糖症（neonatal hypoglycemia）是指新生儿血糖值低于正常新生儿的最低血糖值。长期以来新生儿低血糖症的定义一直存在争议，目前多数学者认为，全血血糖<2.2mmol/L 应诊断为新生儿低血糖，而<2.6mmol/L 为临床需要处理的临界值，而不考虑出生体重、胎龄和生后日龄等众多因素。

【病因及分类】

许多因素会导致新生儿低血糖，如不及时纠正将会造成新生儿中枢神经系统不可逆的损伤并导致不同程度的神经系统后遗症。按照低血糖持续时间的长短可分为暂时性或持续性两种。

1. 暂时性低血糖 指低血糖发生持续的时间不超过新生儿期。

（1）葡萄糖储备不足：主要见于早产儿、围生期窒息、小于胎龄儿、巨大儿，其他因素如低体温、败血症、先天性心脏病等。

（2）葡萄糖利用增加：主要见于妊娠糖尿病母亲分娩的婴儿、新生儿溶血症等。

2. 持续性低血糖 指低血糖发生持续的时间超过新生儿期，持续到婴儿期，甚至到儿童期。

（1）高胰岛素血症：主要见于胰岛细胞增生症、Beckwith 综合征、胰岛细胞腺瘤等。

（2）内分泌缺陷：主要见于先天性垂体功能不全、皮质醇缺乏、高血糖素缺乏、生长激素缺乏等。

（3）遗传代谢性疾病：主要见于糖类疾病、脂肪酸代谢性疾病、氨基酸代谢性疾病等。

【案例】

患儿，男，诊断：高危儿。

母亲情况：G_1P_1，胎龄 39^{+5} 周，因母亲妊娠期糖尿病在产科行剖宫产娩出。

Apgar 评分：Apgar 评分 1min 为 8 分（肌张力、肤色分别扣 1 分），经保暖、刺激足底、长管吸液等，5min 为 10 分。

客观情况：羊水清，脐带绕颈 1 周，无脐带扭转，无胎膜早破。

实验室检查：脐血 pH 7.298，动脉血气分析：pH 7.33，$PaCO_2$ 29mmHg，PaO_2 78mmHg，HCO_3^- 21.6mmol/L，BE −0.7mmol/L，血糖 3.8mmol/L。

体查与专科特征：T 36.8℃，HR 128 次/min，R 40 次/min，BP 72/45mmHg，SPO_2 95%，头围 36cm，体重 4.27kg，身长 53cm。足月成熟儿外貌，反应好，哭声响，三凹征（−），双肺呼吸音清，未闻及干湿性啰音，心律齐，未闻及杂音，前囟平软，肌张力正常。

娩出后以"早产儿"转入新生儿科进一步诊治。即时测得微量血糖 1.6mmol/L。

【临床护理实践】

（一）护理评估

该案例患儿母亲有"妊娠期糖尿病"史，提示患儿存在新生儿低血糖症的高危风险。且在生后半小时监测微量血糖已提示有新生儿低血糖症。

（二）护理问题与措施

1. 营养失调：低于机体需要量　与葡萄糖利用增加导致低血糖有关。

（1）护理目标：患儿血糖能维持在正常的水平。

（2）护理措施

1）低血糖的反应观察：出生后即密切观察患儿有无低血糖的症状，如嗜睡、反应淡漠或激惹、苍白、多汗、哭声异常、体温不升、喂养困难、呼吸暂停、颤抖、眼球震颤、惊厥肌张力异常等。

2）低血糖的预防：为保证能量供给，宜早期喂养，预防低血糖的发生：给予生后半小时内首先试喂 10% 葡萄糖水，每次 5～10ml/kg，连续 1～2 次后如无呕吐及其他反应即开始喂奶，有母乳时给予母乳喂养，无母乳时使用配方奶喂养，每间隔 2～3h 喂奶 1 次。

3）低血糖的处理：新生儿低血糖大多数缺乏临床症状，同样血糖水平的患儿症状轻重差异也很大，尽管无临床症状，仍可引起中枢神经系统损伤，因此密切监测血糖值动态的变化。期间每 1h 监测微量血糖，如血糖正常 12～24h 可按医嘱逐渐减少至停止输注葡萄糖。

4）输液通路管理：外周静脉输注葡萄糖的最大浓度为 12.5%，如超过此最大糖浓度时，应放置中心静脉导管，如脐静脉导管、外周中心静脉导管等，防止输注的药液对患儿血管和周围组织刺激引起化学性损伤。首选脐静脉置管，在拔除脐静脉导管后，再选择外周中心静脉导管置管术，以保证静脉输液能顺利进行，维持血糖的稳定。

5）保持适宜的中性温度和湿度。为了降低患儿自身热能的消耗，需保持环境温度在24~26℃，相对湿度在55%~65%，此环境温湿度在安静状态下能使患儿的体温保持在36.7~37.3℃，此时的代谢率和耗氧量最低，减少热能消耗。

2．活动无耐力　与能量不足有关。

（1）护理目标：保证热能供给充足。

（2）护理措施

病情观察：新生儿低血糖容易导致神经系统的功能障碍，容易出现精神萎靡、烦躁及呼吸暂停。该案例患儿生后半小时管床护士即发现反应差、少动且不哭、呼吸浅促，试喂10%葡萄糖水时吸吮和吞咽反射均较弱，及时监测血糖确认有低血糖症，报告医生后立即给予留置胃管鼻饲，以保证热能供给充足；并予低流量吸氧。

3．潜在并发症：感染。

（1）护理目标：反复采血部位未出现感染等严重并发症。

（2）护理措施

1）落实无菌技术：采血时严格无菌操作技术。临床常用的消毒液为安尔碘，因其残留液会影响血糖测试的结果，故应采用75%乙醇进行皮肤消毒，消毒直径需大于2cm，晾干后才进行采血。

2）采血部位的选择：新生儿如在手指处进行微量血糖采血时常因手指面积小而出现采血量不足的现象，故新生儿常用足跟采血法，但由于新生儿的足跟中央血管少、皮下组织薄，除出血量少以外，穿刺过深易损伤跟骨的骨膜引起跟骨骨髓炎，故应避开足跟中央而取足跟两侧面为穿刺点，防止感染的危险。

3）部位轮换：由于新生儿低血糖症需每天多次监测微量血糖值变化，采血时注意勿在同一部位反复多次穿刺，可左右足跟轮换穿刺采血，必要时还可考虑更换其他的采血方法。

（三）护理结局

该案例患儿生后第七天开始血糖值能稳定在正常范围（3.5~5.2mmol/L），按医嘱逐渐减少至停止输注葡萄糖。

【经验分享】

1．低血糖患儿容易出现猝死，故应密切观察病情，及时发现和处理低血糖症状：嗜睡、反应淡漠或激惹、苍白、多汗、哭声异常、体温不升、喂养困难、呼吸暂停、颤抖、眼球震颤、惊厥肌张力异常等。

2．尽早开奶，预防低血糖的发生，可首先试喂10%葡萄糖水，每次5~10ml/kg，连续1~2次后如无呕吐及其他反应可喂奶，必要时可留置胃管进行管饲。

3．建立静脉通道，立即静脉推注10%葡萄糖液2ml/kg，静脉输入葡萄糖以6~8mg/（kg•min）的速度维持，如无好转可逐渐增加输注葡萄糖液量至

$10\sim12mg/(kg \cdot min)$。

4. 静脉输注葡萄糖浓度如已超过 12.5%，应选择放置中心静脉导管如脐静脉导管、外周中心静脉导管等。

（谢巧庆　李智英）

二、新生儿高血糖症

新生儿高血糖症（neonatal hyperglycemia）是指新生儿血糖值低于正常新生儿的最低血糖值。长期以来新生儿高血糖症的定义一直存在争议，国内学者多以全血血糖>7.0mmol/L 作为诊断标准。

【病因及分类】

常见有以下因素可导致新生儿高血糖：

1. 血糖调节不成熟，对糖耐受力低　主要见于新生儿，尤其早产儿、超低出生体重儿。

2. 疾病因素　新生儿在应激状态下，如处于窒息、感染或寒冷刺激时容易发生高血糖。

3. 医源性高血糖　常见于早产儿输注葡萄糖量过多、速度过快，新生儿抢救时或母亲产前短时间内使用过高渗葡萄糖和糖皮质激素等。

4. 药物因素　如氨茶碱、咖啡因、糖皮质激素、苯妥英钠等药物。

5. 新生儿糖尿病　新生儿罕见。

【案例】

患儿，女，诊断：新生儿重度窒息复苏后。

母亲情况：G_2P_1，胎龄 40 周，因"胎儿宫内窘迫"钳产娩出。

Apgar 评分：Apgar 评分 1min 为 3 分（心率、肌张力、对刺激的反应各扣 1分，肤色、呼吸各扣 2 分），5min 为 8 分（呼吸、肌张力各扣 1 分），10min 为 9 分（肌张力扣 1 分）。

客观情况：娩出后立即予气管插管吸痰及气囊加压通气，5min 后好转转入科室进一步诊治。

实验室检查：出生后 1h 微量血糖 8.1mmol/L。

体查与专科特征：T 36.8℃，HR 130 次/min，R 52 次/min，BP 68/42mmHg，SpO_2 95%，头围 34cm，体重 3.47kg，身长 51cm。足月成熟儿外貌，反应尚好，哭声响，皮肤颜色红润，前囟平软，肌张力正常。

【临床护理实践】

（一）护理评估

该案例患儿出生时有"新生儿重度窒息"抢救史，通过新生儿心肺复苏处理后病情好转，在抢救过程中患儿处于机体的应激状态，血中儿茶酚胺、皮质醇、高血糖素浓度显著升高,提示该患儿的高血糖与应激有关。

（二）护理问题与措施

1. 有体液不足的危险　与渗透压增高、多尿有关。

（1）护理目标：能及时发现体液不足的早期症状,并能及时处理。

（2）护理措施

1）密切观察病情：观察患儿有无高血糖的症状：脱水、多尿、体重下降等。血糖升高可引起高渗血症和高渗性利尿,每班观察和记录患儿的出入量情况,如相差超过 50ml/kg 时应报告医生及时处理。每天监测患儿的体重变化也可间接反映血糖情况,如体重下降明显提示可能是由于脱水、多尿等导致,也应及时报告医生及时处理。

2）复苏后血糖监测：新生儿高血糖大多无临床症状,为及时发现和处理高血糖症,应密切监测微量血糖的动态变化。患儿重度窒息复苏后 1h,容易出现高血糖症。故在血糖不稳定时应每 1h 监测血糖的变化,血糖稳定后可减少到每 3～4h 监测一次,血糖正常 12～24h 可逐渐减少至每天监测 1～2 次,避免无症状性高血糖对患儿造成不可逆的神经系统损害。

3）保证静脉通道的通畅：严格控制输注葡萄糖的量和速度,避免医源性因素加重患儿病情。患儿持续使用注射泵输注各种药液时,注意观察输注的速度,至少每小时巡视记录,确保输液的安全。

2. 有皮肤完整性受损的危险　与多尿、糖尿、尿布潮湿刺激皮肤有关。

（1）护理目标：保持臀部皮肤完整无破损。

（2）护理措施

1）新生儿血糖升高可引起高渗性利尿而导致多尿,还因新生儿的肾糖阈值低,当血糖>6.7mmol/L 时常出现糖尿。患儿的血糖如果高于 8.0mmol/L,有出现糖尿的可能性,糖尿由于酸碱度偏低,会对患儿幼嫩的臀部皮肤造成刺激,多尿和糖尿均易诱发新生儿尿布皮炎的发生,因此勤换尿片是护理的关键。患儿每小时巡视一次,及时更换尿湿的尿布,使用尿湿提示的尿片可防止过多翻动患儿而影响其睡眠。

2）保持臀部皮肤的清洁：每次更换尿片后还残留不少尿液在患儿臀部皮肤上,会继续对皮肤造成刺激,因此每次更换完尿片后使用清水轻轻擦洗干净臀部皮肤,以保持清洁干燥状态,减少高尿糖对患儿臀部的刺激。

3. 潜在并发症：感染。

1）护理目标：反复采血部位未出现感染等严重并发症。

2）护理措施：同"新生儿低血糖护理"。

（三）护理结局

该案例患儿生后第二天开始血糖值稳定在正常范围（3.5～5.2mmol/L）,

未发生新生儿尿布皮炎和其他并发症。

【经验分享】

1. 高血糖症状早期不明显,仅有患儿易激惹、烦躁、多尿表现。应密切观察,如有异常及时报告医生并积极处理。

2. 窒息复苏后的新生儿,由于复苏时液体的用量、速度和缺氧等,均可造成高血糖,故新生儿在复苏过程应严密监测血糖变化,及时处理。

3. 加强臀部皮肤护理,勤更换尿片,并使用清水擦洗臀部,保持清洁干燥状态。

(谢巧庆 李智英)

第二节 新生儿钙代谢

新生儿低钙血症

新生儿低钙血症(neonatal hypocalcermia)是指新生儿的血清钙低于1.8mmol/L 或游离钙低于 0.9mmol/L。

【病因及分类】

低血钙常见病因按照发生时间不同可分为早发性和晚发性两种。

1. **早发性** 多于生后 48h 内出现,多见于早产儿、小于胎龄儿、糖尿病母亲婴儿,各种难产、窒息、感染及产伤史婴儿等。

2. **晚发性** 指生后 48h 后至 3 周时发生的低血钙,多发生于足月儿喂养不当、甲状旁腺功能减退等。

【案例】

患儿,男,诊断:早产儿。

母亲情况:G_1P_1,胎龄 35^{+5} 周,于 7 月 8 日 10:23 在产科因"胎膜早破 5h"顺产娩出。

Apgar 评分:Apgar 评分 1min 为 9 分(肤色扣 1 分),5min 为 10 分。

客观情况:羊水清,无脐带绕颈和扭转,有胎膜早破 10h。

实验室检查:出生时脐血 pH 7.32。

体查与专科特征:T 36.4℃,HR 132 次/min,R 48 次/min,SPO_2 93%,头围 33cm,体重 2.08kg,身长 45cm。早产儿外貌,反应尚好,哭声大,三凹征(-),双肺呼吸音清,未闻及干湿性啰音,心律齐,未闻及杂音,前囟平软,肌张力可,拟"早产儿"转入某科进一步诊治。

第二天患儿无明显诱因出现手足抽动现象,约持续 15s 后可自行缓解,抽动时监护仪显示 HR 125 次/min,R 31 次/min,SPO_2 90%,急查生化常规结果显示：血清钙 1.5mmol/L。

【临床护理实践】

（一）护理评估

母亲在妊娠后期钙经胎盘进入胎儿的量增加，使胎儿的甲状旁腺受到抑制，该案例患儿为早产儿，出生后由于血中甲状旁腺激素降低而致低血钙。该患儿低血钙出现手足抽动，有受伤和窒息的危险，治疗上主要遵医嘱静脉补钙，并注意防止钙剂的外渗。

（二）护理问题与措施

1. 有受伤的危险　与低血钙造成手足抽搐有关。

（1）护理目标：护士能正确做好保护性措施，未出现机体受损的现象。

（2）护理措施

1）防止抓伤：新生儿低血钙主要是神经、肌肉的兴奋性增高而导致惊跳、手足抽搐、震颤甚至惊厥等，使患儿的皮肤容易受到损害。给予剪指甲和使用棉手套包裹患儿的手，防止患儿在低血钙抽动的过程中，过长的指甲不会刮伤胸腹部及面部的皮肤，起到保护的作用。

2）加强发育支持护理：该案例早产儿的皮肤菲薄，加上低血钙引起的肢体抽动，很容易发生皮肤摩擦伤。可使用柔软的鸟巢，将患儿屈曲置于其中，两侧肢体对称，头和身体放在一轴线上，避免抽动时肢体大幅度动作增加皮肤损伤的概率。

3）按医嘱正确使用药物：患儿在使用钙剂和镇静剂时，应注意观察药物的副作用和疗效。钙剂在使用过程中如注入过快容易引起心脏传导障碍和呕吐等毒性反应，使用前应稀释 1～2 倍后用微量注射泵缓慢注入，注意正确调节输注速度，使用过程中出现心率<100 次 /min 时应暂停注射，注意避免药物外溢至血管外引起组织坏死。

2. 有窒息的危险　与抽搐发作引起喉痉挛和呼吸暂停有关。

（1）护理目标：能及时发现喉痉挛和呼吸暂停的早期症状，并能及时抢救。

（2）护理措施

1）加强呼吸监测：新生儿低血钙主要是神经、肌肉的兴奋性增高而导致惊跳、手足抽搐、震颤、甚至惊厥等，常会累及呼吸肌，引起呼吸节律和呼吸频率的变化，甚至可出现喉痉挛及呼吸暂停的现象。需密切观察呼吸节律、频率和 SpO₂ 值，及早发现早期症状，及时抢救和处理。

2）防止窒息：新生儿低血钙抽搐发作时的喉痉挛可致患儿呼吸道受阻引发窒息，抽搐还可使胃肠道平滑肌痉挛导致呕吐物反流引起窒息。为防止患儿发生窒息，予平卧头偏向一侧、抽搐期间减少奶量的摄入、及时清理呼吸道等，防止抽搐时的呕吐物反流引起窒息和吸入性肺炎。

3）每天监测血清钙的动态变化趋势，及时上报危急值，按医嘱做好相应的处理。

3. 有皮肤完整性受损的危险　与静脉补钙时渗出有关。

（1）护理目标：护士能正确评估和使用静脉通道，未出现静脉补钙外渗致皮肤破损的现象。

（2）护理措施

1）选择合适的血管和输液工具：葡萄糖酸钙注射液属于弱酸性药物，对血管壁的刺激性大，容易引起药液外渗，外渗和外溢至血管外时可刺激周围组织，造成局部坏死，临床多使用中心静脉导管或大血管输注。加之早产儿的血管壁发育尚不完善，血管通透性大，周围静脉输注钙剂容易引起外渗导致局部组织坏死，常采用外周中心静脉置管术，导管末端位于血流丰富的上腔静脉内，使输注的钙剂很快被血流稀释，减少血管壁的刺激。

2）防止外渗：加强巡视，患儿使用钙剂期间，每 15～30min 巡视一次，巡视时注意观察患儿中心静脉置管侧的手臂、前胸、后背、颈项等部位有无红肿、压痛、皮肤颜色异常等，及时发现和处理中心静脉导管末端漂移引起的药液外渗，避免造成组织坏死。

3）安全警示：悬挂明显的标识。葡萄糖酸钙注射液属于高危药物，在使用过程中要悬挂明显的补钙标识，提醒医护人员除加强巡视，注意输注的速度，避免发生药物副作用。

（三）护理结局

该案例患儿生后第五天开始血清钙值稳定在正常范围（2.3～2.5mmol/L），无发生皮肤破损和钙剂外渗等并发症。

【经验分享】

1. 新生儿低血钙主要是神经、肌肉的兴奋性增高而导致惊跳、手足抽搐、震颤甚至惊厥等，应做好各种保护性措施，如给患儿剪指甲、戴手套、鸟巢护理等，避免患儿抽搐时全身皮肤受到损伤。

2. 输注钙剂时建议使用中心静脉导管或大血管输注，可避免钙剂外渗和外溢至血管外刺激周围组织，造成局部坏死。

3. 注意输注钙剂的速度和浓度，过快容易引起心脏传导障碍和呕吐等毒性反应，应稀释 1～2 倍后用微量注射泵缓慢注入，使用过程中出现心率<100次/min 时应暂停注射。

4. 防止抽搐引起的窒息，密切观察呼吸情况，及早发现喉痉挛症状，急救物品和急救仪器处于随时应急状态。

（谢巧庆　李智英）

第九章 新生儿寒冷损伤综合征

新生儿硬肿症（scleredema neonatorum）也称新生儿寒冷损伤综合征（neonatal cold injury syndrome），是由于寒冷损伤、感染、早产和窒息等多种原因引起的，以皮肤、皮下脂肪变硬，伴有水肿为特点的一组症状群。常伴有低体温及多脏器功能受损，严重者可发生休克及弥散性血管内凝血（DIC），病死率较高。

【病因及分类】

可由多种原因引起，寒冷、早产、低体重、重症感染、窒息、产伤是本病的致病原因。因为新生儿体表面积相对较大，皮肤薄嫩，血管丰富，容易散热，棕色脂肪是新生儿体内特有的组织，它的代谢是新生儿在寒冷环境中急需产热时的主要能量来源，而饥饿时的能量来源是白色脂肪，如小儿周围环境温度过低，散热过多，棕色脂肪容易耗尽，体温即会下降，新生儿严重感染时体温也会不升，这些情况下皮下脂肪都容易凝固而变硬，同时低温时周围毛细血管扩张，渗透性增加，易发生水肿，结果产生硬肿。

【案例】

患儿，男，生后 4h，诊断：新生儿硬肿症、早产儿。

母亲情况：G_1P_1，胎龄 36^{+1} 周，于 10 月 15 日 06 时 28 分在家中急产自然分娩。

客观情况：出生时有面色发绀，四肢凉。

实验室检查：动脉血气分析示 pH 7.0，$PaCO_2$ 53mmHg，PaO_2 58mmHg，HCO_3^- 28.5mmol/L，BE -2.0mmol/L。急性术后感染组合示：白细胞 $3×10^9$/L，C 反应蛋白（快速）<2mg/L。急诊生化组合示：白蛋白 ALB 33g/L。血糖 2.0mmol/L。

体查与专科特征：体温不升，测量肛温 33℃，脉搏 140 次/min，呼吸表浅，50 次/min，体重 2.32kg，反应低下，哭声弱，面色苍白，皮肤薄嫩，口周青紫，全身皮肤呈花斑纹，双下肢皮肤呈暗红色，按之似橡皮样感，触之弹性差，伴水肿，指压有凹陷。四肢肌张力尚可。吃奶 5ml/d，无呕吐。

治疗：予温箱保暖，补充液体及能量。

【临床护理实践】

（一）护理评估

在家急产分娩、出生时有面色发绀，提示有缺氧。体温不升、测量肛温33℃，提示有体温过低。反应低下、吃奶差、血糖低，提示有营养失调。全身皮肤呈花斑纹、四肢凉、双下肢有硬肿伴水肿，提示有皮肤完整性受损。

（二）护理问题与措施

1. 体温过低　与体温调节功能不足、寒冷、早产、窒息有关。

（1）护理目标：患儿体温在12～24h恢复正常。

（2）护理措施

1）将患儿直接置于30℃的温箱内，每小时监测肛温一次，根据患儿体温恢复情况调节温箱温度在30～34℃，使患儿体温6～12h恢复正常，当肛温升至35～36℃后，温箱温度调至该患儿的适中温度。

2）复温过程中密切观察生命体征、尿量、温箱的温度及湿度，并监测血糖、电解质及肾功能等。

3）吸氧：吸氧能使棕色脂肪分解产热，有助于体温的恢复。

4）并发症的观察：密切观察DIC、肺出血、休克、心肾衰竭等并发症的发生，及时评估，有异常随时通知医生。

2. 皮肤完整性受损　与皮肤硬肿，局部血液供应不良有关。

（1）护理目标：皮肤完整性保持良好，硬肿逐渐消失。

（2）护理措施

1）消除硬肿：用喜疗妥乳膏按摩硬肿处，促进硬肿的消散。最好选择患儿进食1h后进行，最佳抚触时间是在两餐奶之间。患儿置温箱内取舒适体位，取喜疗妥药膏3～5cm涂在硬肿部位，用手指指腹及鱼际肌部位接触患儿皮肤，轻柔抚触其双下肢和躯干硬肿部位至有微热感，每个部位3～5min，每天3次，抚触时力度适中。注意观察患儿表现，如有哭闹、面色改变、呕吐应暂停抚触。

2）观察生命体征变化及硬肿的程度、范围、皮肤色泽和四肢末梢循环。

3）加强皮肤护理，经常更换体位，防止体位性水肿，禁止在硬肿部位进行肌内注射。

3. 营养失调：低于机体需要量　与吸吮无力，热量摄入不足有关。

（1）护理目标：血糖恢复正常，患儿能维持良好的营养状况，体重增长。

（2）护理措施

1）保证热量和水分供给：合理喂养，轻者能吸吮者可经口喂养，吸吮无力者用胃管喂养，重危者暂禁食由静脉补充营养。

2）静脉营养治疗：热量供给从每日 210kJ/kg（50kcal/kg），逐渐增至 419～502kJ/kg（100～120kcal/kg）保持静脉通畅，用输液泵匀速输液，维持血糖正常。

3）密切观察病情，及时发现低血糖症状：主要有嗜睡、反应淡漠或激惹、苍白、多汗、哭声异常、体温不升、喂养困难、呼吸暂停、颤抖、眼球震颤、惊厥肌张力异常等。

4）记录尿量，必要时记录 24h 出入液量，监测血糖、血气分析、电解质及肾功能。

4. 有感染的危险　与新生儿免疫、皮肤黏膜屏障功能低下有关。

（1）护理目标：及时发现感染症状及时处理。

（2）护理措施

1）监测生命体征及体温变化，配合检查，观察有无感染的征象。

2）室内定时通风换气，室内每日紫外线消毒及定时进行空气消毒。

3）向家长讲解导致感染的危害及预防措施，限制探视人员和次数。

4）护理人员严格遵循无菌操作原则，操作前后严格洗手。

5）加强皮肤、口腔及脐部的护理。

5. 并发症：肺出血。

（1）护理目标：及时发现患儿出血症状及时处理。

（2）护理措施

1）评估气管内分泌物的量、黏稠度及呼吸状况。

2）保持呼吸道通畅，及时清除口、鼻腔分泌物，必要时吸痰。

3）缺氧者给予氧气疗法。

4）密切观察呼吸状况、肺部体征：肺部可闻中粗湿啰音，或湿啰音比原来增多，若有变化，及时查找原因。

5）观察全身症状，是否有反应差、面色苍白、发绀、四肢冷等呈休克状态表现，发现异常及时报告医生积极抢救。

6）如发现患儿有少量淡红色泡沫痰从口鼻腔溢出，或气管插管内溢出泡沫样血性液，皮肤出血点或瘀斑、注射部位出血，应及时报告医生，积极配合抢救。

（三）护理结局

住院第 2d，患儿体温恢复至 36.5～36.8℃，住院第 7d，患儿反应好，体温正常，喂奶 40ml q3h，吃奶慢，无腹胀。皮肤硬肿较前好转，体重 2.3kg，血糖波动在 3.5～6.0mmol/L。

【经验分享】

1. 复温是治疗新生儿寒冷损伤综合征的重要措施之一。根据患儿体温不同，采用不同的复温方法。复温过程应注意避免操之过急，以 24h 复温为宜。因机体需要一个适应过程，如体表温度上升过快，外周血管迅速扩张，有效血循环量锐减诱发 DIC 和肺出血。在复温的过程中严密监测、观察箱温和相对湿度，每4h测体温1次，同时应严密观察生命体征。

2. 要充分体现"早预防、早治疗、早期干预"，加强围生期保健，做好孕妇的保健和管理，降低早产儿和低出生体重儿的发生率；加强产时的护理评估，早期发现高危因素及时处理；加强孕产妇的健康教育，开展孕妇课堂，介绍有关新生儿寒冷损伤综合征的疾病知识和新生儿护理知识，做到防患于未然，最大限度地降低新生儿寒冷综合征的发病率。

（司徒妙琼　李智英）

第十章　新生儿皮肤疾病

新生儿尿布皮炎

尿布皮炎（diaper dermatitis）也称新生儿红臀。主要由于臀部皮肤受潮湿、尿布或粪便等刺激物重复且长期接触、摩擦或渗润新生儿皮肤而引起的。表现为肛周、会阴部及腹股沟皮肤潮红、糜烂、溃疡，伴有散在红色斑丘疹、脓点及分泌物。

【病因及分类】

1. 机体因素　新生儿皮肤幼嫩，皮肤防御功能差，臀部皮肤受大小便的刺激，粪便中的细菌将尿液中的尿素分解后，产生大量氨刺激皮肤。

2. 疾病因素　各种原因引起的大便次数增多，如新生儿腹泻、蓝光照射治疗的新生儿等。

3. 尿布因素　尿布粗糙，冲洗不净，留有残皂，使用化纤布、塑料布、橡皮布等不透气的尿布，或使用不透气、带染料等质量不合格的尿片。

4. 喂养因素　母乳喂养的新生儿大便较稀，pH 呈弱酸性，排便次数较多；配方奶喂养的新生儿大便较干，pH 呈弱碱性，排便次数较少。

5. 护理不当　未及时更换尿片，皮肤长时间受大小便刺激；清洗或擦拭臀部皮肤用力过大，导致皮肤损伤；衣服包裹过多，使臀部闷热出汗，汗液会增加臀部皮肤的刺激。

【案例】

患儿，男，诊断：新生儿尿布皮炎。

母亲情况：G_1P_1，胎龄 39^{+5} 周，于 4 月 2 日 09：32 产科顺产娩出。羊水清，无脐带绕颈和扭转。

Apgar 评分：1min 为 10 分，5min 为 10 分。

客观情况：出生后持续配方奶喂养，大便次数 4～5 次 /d，为稀烂便，量少，第 10d 臀部皮肤出现潮红，并伴有皮疹。

体查与专科特征：T 36.8℃，HR 138 次 /min，R 37 次 /min，头围 35cm，体

重3.75kg,肛周及会阴部皮肤见潮红,并伴有红色斑丘疹。

【临床护理实践】

（一）护理评估

该案例患儿大便稀烂、次数增多导致尿布皮炎的发生,肛周及会阴部皮肤见潮红,需防止感染。

（二）护理问题与措施

1. 皮肤受损　与大便稀烂、次数增多有关。

（1）护理目标:经护理受损的臀部皮肤好转或痊愈。

（2）护理措施

1）加强基础护理:持续配方奶喂养的患儿,粪便的pH呈弱碱性,碱性的环境有利于细菌的繁殖,粪便中的细菌与尿液中的尿素分解后,产生大量氨浸泡和刺激臀部皮肤;而且碱性环境还有利于大便中的消化酶被活化,更进一步刺激皮肤引起尿布皮炎。加上该患儿大便稀烂、次数增多,因此保持臀部皮肤的清洁和干燥是护理的重点。保持室内空气流通,温湿度适宜,室温调节在24～26℃,湿度控制在55%～65%,避免闷热的环境。

2）勤换尿片:每次大小便后均需更换尿片,并用温水洗净臀部或用柔软的湿纸巾擦净臀部皮肤,避免使用皂液和含乙醇成分的湿纸巾,以减少对皮肤的刺激。该案例患儿每次便后使用柔湿巾由前至后擦净臀部,擦拭时动作轻柔,彻底清洁阴囊和大小阴唇处残留的大便,必要时用温水冲洗。

3）尿片的选择:可选择柔软透气的棉尿布,但应避免冲洗不净留有残皂刺激皮肤,或使用粗糙布、化纤布、塑料布、橡皮布等不透气的尿布。该案例患儿选用正规厂家生产、有效期内、柔软透气的无染料的一次性尿片,尿片表层带有尿湿变色显示,方便及时判断大小便情况。

4）及时更换尿片:一般患儿每2～3h更换一次,该患儿由于粪便稀薄、次数增多,每1～2h更换一次,当患儿哭闹时及时查看是否排便,并及时更换。注意更换体位,避免局部皮肤长期受压。

5）正确处理尿布皮炎:该案例患儿肛周及会阴部皮肤潮红,并伴有红色斑丘疹,每天在清洁肛周皮肤后,用未经湿化的氧气连接管距离肛周皮肤0.5～1cm处进行局部吹氧2次,每次持续15～30min,氧气可使肛周皮肤干燥,血管扩张,促进血液供应,提高新陈代谢,利于创面的修复。每次更换尿片后,在距离臀部皮肤5～10cm处喷一层无色、防水的液体敷料保护皮肤,待30s药液完全干燥后再包裹尿片,可对皮肤起到保护性的作用,该保护膜能有效隔离皮肤与外界的不良刺激物,避免受损皮肤继续被粪便和尿液的化学刺激,促进皮肤愈合。

6）提倡母乳喂养:母乳易消化吸收,母乳喂养的新生儿大便较稀,pH呈弱酸性,不利于细菌生长,产生的粪便刺激性小,可降低尿布皮炎的发生。

7)及时观察和评估大便情况:该患儿由于大便稀烂、次数较多导致的尿布皮炎,故每天评估大便性状、次数、量等,及时报告医生,及时做好相应的处理。

2.有感染的危险　与臀部皮肤潮红、破损有关。

(1)护理目标:未出现或及时控制感染并发症。

(2)护理措施

1)保持臀部皮肤清洁干燥:勤换尿片、每次便后使用柔湿巾或温水将残留的大小便擦拭或清洗干净,肛周吹氧、局部喷液体敷料,使臀部皮肤保持清洁干燥的环境,细菌不易滋生。

2)防止交叉感染:加强手卫生,接触该患儿前后洗净双手,避免使用速效手消毒液,因其残留成分会增加新生儿受损皮肤的刺激性,影响受损皮肤的愈合。

3)做好该患儿家属的健康宣教工作,选用正规厂家生产的、在有效期内的一次性纸尿片,避免尿片质量差增加感染机会。

4)按医嘱用药:该案例患儿按医嘱使用双歧杆菌改善胃肠道菌群,臀部皮肤涂抹复方康纳乐软膏,抑制有害细菌的生长,预防感染。

(三)护理结局

该案例患儿入院后第三天臀部皮肤潮红好转、皮疹消失,入院后第五天潮红消失,痊愈出院,未出现感染等并发症。

【经验分享】

1.配方奶喂养的孩子,大便性质成碱性的环境有利于细菌的繁殖,粪便中的细菌与尿液中的尿素分解后,产生大量氨浸泡和刺激臀部皮肤;而且碱性环境还有利于大便中的消化酶被活化,更进一步刺激皮肤引起尿布皮炎。应勤换尿片,保持臀部皮肤清洁干爽,防止发生尿布皮炎。

2.按医嘱正确处理尿布皮炎,密切观察臀部皮肤情况,及时记录尿布皮炎的进展和消退情况。

3.提倡母乳喂养,母乳易消化吸收,产生的粪便刺激性小,可降低尿布皮炎的发生。

(谢巧庆　李智英)

第二篇
新生儿专科护理

第一章　新生儿专科护理技术

第一节　新生儿沐浴

【目的】

1. 清洁全身皮肤,预防感染。

2. 促进血液循环,使新生儿舒适。

【适应证】

所有病情稳定的新生儿。

【操作流程】

(一)评估

1. 新生儿的生命体征、出生时间、体重、脐部、皮肤情况等。

2. 是否有留置管道(PICC 导管、脐静脉导管、外周静脉导管、外周动脉导管等)。

3. 时机　喂奶前后 1h 进行。

(二)准备

1. 护士　衣帽整洁、穿戴围裙。

2. 患儿　舒适体位。

3. 物品　婴儿秤、清洁干燥的包被、大毛巾 2 条、小毛巾、婴儿换洗衣物及尿片、婴儿脐部消毒液、消毒棉签、水温计、婴儿护肤柔湿巾、婴儿护臀霜、润肤油、沐浴盆。

4. 环境　采光良好并关闭门窗,室温 26~28℃。

(三)操作程序

项目	步骤	要点及注意事项
准备	1. 核对新生儿双腕带、床头卡的信息。 2. 备温水:先加冷水再加热水,水温 38~41℃,用水温计、手肘部或用手腕内侧试水温。 3. 脱去新生儿衣服,必要时用护肤柔湿巾擦净臀部,处理后注意及时洗手,放置大毛巾上,检查全身皮肤情况。	有胎脂者先用液状石蜡油擦拭干净。

续表

项目	步骤	要点及注意事项
实施	1. 洗眼：从内眦至外眦，不要反复擦拭。 2. 洗面部：额部→面部→外耳→下颌→颈部→鼻腔。 3. 洗头：托住新生儿的头颈部，拇指与中指分别反折双耳廓以堵住外耳孔，新生儿躯体夹于腋下。沾湿新生儿头发，用洗头液轻轻揉搓，清水洗净，擦干头发。 4. 洗躯干及四肢：将新生儿躯干及四肢轻轻放入水中。用沐浴液按以下顺序涂于新生儿身上，最后用清水洗干：颈部→胸部→腋窝→双上肢→腹部→腹股沟→双下肢→生殖器。使新生儿翻转，新生儿趴在操作者手臂上，沐浴顺序：颈后→背部→臀部。 5. 擦干：洗毕后将新生儿抱至处理台，用干大毛巾擦干。检查全身皮肤情况，称体重。 6. 脐部护理：使用婴儿脐部消毒液涂擦，消毒两次，由内向外环形，消毒直径范围>5cm。 7. 臀部护理：清洁、干爽，使用护臀霜，垫好尿片，松紧适宜。 8. 皮肤护理：根据情况使用适当的婴儿护理产品（润肤油、润肤露等）。 9. 穿衣：包尿布，穿衣，包裹新生儿。	1. 由内向外、从上至下的顺序洗净面部。 2. 头皮有皮脂结垢时可涂液状石蜡，待皮脂结垢松脱后再清洗，切不可用力剥除以防出血。 3. 冲洗头部时耳郭向前折叠避免水进入耳内。 4. 洗会阴部，女婴应将阴唇分开，从上至下轻轻擦洗，男婴将包皮往上推，沿冠状沟轻轻清洗。 5. 注意安全，防止新生儿滑落或碰撞。
观察 记录	1. 观察新生儿反应及脐部情况、四肢活动情况等。 2. 观察新生儿皮肤黏膜有无黄染、皮疹、出血点、瘀斑、红肿、糜烂等情况。 3. 记录新生儿全身皮肤、脐部情况。	注意有无败血症征象。
整理	1. 病床单位：整洁。 2. 患儿：再次核对新生儿信息、取舒适体位，保暖。 3. 用物：分类处理。 4. 护士：洗手。	核对新生儿双腕带与床头卡的姓名、住院号是否一致。

（四）评价

1. 沐浴前后是否核对双腕带，注意安全。

2．新生儿皮肤是否清洁、舒适，无不良反应。

3．是否正确做好脐部及皮肤护理。

【相关链接】

近年国外资料表明，最好的新生儿皮肤护理方法，就是尽量减少操作，故推荐"干性皮肤护理"。认为可减少新生儿热量的损失，减少皮肤损伤，并能避免清洁消毒剂的已知或未知的副作用，不影响有保护作用的胎脂和皮肤正常菌群，及省时。其方法如下：新生儿出生直到体温稳定后才开始做皮肤清洁，用消毒棉花以无菌温水浸湿，擦净头面部血渍，再擦净肛周的胎粪。也可用低碱不含药物的肥皂和无菌温水洗净局部。全身其他部位的皮肤除非明显脏污，不予擦洗，以后每天仅在换尿布时作臀部清洁。

（司徒妙琼　谢巧庆　杨　薇）

第二节　新生儿更换尿片

【目的】

1．保持患儿臀部皮肤清洁干燥，防止新生儿尿布皮炎发生。

2．观察臀部皮肤情况。

【适应证】

所有新生儿日常护理操作。

【操作流程】

（一）评估

1．患儿病情、医疗诊断等。

2．患儿喂养情况，每日排便、排尿规律，使用尿片的种类。

3．患儿臀部皮肤情况　如皮肤颜色、完整性，有无皮疹、压痕等。

（二）准备

1．护士　着装整洁，仪表端庄，修剪指甲，洗手，戴口罩。

2．患儿　取平卧位。

3．物品　纸尿片、湿纸巾、盆及温水、软小毛巾、护臀霜、操作台、生活垃圾袋。

4．环境　清洁、舒适，光线充足、室温适宜（24～28℃）、避免穿堂风。

（三）操作程序

项目	步骤	要点及注意事项
操作前	1．告知患儿家属更换尿布的目的、注意事项等。 2．协助患儿采取舒适体位。	1．注意保暖，防止受凉。 2．调节室内合适的温湿度。

续表

项目	步骤	要点及注意事项
操作中	1. 解开尿布,暴露臀部。 2. 一只手轻轻提起婴儿双腿,使臀部略抬高。 3. 另一只手用原尿片的前半部分较洁净处从前向后擦拭会阴部和臀部粪便,并将此部分遮盖尿布的污湿部分后垫于婴儿臀下。 4. 用湿纸巾或蘸温水的小毛巾从前向后擦拭臀部皮肤,注意擦拭皮肤的皱褶部分。 5. 提起婴儿双腿,轻轻抽出脏尿片。 6. 将清洁的尿布垫于腰下,轻放婴儿双腿,系好尿布,大小松紧适宜。 7. 拉平衣服,包好包被。	1. 如臀部皮肤有潮红时,不要用湿纸巾,应用小毛巾和温水清洁。 2. 将预防尿布炎或治疗尿布炎的各种软膏、药物涂抹于臀部,注意涂抹易于接触排泄物或皮肤潮红的部位。 3. 新生儿脐带未脱落时,可将尿片前部的上端向下返折,保持脐带残端处于暴露状态。 4. 选择质地柔软、吸水性强的尿布。 5. 尿布包裹松紧适宜,避免皮肤摩擦受损和大小便外漏。
操作后	1. 病床单位:整理患儿衣服、床铺。 2. 用物:分类处理。 3. 护士:洗手。	关爱患儿,动作轻快,减少暴露时间。

(四)评价

1. 护士是否熟练掌握新生儿更换尿片操作流程且不出现大小便外漏。

2. 护士能否及时、准确处理患儿各种臀部皮肤情况。

(谢巧庆　杨　薇)

第三节　新生儿脐部护理

【目的】

1. 保持脐部的清洁及干燥,预防脐部并发症,减少脐部感染的发生率。

2. 新生儿脐部感染者,取分泌物送检,获得治疗的依据及对治疗效果的评价。

【适应证】

适用于所有脐部未脱落或脐部感染的新生儿。

【操作流程】

（一）评估

1. 患儿的临床诊断及一般状况。

2. 患儿脐部红肿范围和程度、脓性分泌物量，是否有其他伴随症状，如腹膜炎。

3. 家长脐部护理方法、次数等情况。

（二）准备

1. 护士　着装整洁，洗手，戴口罩。

2. 患儿　平卧位，暴露腹部。

3. 物品　3% 过氧化氢溶液、Ⅱ型安尔碘、0.9% 盐水、棉签、无菌纱布、胶布、弯盘，必要时备 10% 硝酸银溶液。

4. 环境　清洁、舒适。

（三）操作程序

项目	步骤	要点及注意事项
准备	核对患儿信息。	
实施	1. 正常脐带 - 脐部干燥，结痂，无分泌物者：0.5% 安尔碘由脐根部向外环状消毒，直径>5cm。	1. 若有伤口时不可用 75% 乙醇。 2. 保持脐部的清洁和干燥，尿布不可覆盖与脐部，以免尿液浸湿脐部。让脐部暴露是新生儿护理很重要的一环。
	2. 轻度脐炎 - 脐部有少量分泌物者，脐周有红晕：可用 3% 过氧化氢溶液清洗脐根部后用 0.9% 生理盐水清洗，再用 0.5% 安尔碘消毒脐部及周围皮肤，一天两次。	
	3. 重度脐炎 - 脐部有脓性分泌物者，闻有臭味，周围有红肿：应先作细菌培养，在轻度脐炎的处理的基础上局部滴入抗生素溶液如庆大霉素局部湿敷，或抗生素软膏如莫匹罗星、5% 聚维酮碘外敷。严重者用红外线灯照射局部或吹氧 20min 后再滴入抗生素，再用无菌方纱覆盖。	
	4. 慢性肉芽：用无菌生理盐水清洗局部并拭干，用棉签蘸 10% 硝酸银溶液烧灼 2~3 次，然后用无菌生理盐水清洗后用 0.5% 安尔碘环形向外消毒周围皮肤直径>5cm。	3. 用硝酸银烧灼肉芽时注意不要触及周围正常皮肤。
观察记录	记录脐部红肿及分泌物的颜色、量及进展情况。	如出现体温异常、少吃、少哭、少动等可能为败血症；腹胀、腹肌紧张、腹部触痛可能为腹膜炎。

续表

项目	步骤	要点及注意事项
整理	1. 病床单位：整洁。 2. 患儿：取舒适体位，保暖。 3. 用物：分类处理。 4. 护士：洗手。	

（四）评价

1. 是否保持脐部的清洁干燥，有效地控制脐部感染的发生。

2. 操作过程中是否注意患儿的安全及保暖，加强全身症状的评估观察。

【相关链接】

1. 新生儿脐炎的病因　由于断脐时或出生后脐部处理不当，脐残端被细菌入侵、繁殖所引起的急性炎症，或是脐带创口未愈合受爽身粉等异物刺激引起脐部慢性炎症而形成肉芽肿。发生脐炎后如积极处理，一般均能治愈，但如延迟治疗可造成感染扩散形成腹壁蜂窝织炎、皮下坏疽；向邻近腹膜蔓延可导致腹膜炎；沿未愈合的脐血管蔓延可引起败血症，甚至危及生命。

2. 新生儿脐炎的临床表现　脐带根部发红或脱落后伤口不愈合，脐窝湿润。之后脐周围皮肤发生红肿，脐窝有浆液脓性分泌物，带臭味，脐周皮肤红肿扩散，或形成局部脓肿。病情危重者可形成败血症，并有全身中毒症状。可伴发热，吃奶差，精神不好，烦躁不安等。慢性脐炎时局部形成脐部肉芽肿，为一小樱红色肿物突出，常常流黏性分泌物，经久不愈。

（司徒妙琼　谢巧庆　杨　薇）

第四节　新生儿温箱的应用

【目的】

1. 为患儿提供适宜的温度和湿度环境，保持体温稳定。

2. 提高早产儿的成活率，促进患儿早日康复及生长发育。

【适应证】

1. 体重在 2 500g 以下未成熟儿。

2. 体重 >2 500g 但无法较长时间在室温中维持正常体温者。

3. 低体温、硬肿症的新生儿。

【操作流程】

（一）评估

1. 患儿诊断、胎龄、日龄、出生体重。

2. 患儿的 Apgar 评分结果、生命体征。

3. 患儿的反应、意识、肤温、皮肤完整情况。

（二）准备

1. 护士　着装整洁，洗手。

2. 患儿　称体重。

3. 物品　温箱、温度计、湿度计、体温计、尿布。

4. 环境　清洁、舒适，室温24～26℃，相对湿度55%～65%。

（三）操作程序

项目	步骤	要点及注意事项
准备	1. 核对医嘱、床号、姓名、腕带信息。 2. 用盛水量杯取适量蒸馏水加入温箱水槽中至水位指示线。 3. 预热：接通电源，打开电源开关，将预热温度调至所需的温度。 4. 调整温度湿度：根据患儿的体重、胎龄等信息设置对应的适中温度及湿度。	胎龄和出生体重超低，温箱相对湿度越高一些，对超低出生体重儿，温箱湿度对维持体液平衡非常重要，国外有些单位采用较高湿度，但要注意预防感染。
实施	1. 将患儿置于温箱内。 2. 停温箱：患儿情况达到出箱条件即可出箱，协助患儿穿好衣服，抱回病床。	1. 将患儿去除包被，仰卧位放置于温箱内，头偏向一侧。 2. 为保持暖箱温度恒定，各种护理操作尽量在暖箱中集中进行，开温箱门进行操作时应注意保暖，使患儿体温恒定在36.5～37.5℃正常范围。 3. 每4h测体温一次，观察患儿体温的变化，并根据体温的变化调节箱温。 4. 体温不升者，复温应逐渐进行，体温愈低复温愈应谨慎，每小时只能提高箱温1℃，并应每0.5～1h测体温一次，至体温升至正常后改为每4h测量体温一次，并观察有无硬肿出现。 5. 患儿出箱条件 （1）患儿体重达2 000g或以上，体温正常。 （2）在室温24～26℃的情况下，患儿穿衣在不加热的温箱内能维持正常体温。 （3）患儿在温箱内生活了一个月以上，体重虽不到2 000g，但一般情况良好。 6. 患儿出箱后注意观察患儿的生命体征，尤其是体温变化。

续表

项目	步骤	要点及注意事项
观察记录	1. 巡视观察传感器有无脱落。 2. 密切观察患儿生命体征变化，注意面色、呼吸、心率、体温等。 3. 记录入箱时间和体温、异常情况和出箱时间。	1. 传感器容易脱落，引起箱温调节失控。 2. 温箱暖气出风口勿用东西遮挡，以免影响箱温调节。 3. 当温箱报警指示灯亮并发出报警蜂鸣时，应及时检查报警原因，并根据原因及时进行处理。
整理	1. 病床单位：整洁。 2. 用物：关闭电源，拔出电源插座，倒尽湿化器水。 3. 温箱：终末消毒。	 未使用的温箱放在固定位置备用。

（四）评价

1. 操作前能否做到温箱清洁，性能好，温度、湿度适宜（图 2-1-1）。

2. 操作过程中是否加强巡视，观察患儿全身情况。

3. 操作后是否检查患儿全身皮肤有无破损。

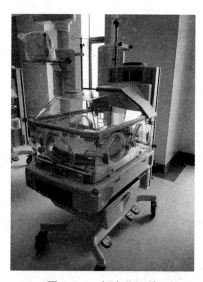

图 2-1-1　新生儿温箱

【相关链接】

不同出生体重早产儿适中温箱温度及超低出生体重早产儿不同日龄温箱温度和湿度见表 2-1-1、表 2-1-2。

表2-1-1　不同出生体重早产儿适中温箱温度

出生体重	温箱温度			
kg	35℃	34℃	33℃	32℃
1.0～	初生10d	10d～	3周～	5周～
1.5～	—	初生10d	10d～	4周
2.0～	—	初生2d	2d～	3周

表2-1-2　超低出生体重早产儿不同日龄温箱温度和湿度

日龄 /d	1～10	11～20	21～30	31～40
温度 /℃	35	34	33	32
湿度 /%	100	90	80	70

（司徒妙琼　杨　薇）

第五节　新生儿光照疗法

【目的】

1．使患儿黄疸减轻或消退。

2．防止胆红素脑病发生。

【适应证】

1．各种原因所致的高未结合胆红素血症。

2．早期出现黄疸（生后24h内）并进展较快者。早产儿及高危新生儿均可放松光疗指征。

3．患有溶血症的新生儿出生或换血后可进行光疗。

【操作流程】

（一）评估

1．患儿诊断、日龄、体重、生命体征。

2．黄疸程度和范围、出现时间及血清胆红素值。

3．患儿的反应、意识、有无神经系统症状。

（二）准备

1．护士　着装整洁，洗手。

2．患儿　称体重。

3．物品　光疗箱、温度计、湿度计、体温计、遮光眼罩、尿布。

4．环境　清洁、舒适，室温24～26℃，相对湿度55%～65%。

（三）操作程序

项目	步骤	要点及注意事项
准备	1. 核对医嘱、床号、姓名、腕带。 2. 光疗箱准备及预热（详见温箱使用法）。 3. 对患儿进行皮肤清洁。 4. 做好患儿保护措施。	1. 光管使用 1 000h 必须更换。 2. 禁止在皮肤上涂粉或油类，以免影响光疗效果。 3. 入箱前患儿双眼佩戴遮光眼罩，尿布遮盖会阴部，脱去衣服，全身裸露。 4. 剪短患儿指甲，防止患儿抓破皮肤。
实施	1. 光疗：将患儿放入光疗箱中。 2. 停光疗：血清胆红素值正常即可出箱，协助患儿穿好衣服，除去眼罩，抱回病床。	1. 保持玻璃床板透明性。 2. 体温应保持在 36～37℃ 为宜，如体温高于 37.8℃ 或低于 35℃，经处理正常后再继续治疗。 3. 每 2～4h 测体温 1 次，根据体温调节箱温。 4. 湿化器水箱水应每天更换。
观察记录	1. 观察有无出现光疗副作用、血清胆红素变化、箱温的变化。 2. 记录开始照射时间、异常情况和停止光疗时间。	1. 有出现不良反应时要及时报告，并做好记录。 2. 每 1～2h 记录箱温 1 次。 3. 记录灯管使用时间。
整理	1. 病床单位：整洁。 2. 用物：关闭电源，拔出电源插座，倒尽湿化器剩水。 3. 光疗箱：终末消毒。	未使用的光疗箱放在固定位置备用。

（四）评价

1. 操作前能否做到光疗箱清洁，性能好，温度、湿度适宜。

2. 操作过程中是否加强巡视，观察患儿全身情况。

3. 操作后是否检查患儿全身皮肤有无破损（图 2-1-2，见文末彩图 2-1-2）。

【相关链接】

预防和处理高胆红素血症的 10 条推荐（改编自 AAP 的高胆红素血症临床指南）：

1. 促进和支持成功的母乳喂养。

2. 对黄疸新生儿建立诊疗计划，允许护士在没有医师医嘱的情况下测定TSB 水平。

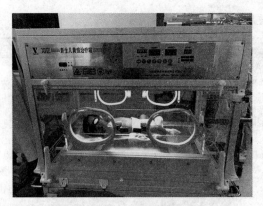

图 2-1-2　新生儿蓝光治疗

3. 对生后 24h 内出现黄疸的新生儿测定 TSB 或 TCB。

4. 要意识到黄疸仅靠视觉是不可靠的，特别是肤色较黑的婴儿。

5. 要用小时龄而不是日龄来评估 TSB 水平。

6. 近足月儿（35～38 周）和足月儿要区别对待——近足月儿发生高胆红素血症的危险性更高。

7. 对所有具有严重高胆红素血症危险因素的婴儿出院前都应该进行系统的评估。

8. 对新生儿的父母宣教关于黄疸的知识。

9. 基于出院年龄和风险评估来制订随访计划。

10. 必要时给予光疗或者换血疗法。

（司徒妙琼　谢巧庆　杨　薇）

第六节　新生儿微量血糖测定

【目的】

1. 及时了解新生儿血糖的变化情况。

2. 指导和调整患儿的治疗方案。

【适应证】

所有血糖异常的新生儿。

【操作流程】

（一）评估

1. 患儿病情。

2. 检查采血部位（新生儿常用足跟采血）的皮肤颜色、温度、血液循环等情况及有无水肿、破损、炎症等。

3．血糖仪运作正常、电源充足、每天进行校准液校正，血糖试纸无受潮、变色、过期，仪器设定密码与试纸包装外标识密码是否相同。

（二）准备

1．护士　着装整洁，仪表端庄，洗手，戴口罩。

2．患儿　取平卧位。

3．物品　血糖仪、血糖试纸、75％乙醇、无菌棉签、一次性采血针头、血糖登记本、弯盘、手消毒液、锐器盒。

4．环境　清洁、舒适、光线充足、室温适宜。

（三）操作程序

项目	步骤	要点及注意事项
操作前	1．告知患儿家属微量血糖测定的目的、注意事项等。 2．协助患儿采取舒适体位。	可按摩采血部位片刻，以促进血液循环，使之容易采血。
血糖测定	1．暴露采血部位。 2．打开血糖仪，安装血糖试纸。 3．用75％乙醇消毒采血皮肤，消毒直径>2cm，待干。 4．用一次性采血针进行采血。 5．拭去第一滴血，取第二滴血滴于试纸测试区内。 6．用无菌棉签按压采血部位1～2min。 7．血糖结果显示在屏幕上。	1．新生儿多选择足跟为采血部位。 2．长期监测血糖的患儿，采血部位应注意轮换。 3．严格无菌操作技术 4．避免使用安尔碘消毒，以免影响血糖结果。
管床记录	1．观察采血部位的皮肤情况，有无出血、瘀斑、炎症等。 2．及时记录血糖值，并报告医生。	
整理	1．病床单位：整理病儿衣服、床铺。 2．用物：分类处理。 3．护士：洗手。	采血针头放锐器盒，其余一次性用物直接放在医疗垃圾袋中集中处理。

（四）评价

1．护士是否熟练掌握新生儿微量血糖测定仪的操作流程。

2．患儿微量血糖采血部位是否未出现感染等严重并发症。

3．能否及时、准确地得到患儿血糖动态变化值，为治疗方案提供依据。

（谢巧庆　杨　薇）

第七节　新生儿换血疗法的护理配合

【目的】

1. 去除患儿体内过高的间接胆红素,使之下降至安全水平,防止胆红素脑病。

2. 去除存在患儿血中的游离抗体和致敏红细胞,减轻溶血。

3. 纠正贫血,治疗严重败血症及药物中毒等。

【适应证】

1. 产前已确诊为溶血症,出生时有溶血、水肿、肝脾大者。

2. 血清总胆红素超过 342μmol/L 或每日上升的胆红素浓度>85μmol/L,且以未结合胆红素升高为主者。

3. 出现早期神经系统症状者。

4. 对于缺氧,酸中毒,低蛋白血症者,早产儿及前一胎有死胎、全身水肿、严重贫血者换血指征可适当放松。

【操作流程】

（一）评估

1. 患儿的临床诊断、血清胆红素值、血常规、尿常规检查结果。

2. 患儿的孕周、日龄、体重、生命体征、精神反应及因间接胆红素增高所导致的症状和体征。

3. 患儿用于换血的动静脉状况。

4. 患儿的家庭经济能力,家长的心理状况。

（二）准备

1. 护士　着装整洁,戴口罩,洗手。

2. 患儿　换血前禁食 3h 留置胃管排空胃内容物,防止呕吐。术前 0.5h 按医嘱使用镇静药。将患儿安置在辐射保暖床上,安装心电监护仪和无创血氧监护,根据需要提供氧气,术前贴好尿袋并更换尿布。

3. 物品

（1）一般物品:量筒（放置废血用容器）、体温计、胃管、闹钟、约束带、止血带、试管若干、输液架、弯盘、治疗车、安尔碘、换血记录表等。

（2）急救器材:吸痰机、吸氧装置、复苏囊、喉镜、气管导管、简易呼吸器等。

（3）仪器:注射泵（6～8 台）、滴注泵（1 台）、心电监护仪（带监测有创及无创血压功能）、换能器、微量血糖仪、温箱 1 台（调至 37℃,血液复温专用）、蓝光温箱。

（4）无菌物品：三通接头 2 个、50ml 注射器若干、10ml 注射器若干、5ml 注射器若干、1ml 注射器若干、动脉采血针 2 个、注射泵延长管若干、输血延长管若干、滴注输液管 2 条，针头若干、采血针若干、留置针 6 套、排血管 2 根、棉签若干。

（5）药物：肝素 50mg+0.9% 氯化钠溶液 500ml（肝素生理盐水）、NS100ml 2 瓶、10% 葡萄糖酸钙 1 支、5% 碳酸氢钠 250ml、5% 葡萄糖 100ml、10% 葡萄糖 100ml、镇静药（10% 水合氯醛、力月西、苯巴比妥针等）、急救药物（洛贝林、肾上腺素、地西泮等）。

（6）换血用血制品。

4．环境　单间病房，紫外线消毒 30min，室温调节在 26～28℃，相对湿度 55%～65%，辐射式保温床做好预热准备。

（三）操作程序

项目	步骤	要点及注意事项
操作前准备	1. 核对医嘱、床号、姓名。 2. 向家长解释换血的目的、注意事项。 3. 将患儿平卧在辐射保暖床上。 4. 安装监护装置，约束四肢，贴好尿袋，更换尿布。 5. 按医嘱做好血型、交叉配血、血常规、血清胆红素等检查。 6. 两人床边核对患儿及同型捐血者的姓名、血型、血量及交叉配血相容结果。 7. 将血液加温至 35～37℃，并用 50ml 注射器抽出备用，做好标识。 8. 输液泵最好全部固定在输液架，做好标识。	1. 查看家长是否已签署换血同意书。 2. 保暖床温度应调在 30℃ 左右，防止受凉。 3. 用新鲜血或 3d 内的库血，因血液库存时间越长，血浆中 K^+ 含量越高，大量输入含钾高的血液，对患儿造成危险。
建立通道	建立换血动静脉通道，并用肝素生理盐水封管备用。	放血选用桡动脉，输血选用脐静脉或深静脉或大隐静脉，全过程严格无菌操作，预防感染。
操作中配合	1. 在换血前、中、后均在动脉留置针处取血标本送检。	1. 送检内容包括血常规、生化及血清胆红素，可及时了解患儿的情况。

续表

项目	步骤	要点及注意事项
操作中配合	2．动脉留置针处接三通接头，一端接肝素生理盐水，另一端接一段输液管作为排血通道，通过滴注泵控制排血速度，排血管末端置于量筒中。 3．静脉通道接输血延长管，经注射泵匀速输入血液，作为输血通道。 4．设定：排血泵速度＝输血泵速度＋肝素生理盐水注射泵速度。 5．在换血过程如有激惹、心电图改变等低钙症状时，应补入10%葡萄糖酸钙1～2ml/kg，缓慢输入。 6．监测中心静脉压。 7．当换血至最后阶段，输入血液剩下20～30ml时，可停止排血。 8．换血结束后，留置针予25～50U/ml的肝素生理盐水封管。	2．肝素生理盐水以20ml/h的速度通过注射泵匀速输入。 3．换血总量为150～180ml/kg，始以每次10ml等量换血，以后以每次20ml等量换血，双倍量换血总时间不能少于1.5h。 4．静脉压超过0.78kPa时，考虑有血量过多的充血性心力衰竭，宜多抽少注，静脉压低时说明血容量不足，宜少抽多注。 5．输血速度放慢至100ml/h，使输血比排血多20～30ml，以防止换血后出现贫血。 6．防止动脉留置针堵塞，应每8～12h重复封管1次。
观察记录	1．换血全程应在床旁密切观察：血压、心率、呼吸、血氧饱和度、皮肤颜色及换出血液的性状等。 2．换血过程中详细记录：换血开始和结束时间、输入量、排血量、尿量、各自累积量、术中用药、患儿的反应，当时的皮肤颜色，生命体征、血液检查结果等。 3．换血后密切观察胆红素的变化。	1．注意血压的变化，血压下降说明输血速度偏慢，血压上升，则为输血速度偏快，均应避免。 2．每隔10～15min记录1次。 3．观察1～2d血清胆红素下降可拔管，若又继续升高可再次换血，拔管时动脉穿刺点需按压5～10min，至无出血为止。
操作后整理	1．患儿：继续蓝光照射治疗，若无呕吐，一般情况正常6～8h后可进食。 2．床单位：整洁。 3．用物：分类处理，标本及时送检。 4．护士：洗手。	

（四）评价

1．操作者是否对换血全程的配合准确熟练，严格无菌操作，不发生交叉感染。

2. 能否及时准确地观察病情变化,及时处理,并记录正确。

【相关链接】

换血并发症:

1. 血制品所致并发症 传播感染,如乙肝、巨细胞病毒感染、细菌等,输血所致的溶血样反应,移植物抗宿主反应等。

2. 心血管并发症 换血过程中偶可发生心律失常或心搏停止;血容量过多(因换入量过多或换血致胶体渗透压改变后使组织间隙液体进入血管引起)可发生心力衰竭,换血时若不慎使大量空气进入血循环,可引起空气栓塞而突然发生心搏停止。

3. 电解质失衡 如高血钾、低血糖、低血钙、低血镁、酸中毒等。

4. 与操作技术有关及插管有关的并发症 肠道缺血所致坏死性小肠炎、肠穿孔、门脉空气栓塞、肝坏死等。

5. 换血所致血液药物浓度改变等。

(司徒妙琼　谢巧庆　杨　薇)

第八节　新生儿鼻饲

【目的】

1. 保证新生儿得到足够的营养。

2. 防止奶液误吸入呼吸道。

3. 避免口腔疾病患儿吃奶时加重疼痛。

【适应证】

1. 适用于胎龄小的早产儿。

2. 病情危重、昏迷或不能进食的患儿。

3. 需绝对卧床的患儿。

4. 吸吮、吞咽、呼吸不协调的新生儿。

【操作流程】

(一)评估

1. 患儿的临床诊断、病情进展。

2. 患儿有无鼻腔、口腔疾患,选择合适的胃管。

3. 了解患儿吸吮能力、上一次鼻饲时间、进食量和胃排空情况。

4. 观察有无反流、呛咳、呕吐、腹胀、腹痛。

(二)准备

1. 护士 着装整洁,洗手,戴口罩。

2. 患儿　根据病情采取去枕平卧头侧位。

3. 物品　新生儿硅胶胃管 1 根、液状石蜡、10ml 注射器、弯盘、圆碗、无菌手套一副、棉签、胶布 2 条、纱布 1 块、餐巾 1 块、水杯（内装温开水）、奶液（38～40℃）、治疗巾、听诊器。

4. 环境　干净、整洁。

（三）操作程序

项目	步骤	要点及注意事项
准备	1. 核对。 2. 备齐用物，携至患者床边。	姓名、医嘱、奶量、奶种类要求。
实施	1. 颌下铺治疗巾，置弯盘。 2. 检查清洁鼻腔。 3. 戴手套。 4. 检查胃管是否通畅，测量并标记胃管应置入的长度。 5. 润滑胃管前端。 6. 插管：一手托住患儿头部，头稍向后仰，一手持胃管沿口腔 / 选定侧鼻孔，先稍向上平起再向后下缓慢轻轻插入，插入到咽喉部时，将患儿头部托起，使下颌靠近胸骨柄，插入至所测长度。 7. 确定胃管在胃内后，用胶布将胃管固定于鼻翼及颊部。 8. 回抽胃内容物以检查患儿消化及胃排空情况。 9. 缓慢注入奶液。 10. 鼻饲后注入 2ml 温开水，关闭胃管末端。	1. 鼻插管长度为耳垂 - 鼻尖 - 剑突距离。口插管为眉心 - 剑突的距离。 2. 插管过程中出现恶心、呕吐可暂停插入，如出现呛咳、咳嗽、呼吸困难、发绀等现象表明胃管插入气管，应立即拔出，休息片刻后重新插入。 3. 注意操作时动作轻柔，避免黏膜损伤出血及其他并发症。 4. 妥善固定，防止胃管滑脱引起误吸。 5. 每次鼻饲前均需检查确定胃管是否在胃内。 6. 喂养使用一次性无菌注射器，避免反复使用。
观察记录	1. 鼻饲过程中观察有无呛咳、呼吸困难、恶心、呕吐等情况。 2. 准确记录鼻饲奶种类及量、时间等。	如出现呛咳、呼吸困难等误吸现象，立即停止灌注，并立即吸出口鼻腔及呼吸道的误吸物。
整理	1. 病床单位：整洁。 2. 患儿：右侧卧位。 3. 用物：分类处理。 4. 护士：洗手。	

（四）评价

1. 操作过程是否顺利,无损伤。

2. 确保胃管是否在胃内,固定牢固,无脱出。

【相关链接】

1. 使用三种方法确认胃管位置

（1）持注射器抽吸胃内容物,检验回抽物的 pH 是否≤5.5。

（2）置听诊器于患儿胃区,快速经胃管向胃内注入 10ml 空气,在注入空气的同时是否听到气过水声。

（3）将胃管末端置于水杯中,观察有无气泡溢出。

2. 新生儿插管时应注意由于新生儿吞咽、咳嗽反射均不完善,加之不配合,因而加大了插管难度。对于吞咽反射良好的患儿,可采用贺雪琴等提出的改良新生儿插管法:即在插管过程中当胃管下达 5～7cm（至咽喉处）,由助手迅速用消毒棉签蘸少许温度适宜的糖水或奶汁送入患儿口腔,使其安静并产生吸吮动作,此时操作者可迅速将胃管往下插入胃内。

（司徒妙琼　谢巧庆　杨　薇）

第九节　新生儿尿培养

【目的】

用于细菌培养或细菌敏感试验,以了解病情,协助临床诊断和治疗。

【适应证】

有或疑似泌尿系统感染的患儿。

【操作流程】

（一）评估

1. 患儿的病情和临床诊断。

2. 患儿性别、排尿情况。

3. 时机　宜在喂奶或喂水后进行。

（二）准备

1. 护士　着装整洁,洗手。

2. 患儿　有陪人者向家长解释,嘱陪人为患儿清洁外阴部,无陪人时由操作者为患儿用肥皂水清洁外阴,再用清水冲洗干净。

3. 体位　患儿平卧于小病床（或治疗床）解开尿布双大腿外展并固定,或用约束带固定,臀下垫胶单及治疗巾,放置弯盘。

4. 物品　治疗盘内盛:圆碗 2 个分别盛 7 个及 4 个 0.1% 安多福棉球,镊子 2 把,弯盘 2 个,培养管 1 支,手套 2 副,一次性婴儿尿袋 1 个,安尔碘,棉签,一次性中单,5ml注射器,胶单,约束带,无菌试管。

5. 环境 关好门窗,室温及湿度适宜。

(三)操作程序

项目	步骤	要点及注意事项
核对	患儿信息、医嘱、验单条形码内容。	做好三查七对。
会阴消毒	1. 冲洗外阴:臀下垫弯盘,盛7个0.1%安多福棉球的圆碗放于大腿间,消毒顺序:棉球1→阴阜左侧腹股沟内侧,棉球2→阴阜右侧腹股沟内侧,棉球3→左侧大阴唇,棉球4→右侧大阴唇,左手戴手套,示指、拇指分开小阴唇,棉球5→左侧小阴唇,棉球6→右侧小阴唇,棉球7→尿道口,最后冲洗消毒肛门。	1. 冲洗方法正确。
	2. 消毒:臀下垫弯盘,盛4个0.1%安多福棉球的圆碗放于大腿间,左手戴手套。消毒顺序:左手示指、拇指分开小阴唇并固定,棉球1→尿道口,棉球2→尿道口(停留片刻),棉球3→左侧小阴唇,棉球4→右侧小阴唇。撤去圆碗、弯盘。	2. 动作轻柔、迅速。 3. 严格遵守无菌操作原则。
贴尿袋	将留尿袋打开,撕去袋口粘贴纸将尿袋紧贴于尿道口周围,等候排尿。	1. 粘贴牢固,位置不偏移。 2. 勿污染尿袋内侧。
留取标本	尿袋内见尿,用0.5%安尔碘消毒尿袋表面,消毒培养管口胶塞,再持5ml注射器通过消毒处中点插入尿袋抽取5ml尿液注入培养管内。	1. 尿标本中勿入消毒液,以免产生抑菌作用而影响检验结果。 2. 消毒范围直径>5cm。
观察记录	1. 观察尿液性质、颜色。 2. 必要时做好记录。	
整理	1. 病床单位:整理病儿衣服,包好尿布,整理床铺。用物分类处置。 2. 用物:清理,初步清洁浸泡,物归原处。 3. 标本:贴上验单,立即送检。 4. 护士:洗手。	标本需马上送检,以免尿液被污染,成分被破坏而影响检验结果。

(四)评价

1. 操作是否符合无菌原则。

2. 尿袋是否粘贴牢固,留取标本方法是否正确。

3. 标本是否及时送检。

【相关链接】

尿培养及菌落计数是确诊新生儿泌尿系感染的重要依据:

1. 菌落计数$>10^5$/ml 提示感染,可确诊,$10^4\sim10^5$/ml 为可疑,$<10^4$/ml 多为污染。如培养菌落计数$<10^5$/ml 者,其诊断依据可按临床治疗效果而定,同时应反复进行培养。如反复培养,连续生长均为同一种细菌,再结合临床及尿常规检查,仍应考虑。假阴性结果可能由于已用抗生素、尿液存放时间过久或有间歇性菌尿之故。

2. 尿液培养应尽量早期进行。如尿液培养生长条件致病菌,且菌落计数$>10^5$/ml,仍具有诊断意义,尿液培养的同时应做药物敏感实验,以指导临床治疗。

3. 目前认为新生儿期最简单、安全的收集不被外因污染尿液的方法是用耻骨上膀胱穿刺术采取尿标本,新生儿膀胱位置较高,尿液充盈时膀胱顶入腹腔,便于行耻骨上穿刺取尿。尿液采取后立即做细菌培养,如有细菌生长,即有诊断意义。另外,还有一种简洁的方法,即玻片浸植法。

（司徒妙琼 谢巧庆 杨 薇）

第十节 新生儿股静脉穿刺

【目的】

采集血标本,以协助诊断或作治疗依据。

【适应证】

浅静脉不显露难以穿刺成功的患儿。

【操作流程】

（一）评估

1. 患儿病情、意识状态、生命体征。

2. 患儿肢体活动情况、穿刺部位皮肤情况,穿刺部位有糜烂、感染者不宜进行此项操作。

3. 患儿若有严重的出血倾向、凝血功能障碍者禁用此法。

（二）准备

1. 护士 着装整洁,洗手,戴口罩。

2. 患儿 取仰卧位。

3. 物品 治疗托内盛:真空采血针、安尔碘、棉球、小枕、弯盘、试管(按抽血项目准备,并贴好验单条形码)。

4. 环境 清洁、舒适、光线好、温度适宜。

（三）操作程序

项目	步骤	要点及注意事项
操作前	1. 核对医嘱、患儿床号、姓名。 2. 备齐用物携至床旁或治疗室。	若患儿局部过脏或遗大、小便应先做好清洁再行操作。
体位	1. 用小枕垫高穿刺侧臀部，尿布覆盖会阴部。 2. 将患儿穿刺侧大腿外展与躯干成45°角，并屈膝90°角呈蛙状。 3. 助手站立于患儿头侧，双肘及前臂约束患儿躯干及上肢，两手固定患儿双下肢。	1. 使腹股沟充分暴露。 2. 用尿布覆盖外生殖器，以免穿刺时大小便污染穿刺处。 3. 冬天注意保暖。
定位及消毒	1. 触摸股动脉搏动，定位后做标记。 2. 消毒穿刺部位及操作者左手示指。	1. 股动脉搏动点一般在腹股沟中内1/3交界处（新生儿在近中点处），股静脉在股动脉搏动最明显处内侧0.3～0.5cm处。 2. 消毒范围>5cm。
穿刺取血	1. 消毒的左手示指触摸到股动脉搏动，右手持真空采血针。 2. 在股动脉搏动点稍内侧穿刺即可进入股静脉。 3. 见有回血，立即停止进针加以固定，如未见血，可缓慢后退试探直到见血为止，真空采血针末端针头接试管，自动抽取血液至所需要量。 4. 抽血完毕，拔出采血针，用干棉球按压穿刺点3～5min或更长时间至不出血为止。	1. 穿刺时，针头不要向上穿刺过深，以免伤及腹腔脏器。 2. 股静脉穿刺有2种方法： 1）直刺法：在股动脉内侧0.3～0.5cm处垂直刺入。 2）斜刺法：在腹股沟下方1～2cm处与皮肤成20°～30°（肥胖患儿30°～45°），沿股动脉内侧与腿轴平行方向斜行刺入。 3. 如果误入动脉，拔针后应延长按压穿刺处至5～10min，避免引起局部出血或血肿。
观察记录	1. 注意观察穿刺口有无渗血、血肿情况。 2. 有特殊者做好交班，并记录。	穿刺后应观察局部，注意有无活动性出血及下肢的血液循环情况。
整理	1. 患儿：包裹尿布。 2. 床单位：整洁。 3. 用物：分类处理，标本及时送检。 4. 护士：洗手。	

（四）评价

1. 操作者对患儿体位的摆放是否符合操作需要。

2. 操作中能否遵守无菌操作原则。

3. 操作中定位及穿刺方法是否正确。

【相关链接】

股静脉穿刺点的六种定位方法：

1. 触摸法　在腹股沟中、内 1/3 处摸到股动脉搏动，自股动脉内侧 0.5cm 处为穿刺点。此定位法是首选方法，也是临床上最常用、最可靠及穿刺成功率最高的方法。

2. 垂线法

（1）从脐部引一直线垂直于腹股沟，垂直交叉点内侧 0.3～0.5cm 处为穿刺点。

（2）以脐窝为中心向耻骨联合上缘与髂前上棘的连线作垂线，与腹股沟的交叉点。

3. 目测法　患儿仰卧，大腿外展，小腿屈曲，在大腿内侧肉眼即可看到一个三角区，此三角区由缝匠肌与长收肌所形成，在此三角区顶点向内 2/3 处为进针处。此法适用于新生儿。

4. 连线法

（1）在髂前上棘和耻骨结节之间划一连线，股动脉走向与该线的中点相交，股静脉在其内侧。

（2）将膝关节正中点与脐连线，与腹股沟相交处作为股静脉穿刺的定位标志。

5. 快速法　腹股沟中点作为股静脉穿刺点，此法于紧急情况下使用，利于节约时间。

6. 三指法　操作者握住患儿大腿肌肉最丰富处，中指、拇指分别置于大腿内外侧，其指尖两点连线与腹股沟韧带平行，示指置于两点连线的中点上方、腹股沟韧带下方 2cm 处为穿刺点。此法适用于新生儿。

（司徒妙琼　谢巧庆　杨　薇）

第十一节　新生儿桡动脉穿刺

【目的】

用于监测动脉血气、同步换血或监测动脉有创血压。

【适应证】

1. 如脐动脉插管不可能时，可用此法代替以监测血气或血压。

2. 不得作为给药、输液或其他用途。

【操作流程】

（一）评估

1. 评估患儿病情、意识状态、生命体征。

2. 评估患儿正在进行的治疗（氧疗等）、肢体活动情况。

3. 评估患儿穿刺部位皮肤情况（有无水肿、结节、瘢痕、伤口等）。

4. 若需留置套管针，应先做 Allen 试验，评估尺动脉有无足够的血液灌注整个手掌。

（二）准备

1. 护士　着装整洁、洗手、戴口罩。

2. 患儿　舒适平卧位。

3. 物品　无菌治疗盘、常规消毒物品 1 套、手套、含肝素生理盐水（1U/ml）的 1ml 注射器或血气分析专用注射器 1 个、橡胶塞、干棉球。

4. 环境　环境安全、整洁、采光好。

（三）操作程序

项目	步骤	要点及注意事项
准备	1. 核对医嘱：查对床头牌、腕带，物品准备。 2. 在患儿腕部下方垫一棉垫使伸仰约45°，触摸桡动脉最大搏动点定位。 3. 常规消毒穿刺局部皮肤。 4. 戴无菌手套。 5. 再次确定位置。	1. 含 1U/ml 肝素生理盐水的 1ml 注射器的准备：1U/ml 肝素生理盐水充分湿润注射器内壁后排尽注射器内空气和液体。 2. 也可根据解剖定位：腕横纹线上桡侧到尺侧线段的 1/4 为穿刺点。 3. 消毒部位以动脉搏动最强点为圆心，直径>5cm。
采血	1. 操作者左手绷紧皮肤，右手持注射器，在搏动最强点下 0.5～1cm 处，穿刺针斜面向上与皮肤成 45° 角，逆动脉血流方向刺入。 2. 见鲜红色动脉回血后固定针头，采集血液 0.5ml 后迅速拔针，$\frac{1}{2}$ 即刺入橡胶塞。 3. 压迫穿刺部位至少 5min。 4. 若需频繁或多次采血，可用留置套管针穿刺，穿入桡动脉，见回血后降低角度继续平行进针 0.5cm，固定针芯，缓慢将管套在血管内推进，固定。	1. 严格执行无菌操作。 2. 穿刺时也可采用针头在动脉搏动最强点上垂直进针。 3. 凝血功能障碍者拔针后按压时间延长至 10min。 4. 如留置动脉通道，可用注射泵将含肝素 1～5U/ml 的生理盐水按 0.2ml/h 的速度推注，以保持管道通畅。

续表

项目	步骤	要点及注意事项
采血	5. 轻轻转动注射器将血摇匀。 6. 在检验单上注明采血时间、氧疗方法与浓度、持续时间和体温。 7. 再次核对无误，马上送检。	
观察记录	1. 观察患儿穿刺部位情况。 2. 记录签名。	留置套管针期间应注意穿刺侧手掌的血运情况。
整理	1. 患儿：采取舒适体位。 2. 用物：按医疗废物处理条例处置。 3. 护士：脱手套，洗手。	

（四）评价

1. 是否具有职业防护意识。

2. 动脉采血技术是否熟练规范。

3. 操作过程是否严格执行无菌操作。

【相关链接】

在桡动脉穿刺之前应该常规先做 Allen 试验，方法如下：同时压迫桡动脉和尺动脉，手掌变白，放松尺动脉仍压住桡动脉，若尺动脉和吻合支血流通畅则整个手掌迅速变红，即 Allen 试验的评估为阳性，方能置管。

桡动脉套管针置入术并发症：少数婴儿报道有并发症，并发症包括：由于血栓或栓塞引起远端缺血；动脉置管产生的近端缺血；前臂动脉置管引起的伸肌和肌腱损伤；动脉瘤；相邻神经的损伤。

对策：仅使用这些导管进行血液采样或血压监测；持续输注肝素化盐水；避免推注冲洗液量过多或过快；清楚地做好标签，以免因疏忽而当作静脉注射；如出现持续性缺血体征，通过外周动脉本身输注血管扩张药物或溶栓药物可能有用，而此措施却未经证实，但是默认的处理方法是立即拔除导管。

（司徒妙琼　谢巧庆　杨　薇）

第十二节 新生儿外周静脉留置针置入术

【目的】

1. 减少患儿反复穿刺的痛苦，让患儿在输液过程中感觉舒适。

2. 建立静脉通道，便于抢救。

【适应证】

适用于需短期或中期静脉输液的患儿。

【操作流程】

（一）评估

1. 患儿的临床诊断、病情、生命体征及治疗目的。

2. 患儿静脉显露及走向情况。

（二）准备

1. 护士 着装整洁，洗手，戴口罩。

2. 患儿 取舒适位，对躁动者给予必要的约束或使用镇静剂。

3. 物品 治疗盘、注射液体及药物、输液管、24G 安全型静脉留置针（短管型）、肝素帽、透明敷料、胶布、头皮针、输液架、止血带、安尔碘、棉签、弯盘、输液卡、必要时备剃刀、夹板、约束带。

4. 环境 清洁、舒适，光线充足。

（三）操作程序

项目	步骤	要点及注意事项
核对 配药	1. 核对医嘱、药液。 2. 按医嘱加药，插上输液管，排气。	严格执行三查七对制度及两人核对制度。
置套 管针	1. 选择静脉、扎止血带、消毒皮肤。 2. 留置针置管 （1）取出留置针，去除针套。 （2）左手绷紧被穿刺的血管，右手持留置针，针尖与皮肤成 15°～30° 刺入，见回血后降低角度继续平行进针 0.5cm，固定针芯，缓慢将管套送进静脉内。 （3）松开止血带，左手中指压住套管顶端处静脉，示指固定针座，右手拔出针芯，套上肝素帽，用无菌敷贴固定导管针。 （4）消毒肝素帽，连接输液装置，打开调节器，根据年龄、药物及病情调节滴速。 3. 在胶布上注明留置导管日期、时间。	1. 选择粗而直且易于固定的静脉，头皮静脉需剃净穿刺点周围 5cm 范围内的毛发。 2. 输液速度的调节应根据病情需要、药物性质、年龄、用药目的而定。
观察 记录	1. 观察穿刺部位皮肤、血管情况。 2. 观察导管回血是否明显，输液是否通畅。 3. 在输液卡上记录时间、滴速并签名。 4. 有异常情况做好护理记录。	每次输液前后，均应检查穿刺部位及静脉走行方向有无红、肿、热、痛。如有异常情况，应及时拔除导管并作相应处理。

续表

项目	步骤	要点及注意事项
置管后护理	1. 输液完毕用肝素生理盐水 2ml 正压方法封管。 2. 更换敷料 2 次 / 周，如敷料有松动或潮湿时及时更换。 3. 如发现导管堵管后，立即拔除。	导管堵管，应拔出静脉留置针，切记不能用注射器使劲推注，以免将凝固的血栓推进血管，造成栓塞。
整理	1. 病床单位：整洁。 2. 患儿：协助患儿取舒适卧位。 3. 用物：分类处理。 4. 护士：洗手。	

（四）评价

1. 操作是否符合无菌原则，固定牢固。

2. 输液速度是否符合病情需要。

3. 能否及时排除输液故障。

【相关链接】

对使用静脉留置针的肢体妥善固定措施：

1. 小儿留置针固定原则　使用最少的制动装置；不影响评估与监测；不可以绷带卷缠绕固定；不妨碍治疗；正确使用固定板。

2. 尽量减少肢体的活动　能下地活动的患者，静脉留置针避免保留在下肢，以免由于重力作用造成回血，堵塞导管。

3. 保持干燥　避免被水沾湿，如需要洗脸或洗澡时应用塑料纸将局部包裹好。

（司徒妙琼　谢巧庆　杨　薇）

第十三节　新生儿 PICC 置管术

【目的】

1. 以达到间歇性、持续性静脉输液的目的。

2. 保护外周静脉，减少患儿因反复穿刺造成的损伤和疼痛。

3. 减轻医护工作量，提高患儿的生活质量。

【适应证】

1. 需要输注刺激性药物、高渗性药物，如化疗药、全胃肠外药物（TPN）。

2. 需要反复输血或血制品。

3. 长期静脉治疗,如补液治疗或疼痛治疗。

4. 有脐静脉、锁骨下静脉或颈内静脉插管禁忌。

【操作流程】

（一）评估

1. 患儿病情、凝血状况、是否需要长期补液。

2. 穿刺部位的血管情况。

3. 患儿家庭经济承受能力、患儿家长心理状态。

4. 是否有对所置入导管的禁忌证。

（二）准备

1. 护士 着装整洁,洗手,戴口罩。

2. 患儿 取平卧位,四肢约束带约束,不合作者按医嘱用镇静药。

3. 物品 PICC 穿刺包（包括可撕裂的套管针、导管、孔巾、治疗巾、10ml 注射器、皮肤消毒剂、敷料、胶布、剪刀或切割器、止血带、纸尺、纱布和镊子）;两副无菌手套;可来福接头 2 个;三通接头;肝素生理盐水;生理盐水。

4. 环境 清洁、舒适,光线充足。

（三）操作程序

项目	步骤	要点及注意事项
置管前	1. 告知患儿家属 PICC 的目的、注意事项,并签知情同意书。 2. 选择合适的静脉。 3. 测量长度:患儿取平卧位,穿刺侧手臂外展与躯干成 90°,测量导管预置长度。	1. 遵循知情同意原则。 2. 首选贵要静脉,其次是肘正中静脉、头静脉。 3. 上腔静脉测量法:从预穿刺点沿静脉走向量至右胸锁关节再向下至第二、三肋间隙。
置管	1. 建立无菌区:打开 PICC 穿刺包,戴无菌手套,在患儿手臂下铺无菌巾。消毒穿刺部位皮肤:穿刺范围点上下各 10cm（直径 20cm）,两侧到臂缘。 2. 预冲导管:抽吸生理盐水,接可来福接头及三通接头,用生理盐水冲洗导管。 3. 按预计导管长度修剪导管:在预计长度处,剪去多余部分导管。 4. 穿刺:与常规静脉穿刺法相同。 （1）确认回血,再进入少许,进一步推进导入鞘确保导入鞘进入静脉。	1. 严格遵守无菌操作原则。 2. 也可将 PICC 导管插入相应型号的切割孔中,在预计长度的刻度处进行切割。

续表

项目	步骤	要点及注意事项
置管	（2）从安全型导入鞘中退出针芯，左手示指固定导入鞘避免移位，中指轻压导入鞘尖端所处上端的血管上，减少血液流出。 5.置入PICC导管 （1）用镊子轻轻夹住PICC导管送至"漏斗形"导入鞘末端，然后将PICC导管沿导入鞘，缓慢、均速地送入静脉至预定长度。 （2）从静脉内退出导入鞘，退出导入鞘时应指压导入鞘上端静脉固定导管。 （3）撕裂导入鞘：撕裂导入鞘并从置管上撤离，在撕裂导入鞘时，需固定好PICC导管。 （4）抽吸与封管：用生理盐水注射器抽吸回血，并注入生理盐水，确定是否通畅。肝素生理盐水正压封管。 6.清理穿刺点。 7.固定导管，覆盖无菌敷料。 8.记录穿刺部位，置入导管长度，外露长度，如行上肢置管包括上臂围。 9.通过X线拍片确定导管尖端位。	3.当导管插至患儿肩部时，可将患儿头部转向穿刺侧90°，并低头将下颌贴近肩部，以避免将导管误插至颈静脉。 4.当导管推进困难时，可以推注注射用生理盐水使导管末端漂浮，易于推进。 5.封管要用≥10ml注射器，小于10ml注射器可能造成高压，使导管发生破裂。 6.体外导管放置呈"S"弯曲，固定部位避开关节及凹陷处。
观察记录	1.观察有无静脉炎及药液渗漏情况、心率、体温情况。 2.置管过程中患儿异常情况的处理及处理的效果。 3.记录PICC导管的型号、置入导管的长度，穿刺的日期、时间、置入静脉名称，操作者、X线下导管端点位置、伤口情况等。	
整理	1.病床单位：整理病儿衣服、床铺。 2.用物：分类处理。 3.护士：洗手。	针头等锐器放锐器盒，其余一次性用物直接放在医疗垃圾袋中集中处理。

（四）评价

1. 操作是否符合无菌原则。

2. PICC导管护理是否得当。

【相关链接】

PICC 导管的封管：

1. SASH 原则　输注与肝素不相容的药物或液体前后均应先使用生理盐水冲洗，以避免药物配伍禁忌的问题，而最后用 10～100U/ml 稀释肝素盐水封管。其中 S——生理盐水；A——药物注射；S——生理盐水；H——肝素盐水。

2. 封管液量　为了达到适当的肝素化，美国静脉输液护理学会推荐封管液量应两倍于导管和辅助延长管的容积。

3. 封管方法　正压封管，在封管时必须使用正压式封管法封管，以防止血液反流进入导管，导致导管阻塞。在注射器内还有最后 0.5ml 封管液时，以边推注药液边退针的方法，拔出注射器的针头。在封管后夹毕延长管系统以保证管内正压。

4. 注射器选择　禁止使用小于 10ml 的注射器，小于 10ml 的注射器可产生较大的压力，如遇导管阻塞可导致导管破裂。推荐使用 10ml 注射器。

（司徒妙琼　谢巧庆　杨　薇）

第十四节　新生儿 PICC 维护技术

【目的】

1. 为留置 PICC 的新生儿检查、更换敷料及辅助器材，预防并及时发现和处理相关的并发症。

2. 定期进行冲管、封管，保持 PICC 管道通畅。

3. 保证患儿完成间歇性、持续性静脉输液的目的。

【适应证】

所有 PICC 置管术后的患儿。

【操作流程】

（一）评估

1. 患儿病情。

2. 检查穿刺点局部情况、导管位置、外露导管刻度、上臂臂围、导管是否通畅、导管标识是否清晰、导管留置时间等。

（二）准备

1. 护士　着装整洁，仪表端庄，洗手，戴口罩。

2. 患儿　取平卧位，四肢约束带约束，不合作者按医嘱用镇静药。

3. 物品　无菌换药包、无菌手套、棉签、75% 乙醇、皮肤消毒剂（5% 安多福）、10ml 注射器、肝素生理盐水、生理盐水、敷贴、可来福接头、手消毒液、锐器盒。

4.环境　清洁、舒适、光线充足、室温适宜。

（三）操作程序

项目	步骤	要点及注意事项
维护前	1.核对医嘱及患儿腕带、床头卡信息。 2.母婴同室的患儿与家属沟通,解释维护目的和注意事项,取得合作。	严格执行核对制度。
维护	1.戴清洁手套,暴露导管穿刺部位,在手臂下垫一次性治疗巾。去除敷贴,避免将导管移位和带出体外。 2.脱手套,用快速手消毒液洗手。 3.清洁和消毒穿刺部位皮肤:穿刺范围点上下各10cm(直径20cm),两侧到臂缘。 4.铺无菌盘,戴无菌手套。 5.固定导管:无菌敷贴的中心对准穿刺点,无张力粘贴、塑型,确保敷贴粘贴舒适、牢固。 6.更换接头:取下旧接头,导管连接口外围用75%乙醇棉球反复擦洗不小于15s,在无菌状态下更换无菌接头。 7.冲管、封管:①用1~2ml生理盐水脉冲式正压冲管。②输液结束时使用1~2ml肝素生理盐水脉冲式正压封管。 8.敷贴上注明更换日期及时间。	1.去除敷贴时注意自穿刺点下方至上方撕除,颞浅静脉则自穿刺点上方而下方撕除。 2.严格遵守无菌操作原则 3.体外导管放置呈"S"弯曲,固定部位避开关节及凹陷处。 4.导管置入的第一个48h内更换敷贴,以后至少每周更换一次敷料,如有特殊随时更换。 5.至少每周更换无菌接头,并用脉冲方法冲洗导管。 6.冲/封管用注射器≥10ml,<10ml注射器可能造成高压,使导管发生破裂。 7.肝素生理盐水浓度:0~10U/ml
观察记录	1.观察穿刺点及其周围皮肤有无压痛、肿胀、血肿、感染等症状,及时报告医生做进一步检查及处理。 2.记录PICC导管维护情况:臂围、置入导管的长度,外露长度、穿刺点周围皮肤情况等。	
整理	1.病床单位:整理患儿衣服、床铺。 2.用物:分类处理。 3.护士:洗手。	针头等锐器放锐器盒,其余一次性用物直接放在医疗垃圾袋中集中处理。

（四）评价

1. 护士能否正确选择皮肤消毒液、敷贴、接头、注射器等。

2. 患儿是否无严重并发症或并发症能否及时发现及处理。

3. 患儿 PICC 导管留置时间是否适宜。

（谢巧庆　杨　薇）

第十五节　新生儿脐血管置管的维护

【目的】

1. 预防并及时发现和处理相关的并发症。

2. 定期进行冲管、封管，保持脐血管管道通畅。

3. 保证患儿完成间歇性、持续性静脉输液的目的。

【适应证】

所有脐血管置管术后的患儿。

【操作流程】

（一）评估

1. 患儿病情。

2. 检查置管脐带残端的情况、导管位置、外露导管刻度、导管是否通畅、导管标识是否清晰、导管留置时间等。

（二）准备

1. 护士　着装整洁，仪表端庄，洗手，戴口罩。

2. 患儿　取平卧位，检查尿布，有大小便者清洁臀部及更换尿布，四肢约束带约束，不合作者按医嘱用镇静药。

3. 物品　无菌换药包、Y 形方纱、无菌手套、棉签、75% 乙醇、皮肤消毒剂（5% 安多福）、10ml 注射器、肝素生理盐水、生理盐水、可来福接头、肝素液生理盐水、胶布、无菌镊子或血管钳、液状石蜡、手消毒液、锐器盒。

4. 环境　清洁、舒适、光线充足、室温适宜。

（三）操作程序

项目	步骤	要点及注意事项
维护前	1. 核对医嘱及患儿腕带、床头卡信息。 2. 母婴同室的患儿与家属沟通，解释维护目的和注意事项，取得合作。	严格执行核对制度。
维护	1. 解开患儿衣服暴露腹部置管部位，在患儿身下垫一次性治疗巾。	

续表

项目	步骤	要点及注意事项
维护	2. 戴清洁手套,去除敷料,注意避免将导管移位和带出体外。 3. 观察脐周皮肤有无发红、肿胀,有无渗出物,外露导管的长度,注意导管有无滑出或回缩。 4. 脱手套,用快速手消毒液洗手。 5. 清洁和消毒穿刺部位皮肤:穿刺范围点上下各10cm(直径20cm),两侧过腋中线。 6. 铺无菌盘,戴无菌手套。 7. 固定导管:用镊子夹取两块Y形无菌方纱重叠交叉固定导管,上面再覆盖一块方纱,用胶布固定在两侧腋中线。 8. 更换接头:取下旧接头,导管连接口外围用75%乙醇棉球反复擦洗不小于15s,在无菌状态下更换无菌接头。 9. 冲管、封管 (1)用1~2ml生理盐水或肝素生理盐水脉冲式正压冲管。 (2)输液结束时使用2ml肝素生理盐水脉冲式正压封管。 10. 敷料上注明更换日期及时间。	1. 拆除原敷料有胶布时,动作轻柔,必要时应用液状石蜡,防止损伤皮肤。 2. 严格遵守无菌操作原则 3. 注意将体外导管盘好固定在上腹部,避免被大小便污染。 4. 至少每48h更换纱布敷料,如有特殊随时更换。 5. 至少每周更换无菌接头,并用脉冲方法冲洗导管。 6. 肝素生理盐水浓度:0~10U/ml
观察记录	1. 观察穿刺脐部及其周围皮肤有无压痛、肿胀、血肿、感染等症状,及时报告医生做进一步检查及处理。 2. 记录血管导管维护情况:置入导管的长度,外露长度、穿刺点周围皮肤情况等。	
整理	1. 病床单位:整理患儿衣服、床铺。 2. 用物:分类处理。 3. 护士:洗手。	针头等锐器放锐器盒,其余一次性用物直接放在医疗垃圾袋中集中处理。

(四)评价

1. 护士能否正确选择皮肤消毒液、敷贴、接头、注射器等。

2. 患儿是否无严重并发症或并发症能否及时发现及处理。

3. 患儿脐血管导管留置时间是否适宜。

(谢巧庆　杨　薇)

第十六节　新生儿复苏术

【目的】

1. 提高急救意识，尽可能使较多医务人员接受新生儿复苏技术的普及培训。

2. 及时对新生儿实施正确的 CPR，使窒息的新生儿获得较高的复苏成功率。

【适应证】

1. 估计胎儿娩出后可能发生新生儿窒息者，分娩前应做好复苏准备。

2. 新生儿娩出后快速评估中 4 项指标中有任何一项为"否"者，则需要复苏。

3. 意外事件，如呛奶、酸碱失衡与电解质紊乱等引起的心搏呼吸骤停者。

【操作流程】

（一）评估

1. 了解产妇产程进展情况，评估新生儿发生窒息的危险性。

2. 辐射台、氧气、负压吸引装置、新生儿复苏物品等是否处于应急可使用状态。

（二）准备

1. 护士　着装整洁，戴口罩，戴无菌手套。

2. 患儿　仰卧于辐射保暖台上。

3. 物品　新生儿复苏模型、复苏器械（喉镜、气管导管、导管芯、胎粪吸引管、吸引管、复苏囊、面罩）、吸氧装置、负压吸引器装置、血氧饱和度监护仪、急救药品（1∶10 000 肾上腺素、0.9% 氯化钠溶液等）、听诊器、毛巾和毯子或保鲜膜、胃管、注射器、胶布。

4. 环境　调节室温（25～28℃），预热辐射保暖台（32～34℃）。

（三）操作程序

项目	步骤	要点及注意事项
快速评估	1. 评估：①羊水清吗？②有呼吸或哭声吗？③肌张力好吗？④是足月吗？4 项评估，只要其中 1 个答案是"否"，马上进行以下初步复苏。	快速评估要求在 5s 内完成。
	2. 呼救："来人呀！"或叫"快！通知医生抢救！"或复苏小组团队分工明确。	

项目	步骤	要点及注意事项
建立通畅的气道(A)	1. 保暖：新生儿仰卧于辐射保暖台上。 2. 体位：头轻度仰伸处于"鼻吸气位"，可放肩垫。 3. 清理呼吸道。 4. 擦干全身拿开湿毛巾。 5. 诱发自主呼吸：轻拍足底或轻弹足跟，摩擦背部2次，重新摆正体位。 6. 评估：是否有自主呼吸？心率是否>100次/min,且肤色是否红润？只要其中1个答案是"否",则进行正压通气。	进一步清理呼吸道的恰当方法取决于：有无胎粪及婴儿的活力。无胎粪的情况下，用吸球或吸管(8F或10F)先口咽后鼻腔清理分泌物。有羊水胎粪污染时，即评估有无活力，新生儿有活力时，继续初步复苏，如无活力，采用胎粪吸引管进行气管内吸引后继续初步复苏。
气囊面罩正压通气(B)	1. 选择气囊，接上氧源。 2. 选择适宜面罩扣住口鼻。 3. 正压通气。 4. 如正压通气达不到有效通气时，则需矫正通气。 5. 评估：正压通气30s,心率是否仍<60次/min,如答案是"是",马上进行以下操作。	1. 起始压力应个体化，用最小的压力达到胸廓起伏、心率上升的目的。压力20～40cmH$_2$O,频率40～60次/min。 2. 需重新摆正体位：打开气道，确保鼻吸气位；调整面罩位置，确保与面部吻合；口鼻分泌物多时，应予吸引；适当增加压力，确保胸廓起伏。 3. 如有自主呼吸，且心率>100次/min,可逐步减少并停止正压人工呼吸。如自主呼吸不充分，或心率<100次/min,须继续用气囊面罩或气管导管施行人工呼吸。

续表

项目	步骤	要点及注意事项
维持循环（C）	1. 继续正压人工呼吸并行胸外按压。	1. 胸外按压部位在胸骨体下1/3（两乳头连线下方）。 2. 胸外按压深度为前后胸直径的1/3。 3. 按压和放松的比例为按压时间稍短于放松时间，放松时拇指不离开胸壁，建议用环抱-拇指法。 4. 胸外按压和正压人工呼吸需默契配合，避免同时施行。按压通气比为3∶1（即90次/min按压和30次/min呼吸），若高度怀疑原发心脏原因引起，可加快按压比例为15∶2。
	2. 评估：在充分正压通气和胸外按压后心率是否<60次/min，如答案是"是"，马上进行以下操作。	
用药（D）	按医嘱应用药物：肾上腺素、扩充血容量等药物治疗。	1. 肾上腺素的浓度为1∶10 000，静脉剂量0.01～0.03mg/kg，经气管导管内给药剂量0.05～0.1mg/kg，必要时3～5min重复1次，用药途径首选静脉，其次为气管导管内。 2. 扩容剂推荐用等张生理盐水，首次剂量为10ml/kg，>10min缓慢推入，观察评估后必要时可重复一次。

（四）评价

1. 复苏流程是否熟练，分工合作，有条不紊。

2. 能否及时评估复苏效果。

3. 是否记录复苏情况，新生儿包裹好，取合适体位。

4. 复苏成功后是否严密监护 T、HR、R、BP、肤色等情况。

【相关链接】

1. 窒息并发症及继续监护　复苏后的新生儿可能有多器官损害的危险，应继续监护，包括：①体温管理；②生命体征监测；③早期发现并发症。继续监测维持内环境稳定包括：氧饱和度、心率、血压、血糖、血气分析、血电解质等。复苏后立即进行血气分析有助于估计窒息的程度。及时对脑、心、肺、肾及胃肠等器官功能进行监测,早期发现异常并适当干预,以减少窒息所致的死亡和伤残。

2.接受复苏的早产儿尤需关注的问题

(1)体温管理:置于合适中性温度的暖箱。

(2)对<1 500g的极低出生体重儿(VLBW I)尤其<1 000g的超低出生体重儿(ELBW I)因缺乏肺泡表面活性物质可发生呼吸窘迫综合征,出生后有可能立即需要气管插管进行肺泡表面活性物质(PS)防治。

(3)由于生发层基质的存在,易造成室管膜下脑室内出血。心肺复苏时注意操作轻柔。

(4)围产期窒息的早产儿易发生坏死性小肠结肠炎,应密切观察、适量喂养。

(5)早产儿对高动脉氧分压非常敏感,易造成氧损害。需要规范用氧,复苏时尽量避免使用100%浓度的氧,并进行脉搏氧饱和度或血气的动态监测使氧饱和度维持在85%~95%,定期眼底检查随访。

(司徒妙琼 谢巧庆 杨 薇)

第十七节 新生儿发展性照顾

【目的】

发展性照顾是20世纪80年代在美国、日本等国家和中国台湾地区发展起来的一种新生儿护理理念。它把每个患儿作为一个生命的个体,护理过程中考虑需要的个别性,注重患儿行为上的呼唤以及环境对生长发育的影响使刺激适度。发展性照顾包括环境的管理、合理营养、保持舒适的体位、促进亲子关系的建立及对父母的心理支持。

【适应证】

1.适用于早产儿。

2.适用于情感需求较高的新生儿。

【操作流程】

1.病房温湿度的控制 病房温度在24~26℃,可用具有制冷及制暖功能的空调条件病房温度。相对湿度控制在55%~65%。随时观察病室的湿度计,湿度低时可在温箱内放置无菌注射用水来保证湿度。

2.声音的控制 应将室内声音强度控制在<60dB,每个病房使用分贝监护仪维持病房安静,要求医护人员做到"说话轻、关门轻、走路轻、操作轻",治疗护理尽量集中操作,呼吸机管路没有多余积水,监护仪报警应答迅速吸痰时关掉呼吸机报警,每天检查暖箱发动机声音,噪声大应立刻更换暖箱。

3. 光线的管理　保证充足的睡眠时间,尽量减少对早产儿的刺激。调整病房光线,明亮度,遮挡光线,白天使用遮光效果较好的窗帘,夜间在有监护设备的情况下暖箱罩遮盖暖箱。设置昼夜交替的环境。

4. 鸟巢式护理(图2-1-3,见文末彩图2-1-3)　用柔软的布卷围成似鸟巢的一个圈,再将鸟巢置于温箱内预热后,沿着早产儿身体四周环绕,使早产儿卷曲躯体来减少皮肤的暴露面积以减少散热。鸟巢四周形成一个高度,可减少开箱门时冷空气对早产儿的影响,减少环境温度波动和散热,利于中性环境温度的维持。

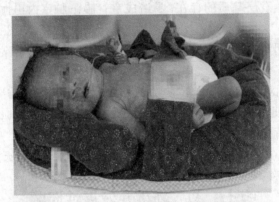

图2-1-3　鸟巢式护理

5. 袋鼠式护理(kangaroo care)　鼓励父母与患儿进行肌肤接触,尤其是母乳喂养时,通过肌肤的接触减少热量及水分的散失,用最少的能量维持稳定的体温。

6. 实施体位管理　入院后用床单卷围住或包裹婴儿,选择侧卧位和俯卧位的方法比平卧位要好。体位使身体呈中位;以安全、舒适、生理性屈曲为实施原则。

7. 非营养性吸吮　见第二篇 第二章 第一节"新生儿疼痛评估及管理"。

8. 疼痛管理　见第二篇 第二章 第一节"新生儿疼痛评估及管理"。

【护理评价】

1. 是否提高了护士对新生儿发展性照顾重要性的认识。

2. 护士是否掌握了新生儿发展性照顾的技能。

3. 护士能否根据患儿的病情给予针对性的措施,为患儿提供舒适护理。

【相关链接】

发展性照顾将是一个团队的护理,新生儿科医生、护士和保育员等相关人员应与父母一起来参与护理。早产儿不能有效地控制正常的生理和行为反应,无法适应环境的刺激,而护士们在观察和评估早产儿生理反应的基础上通过改变监护环境和护理活动,尽量减少环境和医疗护理活动带来的有害刺激,使刺激适度,通过发展性照顾在早产儿护理中的应用,使早产儿体质量增长明显,生存能力增强,缩短住院时间,住院费用减少,提高早产儿的存活质量,最终不断提高人口素质。

(李素萍 杨 薇)

第十八节 新生儿亚低温治疗仪的应用

【目的】

通过亚低温治疗的方法使患儿的脑温降低 2~5℃,同时降低患儿的脑代谢率及脑耗氧量,使患儿脑细胞结构破坏尽量减轻,同时还能够促进患儿脑组织细胞功能及结构修复。

【适应证】

新生儿窒息复苏后的治疗。

【操作流程】

(一)评估

患儿临床诊断,全身皮肤情况,生命体征及反应。

(二)准备

1.环境 室温 24~26℃,湿度在 55%~65%。

2.用物 亚低温治疗仪,控温服,灭菌注射用水,保暖箱,美皮康,自制水枕,自制水床。

3.操作者 洗手,戴口罩,遵守感染控制制度。

4.患儿 皮肤清洁,剪短指甲。

(三)实施过程

项目	步骤	要点及注意事项
操作前	给患儿家属解释过程。	尊重患儿家属的知情权。
操作中	1.将患儿安置于保暖箱内。 2.将自制水床及水枕垫于患儿身体下面。	1.患儿平卧位。 2.将患儿头部头发剃干净并贴上美皮康保护患儿皮肤。
	3.将亚低温治疗仪放置于患儿保温箱前。	3.锁住亚低温治疗仪前轮,治疗仪的四个侧面应与墙壁或其他物体至少保持10cm以上的距离。
	4.在亚低温治疗仪的水箱中注入灭菌注射用水至最合适刻度。	4.水位至两条标识线中间。
	5.将灰色传感器插入亚低温治疗仪的中心插孔,将绿色传感器插入外部插孔。	5.注意颜色匹配。
	6.将控温服垫在患儿身体下面,包住患儿身体。	6.根据患儿的情况选择大小合适的控温服。

续表

项目	步骤	要点及注意事项
操作中	7. 用水管连接控温服和亚低温治疗仪。	7. 检查控温服上的夹子是否开启。
	8. 打开电源开关,设备进行自检。	8. 自检后,要保证控温服内充满水。
	9. 通过菜单选定系统模式(控温或冷却)。	9. 上下箭头调节设定温度(34℃),每1~2h 降低体温 1℃,不宜降温过快。
	10. 将中心传感器(直肠或腋下)和体表传感器(颈部或胸部)安置在患者身上。	10. 中心传感器插入直肠4~5cm。
观察记录	1. 连接监护仪,监测生命体征。 2. 记录,病情观察。	记录亚低温治疗仪开始时间。
停治疗	1. 关闭开关,拔除电源插座。 2. 清洁,消毒。	使用中性清洁/消毒溶剂。

(四)评价

1. 护士能否关注患儿病情变化,恢复体温方法正确,无并发症的发生。

2. 操作是否熟练,患儿安全。

【相关链接】

(一)在使用新生儿亚低温治疗仪时要特别注意

1. 严密观察生命体征变化。在使用亚低温治疗仪的过程中,要配合心电监护和血氧饱和度的监测,防止低温状态下会引起血压降低和心率减慢。

2. 亚低温治疗仪根据患儿病情进行温度的调节,控制降温速度使体温不至于急剧下降。护士要经常巡视病人体温变化情况,密切观察生命体征变化,结合患儿神志、瞳孔的变化,对病情进行全部评估,保证患儿得到正确的护理。患儿体温降至正常或达到预期的体温后,应使体温保持在一个恒定水平,观察一段时间,待病情稳定后或好转后才可停机。

3. 由于亚低温治疗仪置于患儿躯干部、背部和臀部,皮肤温度较低,血循环减慢,容易发生压疮,应每1~2h 翻身拍背一次,经常变换体位。保持床单位干燥平整,经常巡视注意肢体温度、颜色,观察末梢循环。做好降温患儿的肢体保暖,尽量使用深静脉置管。

4. 注意观察体温探头的放置位置。要经常检查有无脱落或放置位置是否正确。发现体温不正常应及时检查及时纠正。亚低温治疗仪使用时间过长的患儿还应经常检查机器工作是否正常。

5. 亚低温治疗结束必须复温,一般选择自然复温方法,每4h 复温 1℃,至体温升至 35℃,可维持 2~3h 再继续复温。需在 12h 以上使患儿体温恢复至 37℃左右。严禁复温过快而导致血管扩张、回心血量减少,造成低血容量休克,甚至颅内压反跳等一系列并发症。

(二)亚低温治疗新生儿缺氧缺血性脑病方案(2011年)

1. 亚低温治疗新生儿缺氧缺血性脑病(HIE)的医生资质及必备能力要求　应当具备新生儿专业的主治医师及以上职称:①具备进行神经功能评估(如意识状态、肌张力、原始反射、惊厥、脑干体征等)的能力;②具备熟练掌握(并能具体指导团队)亚低温治疗流程和复温流程的能力;③具备(并能具体指导团队)对亚低温治疗期间监护指标及其临床意义有深刻理解的能力。

2. 亚低温治疗新生儿HIE患儿父母及监护人的知情告知　亚低温治疗新生儿HIE是一种新的治疗方法,必须征得患儿父母及监护人同意并应签署书面的知情同意书。医生与患儿父母及监护人的谈话内容应记录在病程记录中。

医生应告知:

(1)目前多项高质量研究证据表明,亚低温治疗可以降低新生儿HIE的病死率和18个月时严重伤残的发生率,但远期效果不确定。新生儿HIE患儿家长及监护人可选择,也可不选择亚低温治疗,亚低温治疗中也可随时提出终止。

(2)适合进行亚低温治疗的新生儿HIE是有标准的。

(3)亚低温治疗过程中,严密监测可能出现的不良反应,包括:

1)循环系统:严重心律失常、严重栓塞、严重低血压和肺动脉高压。

2)血液系统:凝血功能异常和血小板减少。

3)呼吸系统:低氧血症。

4)代谢紊乱:低血糖、高血糖、低血钙、低钠血症和高钠血症。

5)肝、肾功能损害。

6)皮肤:破溃、坏死和硬肿。

3. 亚低温治疗新生儿HIE的总体标准　亚低温有选择性头部亚低温(冰帽系统)和全身亚低温(冰毯系统)两种方式。可根据临床应用经验选择,目前没有证据表明哪种方式治疗新生儿HIE临床效果更好,尚无简易亚低温方式与冰帽、冰毯系统治疗新生儿HIE的疗效与安全性的对比研究。

(1)选择性头部亚低温使鼻咽部温度维持在33.5~34℃(目标温度),可接受温度为33~34.5℃,同时直肠温度维持在34.5~35℃。全身亚低温使直肠温度维持在33.5~34℃(目标温度),可接受温度为33~34.5℃。

(2)亚低温治疗最适宜在生后6h内进行,越早越好。

(3)亚低温治疗时间为72h。

(4)亚低温治疗复温后至少严密临床观察24h。

(5)强烈建议出院后至少随访至生后18个月。

4. 新生儿HIE有以下情况不适合进行亚低温治疗

(1)出生12h以后。

（2）初始振幅整合脑电图（aEEG，又称脑功能监测）监测正常。

（3）存在严重的先天性畸形，特别是复杂青紫型先天性心脏病，复杂神经系统畸形，存在21、13或18-三体等染色体异常。

（4）颅脑创伤或中、重度颅内出血。

（5）全身性先天性病毒或细菌感染。

（6）临床有自发性出血倾向或 PLT<50×10⁹/L。

5．亚低温治疗新生儿 HIE 的选择标准　胎龄≥36 周和出生体重≥2 500g，并且同时存在下列情况：

（1）胎儿宫内窘迫的证据至少包括以下 1 项：①急性围生期事件，如胎盘早剥或脐带脱垂或严重胎心异常变异或迟发减速；②脐血 pH<7.0 或 BE>16mmol/L。

（2）新生儿窒息的证据（满足以下 3 项中的任意 1 项）：① 5min Apgar 评分<5 分；②脐带血或生后 1h 内动脉血气分析 pH<7.0 或 BE>16mmol/L；③需正压通气至少 10min。

（3）新生儿 HIE 诊断：依据中华医学会儿科学分会新生儿学组制定的新生儿 HIE 诊断标准。

（4）aEEG 脑功能监测异常的证据，至少描记 20min 并存在以下任意 1 项：①严重异常：上边界电压≤10μV；②中度异常：上边界电压>10μV 和下边界电压<5μV；③惊厥。

6．亚低温治疗新生儿 HIE 临床实施

（1）临床实施前的准备

1）新生儿放置在远红外辐射式抢救台或暖箱中，优先使用远红外辐射式抢救台。

2）关闭远红外辐射式抢救台或暖箱电源。

3）新生儿尽量裸露，除去新生儿身体部位一切可能的加温设施。

4）监测心电、氧饱和度、血压和体温，aEEG 监测脑功能。

5）建立动、静脉通路。

6）完善治疗前检查：常规 ECG，血常规，CRP，血气分析，乳酸，血电解质（钠、钾、氯、钙），血糖，肝、肾功能，凝血功能，头颅 B 超。

（2）温度探头放置的具体要求

1）直肠温度探头：插入直肠 5cm 左右，并固定于大腿一侧。

2）鼻咽部温度探头：放置长度相当于鼻孔至耳垂的距离，蝶形胶布固定。

3）食管温度探头：放置长度相当于鼻孔至耳垂，然后向下至剑突的距离再减去 4cm，蝶形胶布固定。

4）皮肤温度探头：放置于腹部，监测皮肤温度。特别提示温度探头放置后应标记位置，作为操作后无滑脱的检验指示。

5）选择合适的冰帽或冰毯：冰帽应大小适中，覆盖头部，应不遮盖眼睛；冰毯应大小适中，覆盖躯干和大腿。特别提示冰帽或冰毯均不能覆盖新生儿颈部。

6）亚低温实施

A. 初始治疗：①如果新生儿体温已经在亚低温治疗的可接受温度范围内，直接进入维持治疗状态；②如果新生儿体温没有达到可接受的温度范围，开始诱导亚低温治疗，1~2h 达到亚低温治疗的目标温度（33.5~34℃），特别提示直肠温度降至可接受温度范围的最低限度（33℃）时，应开启暖箱或远红外辐射式抢救台电源给予维持体温。

B. 维持治疗达到亚低温治疗的目标温度后转为维持治疗 72h：①连续监测皮肤、鼻咽部或食管温度：开始每 15min 记录 1 次，直至达到目标温度后 1h，然后每 2h 记录 1 次，复温期间每小时记录 1 次；②监测新生儿体温低于或高于目标温度 1℃以上或新生儿出现烦躁、颤抖等应通知主治医生；③每 4h 检查新生儿皮肤 1 次，每 2h 变动 1 次体位；④冰毯或冰帽应保持干燥；⑤测定血气的化验单应标注当时新生儿的体温；⑥亚低温治疗期间，根据临床需要可继续给予其他对症支持治疗措施；⑦机械通气的新生儿，湿化器温度按照常规设置；⑧亚低温期间新生儿皮肤可能发暗或呈灰色，如果氧饱和度正常，不需特殊处理；⑨如果新生儿存在持续低氧血症（经过积极呼吸支持治疗后，SaO_2 仍低于 80%）或持续低血压（积极支持治疗和给予血管活性药物后，平均动脉压仍低于 35mmHg），应考虑停止亚低温治疗；⑩亚低温治疗期间，心率会降至 90 次 /min 以下，亚低温治疗仪报警设置应调整为低于 80 次 /min，如果心率持续降低或出现心律失常，应及时处理或停止亚低温治疗；⑪开始亚低温治疗后出现不良反应，应终止亚低温治疗，按照复温流程进行复温。

C. 监测指标：①亚低温治疗期间的 24h、48h 和 72h 复查血常规、动脉血气、乳酸、肝功能、肾功能、电解质、血糖、血钙和凝血功能，必要时随时复查；②亚低温治疗期间应行心电监护，脑功能监测，住院期间至少完成一次常规 EEG 检查；③亚低温治疗复温后 24h 进行脑影像学检查；④亚低温治疗期间每天进行神经系统症状和体征检查。

D. 需要中断亚低温治疗时的处理：①如果新生儿需要离开 NICU 进行影像学检查或其他操作，应暂时中断亚低温治疗，关闭降温设备；②新生儿检查时尽可能保留冰帽或冰毯，如果必须去除，尽可能缩短去除时间。

E. 复温方法：①自然复温法，关闭亚低温治疗按钮，关闭远红外辐射式抢救台电源或暖箱电源，逐渐开始复温；②人工复温法，设定鼻咽部温度或直肠温度为每 2h 升高 0.5℃。

特别提示复温期间每小时记录 1 次鼻咽部温度或直肠温度，直至温度升至 36.5℃。

（李素萍　杨　薇）

第二章　新生儿专科护理评估

第一节　新生儿疼痛评估及管理

【目的】

1. 提高新生儿科护士的新生儿疼痛理论知识及临床处理技能。

2. 提高护士在临床对新生儿疼痛管理的能力。

【适应证】

1. 可用于评价各种致痛性操作过程中婴儿的疼痛强弱。

2. 适用于评价各种镇痛措施的镇痛疗效。

【操作流程】

1. 评估

（1）识别新生儿现存或潜在疼痛来源：有创操作、骨折、水肿、恶性环境（如噪声、灯光、处置）。

（2）评估病儿的生命体征，与基础生命体征相比较：心率、血压、血氧饱和度。

（3）观察疼痛行为表现，并用疼痛评分表进行评分。

（4）识别疼痛导致的生理及行为的改变：高血压、低血压、血氧饱和度下降、心率加快或减慢等。

（5）定时评价疼痛及止痛措施的效果：每班至少一次，如怀疑或确定有疼痛来源时每4h，使用吗啡或芬太尼持续静脉滴注时每小时，术后每4h及每次予止痛干预后都需评价。

2. 疼痛干预

（1）实施非侵入性安慰措施

1）屈曲体位、包裹襁褓、按摩、摇晃、拥抱及肌肤接触，非营养性吸吮、蔗糖水和葡萄糖水、母乳喂养。

2）病房环境，减少环境的影响因素：灯光、噪声。

3）通过评估生理、行为表现的变化评价安慰措施的有效性。

（2）给予药物性止痛措施

1）根据医嘱给予阿片类药物：在侵入性操作前给予一次芬太尼或吗啡，当频繁或持续的疼痛存在时给予芬太尼或吗啡持续静脉输入，如血流动力学不稳定时考虑使用芬太尼。

2）根据医嘱给予其他辅助药物：水合氯醛、醋氨酚等。

（3）观察药物不良反应：如呼吸抑制、胃肠蠕动减慢、血流动力学不稳定。

3. 出现以下情况报告医生

（1）当非药物性或药物性止痛措施不能缓解疼痛，新生儿仍存在疼痛的生理及行为表现。

（2）药物出现不良反应，如呼吸抑制、胃肠蠕动减慢、血流动力学不稳定、血氧饱和度下降、尿潴留、可疑肠梗阻。

4. 中止疼痛评估及处理措施　当新生儿无侵入性操作时或无致痛性的医疗护理操作，或患儿的疼痛表现消失48h后。

5. 父母指导

（1）告知父母患儿的疼痛的表现，使用止痛药物的原因。

（2）指导并鼓励父母使用非药物性安慰措施。

6. 记录

（1）将每次发生中 - 重度的疼痛及评估数据记录在护理记录中。

（2）记录使用的药物及患儿的反应及记录措施的有效性。

【护理评价】

1. 护士能否识别新生儿疼痛的生理行为反应。

2. 护士能否正确选用合适的疼痛评估工具。

3. 护士是否能够熟练运用临床上常见致痛性操作的止痛方案。

【相关链接】

常用新生儿疼痛量表：

1. 新生儿表情编码系统（Neonatal Facial Coding System，NFCS）　早产儿和足月儿均适用。

NFCS 有 10 项：①皱眉；②挤眼；③鼻唇沟加深；④张口；⑤嘴垂直伸展；⑥嘴水平伸展；⑦舌呈杯状；⑧下颌颤动；⑨嘴呈"O"形；⑩伸舌（只用于评估早产儿）。如果患儿无以上各项表现为 0 分，有其中 1 项为 1 分。NFCS 的总分为 10 项之和，最低为 0 分。早产儿最高为 10 分，足月儿为 9 分（因"伸舌"只用于评估早产儿），分值越高表示疼痛越严重。

2. 早产儿疼痛量表（Premature Infant Pain，PIPP）　适用于早产儿疼痛的行为评定，可信度高（表 2-2-1）。

表 2-2-1　早产儿疼痛量表（PIPP）

项目	0分	1分	2分	3分
胎龄	胎龄≥36周	32～35周，6d	28～31周，6d	<28周
行为状态	活动/觉醒，双眼睁开，有面部活动	安静/觉醒，双眼睁开，无面部活动	活动/睡眠，双眼闭合，有面部活动	安静/睡眠，双眼闭合，无面部活动
心率最大值	增加0～4次/min	增加5～14次/min	增加15～24次/min	增加≥25次/min
血氧饱和度最低值	下降0.0～2.4%	下降2.5%～4.9%	下降5.0%～7.4%	下降≥7.5%
皱眉动作	无（≤观察时间的9%）	最小值（观察时间的10%～39%）	中值（观察时间的40%～69%）	最大值（≥观察时间的70%）
挤眼动作	无（≤观察时间的9%）	最小值（观察时间的10%～39%）	中值（观察时间的40%～69%）	最大值（≥观察时间的70%）
鼻唇沟加深	无（≤观察时间的9%）	最小值（观察时间的10%～39%）	中值（观察时间的40%～69%）	最大值（≥观察时间的70%）

注：PIPP的总分为7项之和，最低为0分，最高为21分，分值大于12分表示存在疼痛，分值越高表示疼痛越严重。

3. 新生儿手术后疼痛评分，推荐使用CRIES（Crying，Requires O$_2$ turation，Increased vital signs，Expression，Sleeplessness）评分量表，用于评估胎龄32～60周（纠正胎龄=60周）的新生儿术后疼痛，也可监测患儿对治疗的反应或恢复情况（表2-2-2）。

表 2-2-2　CRIES量表

项目	0分	1分	2分
哭闹	无（非高调哭）	高调哭但可安抚	高调哭但不可安抚
SpO$_2$>95%所需的氧浓度/%	无	<30%	>30%
生命体征	心率和平均血压≤术前值	心率或平均血压增高但幅度<术前值的20%	心率或平均血压增高幅度>术前值的20%
面部表情	无痛苦表情	痛苦表情	痛苦表情伴有呻吟
睡眠障碍	无	频繁觉醒	不能入睡

注：各项的分值为0～2分，总分为10分，>3分则应镇痛治疗，4～6分为中度疼痛，7～10分为重度疼痛。

（李素萍　史菊升）

第二节　新生儿早期预警评分

【目的】

新生儿早期预警评分系统（Newborn Early Warning Score system，NEWSs）是目前临床预警护理管理的有效工具之一，它通过评估患者简易生理参数等观察指标快速识别潜在危重症患者，指导医护人员及时采取急救干预措施。

【适应证】

1. 适用于处于高风险的新生儿的病情预测。

2. 适用于新生儿转运过程的风险评估。

【评估方法】

1. 由责任护士按照新生儿预警评分表（表 2-2-3）对患儿进行定时评分并记录，及时处理。

表 2-2-3　新生儿预警评分表

参数	2 分	1 分	0 分	1 分	2 分
体温	<35.5℃	35.5～36.2℃	36.3～37.4℃	37.5～38.0℃	>38.0℃
心率	<70 次 /min	70～89 次 /min	90～150 次 /min	151～190 次 /min	>190 次 /min
呼吸	<20 次 /min	20～29 次 /min	30～59 次 /min	60～80 次 /min	>80 次 /min
血氧饱和度	<90%	90%～94%	>94%		
神经精神症状	—	—	活动自如 / 可唤醒喂养	紧张 / 躁动 / 喂养困难	昏睡 / 持续癫痫

2. 责任护士根据评分结果及时采取相应的处理（表 2-2-4）。

表 2-2-4　预警评分干预措施表

评分	干预措施
0～1 分	无须特殊处理，1h 巡视患儿 1 次。
2 分	通知上级护士查看患儿，给予相应指导，小于 30min 巡视 1 次。
3 分	立即报告值班医师，要求 10min 内查看患儿，进行必要的医疗处理：例如扩容补液、增加吸氧浓度、准备机械通气。每 20min 巡视患儿 1 次。
4～10 分	立即报告值班医师，护理组长，医师、护理组长 5min 内查看患儿情况，准备好抢救物品、药品。必要时通知上级医师、护士长参与抢救，增加人力，抢救结束后专人看护患者。如复评结果无改善，需修订抢救方案。

【护理评价】

1. 护士能否快速判断患儿的病情变化及风险评分。

2. 根据评分结果护士能否迅速作出相应的有效处理措施。

3. 患儿是否能在最短时间得到合理的解决方案，效果明显。

【相关链接】

2010 年，英国医学者 Roland 等提出了新生儿早期预警评分表（Newborn Early Warning Score system，NEWSs），用于预测新生儿病情恶化风险。但对其适用性、实用性仍有争议，国内也有少数研究证实（NEWSs）对潜在危重新生儿有较好的识别效能。但大部分医疗机构仍使用 Brighton 儿童早期预警评分表（Brighton Peadiatric Early Warning Score）中的新生儿标准进行病情评估。但由于不同评估表的应用结果受各种因素的干扰，加之新生儿的临床表现不明显，导致结果判断不准确。需要医护人员结合患儿临床实际病情变化，作出相应的处理。

（李智英　杨　薇）

第三篇
新生儿突发事件应急预案

第一章 新生儿呼吸道阻塞引起窒息的应急预案

【目标】

防范新生儿在住院期间因突发呼吸道梗阻引起的窒息事件，并及时做好窒息后的抢救处置工作，最大限度地降低因窒息导致的各种并发症，尽量杜绝死亡率。

【应急预案】

1. 值班人员严格遵守医院及科室各项规章制度，坚守岗位，加强巡视，及时发现病情变化。

2. 每天检查急救物品和仪器处于完好的备用状态。

3. 医护人员熟练掌握新生儿心肺复苏流程、常用急救仪器性能、使用方法、注意事项等。

4. 当新生儿出现突发呛咳、呼吸急促或窘迫、全身皮肤青紫、反应低下、口鼻有或无涌出胃内容物等窒息表现时，迅速将患儿头转向一侧，同时使用吸球或吸引器清除呼吸道分泌物，并请旁人通知其他医务人员。

5. 必要时可在气管插管下行负压吸引清除呼吸道分泌物。

6. 其他医护人员迅速备好急救物品和仪器，立即给予氧气吸入和心电、氧饱和度监护。

7. 清理呼吸道后快速评估患儿呼吸、心率及肤色，如出现心搏骤停，立即进行人工呼吸、心脏按压、加压给氧等新生儿复苏抢救流程。

8. 根据患儿情况遵医嘱使用抢救用药，直至患儿恢复自主呼吸与心跳。

9. 严密观察生命体征，抢救结束后6h内准确记录抢救过程。

10. 详细记录事件的全过程，组织全体护理人员对存在问题进行原因分析，并制订整改措施，做好持续质量改进。

11. 必要时填写《护理不良事件上报表》上报护理部。

【应急流程】

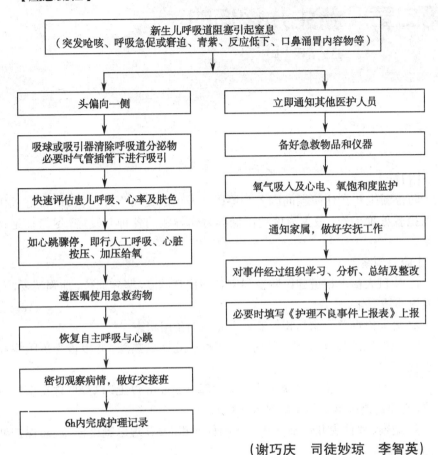

（谢巧庆　司徒妙琼　李智英）

第二章 新生儿烫伤的应急预案

【目标】

防范新生儿在住院期间因各种原因突发引起烫伤事件,并及时做好烫伤后的抢救处置工作,最大限度地降低因烫伤导致的各种并发症,尽量杜绝死亡率。

【应急预案】

1. 值班人员严格遵守医院及科室各项规章制度,坚守岗位,加强巡视,及时发现病情变化。

2. 每天检查急救物品和仪器处于完好的备用状态。

3. 当发现新生儿烫伤意外时,立即将患儿撤离热源,并报告当班医生和护士长。

4. 立即使用无菌生理盐水冲洗烫伤部位 30min 以上,以降低烫伤部位的温度,必要时遵医嘱使用镇静剂或止痛剂。

5. 观察、评估患儿局部皮肤烫伤的程度和面积,遵医嘱处理,注意保护创面的无菌性。

6. 密切观察病情,监测生命体征的变化,必要时给予氧气吸入和心电、氧饱和度监护,注意保暖。

7. 完善护理记录,做好交接班。

8. 详细记录事件的全过程,组织全体护理人员对存在问题进行原因分析,并制订整改措施,做好持续质量改进。

9. 区护士长 24h 内上报科护士长,科护士长上报护理部,并填写《护理不良事件报告表》将讨论处理意见及整改措施以文字形式向护理部提交。

【应急流程】

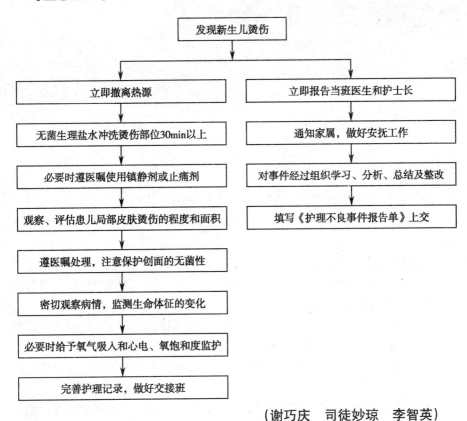

```
                        发现新生儿烫伤
                              │
        ┌─────────────────────┴─────────────────────┐
        ↓                                            ↓
   立即撤离热源                              立即报告当班医生和护士长
        ↓                                            ↓
无菌生理盐水冲洗烫伤部位30min以上              通知家属，做好安抚工作
        ↓                                            ↓
必要时遵医嘱使用镇静剂或止痛剂           对事件经过组织学习、分析、总结及整改
        ↓                                            ↓
观察、评估患儿局部皮肤烫伤的程度和面积      填写《护理不良事件报告单》上交
        ↓
遵医嘱处理，注意保护创面的无菌性
        ↓
密切观察病情，监测生命体征的变化
        ↓
必要时给予氧气吸入和心电、氧饱和度监护
        ↓
完善护理记录，做好交接班
```

（谢巧庆　司徒妙琼　李智英）

第三章 新生儿药物外渗的应急预案

【目标】

防范新生儿在静脉输液过程中由于各种原因导致药液外渗事件，并及时做好药液外渗后的各种处置工作，最大限度地降低因药液外渗导致的各种并发症。

【应急预案】

1. 新生儿在输液期间，护士需加强巡视，至少每小时巡视一次，及早预防新生儿药液外渗事件的发生。

2. 当发现新生儿药液外渗意外时，应立即拔针，停止使用该静脉继续输注液体，并报告管床医生及护士长。

3. 使用小号头皮针或 1ml 注射器针头尽量回抽局部肿胀部位的外渗药液，直至无法抽查为止。

4. 护士应及时了解外渗药物的名称、剂量，评估新生儿药物外渗的部位局部皮肤的颜色、温度、面积、外渗药物的量等。

5. 根据外渗药物的性质决定处理方法

(1) 静脉滴注外渗容易引起皮下组织坏死的药物，如甘露醇、去甲肾上腺素、钙剂、多巴胺、脂肪乳等药物时，视情况进行局部封闭。

(2) 封闭方法：0.5%～1% 普鲁卡因或 1%～2% 利多卡因 1～2ml 封闭。

(3) 多巴胺外渗可用酚妥拉明或阿托品 1ml 加生理盐水 9ml 稀释液 1～2ml 封闭或外敷。

(4) 外渗药液 pH 在 5～9、渗透压小于 600mOsm/L 的液体，可直接用 33% 硫酸镁或喜疗妥外敷。

6. 出现局部坏死皮肤时可邀请造口治疗师会诊后做进一步处理。

7. 密切观察局部皮肤情况，及时更换敷料。

8. 完善护理记录，做好交接班。

9. 详细记录事件的全过程，组织全体护理人员对存在问题进行原因分析，并制订整改措施，做好持续质量改进。

10. 填写《护理不良事件上报表》上报护理部。

【应急流程】

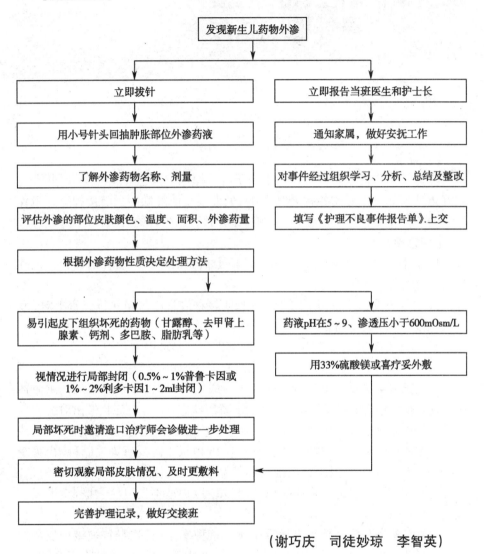

（谢巧庆　司徒妙琼　李智英）

第四章 新生儿预防接种意外的应急预案

【目标】

防范新生儿在预防接种过程中由于各种原因导致意外事件发生,并及时做好意外事件发生后的各种处置工作,最大限度地降低因预防接种意外事件导致的各种并发症和意外造成的影响,维护接种新生儿的合法权益。

【应急预案】

1. 执行新生儿预防接种需由具备护士执业证和预防接种培训合格证的护士方可执行。

2. 加强新生儿科护士的责任心,预防接种过程中严格执行三查七对、双人床边核对新生儿身份信息。

3. 当发现新生儿预防接种意外时,立即报告当班医生和护士长。

4. 根据新生儿预防接种意外发生的原因进行相应处理

(1) 新生儿接种质量不合格的疫苗造成的损害:①严密观察患儿生命体征变化,备好急救物品和仪器,随时处于备用状态;②针对症状做出对症应急处理,必要时给予氧气吸入和心电、氧饱和度监护;③详细评估患儿全身情况,记录临床表现、发生时间、人数等;④2h内报告医院感染控制科,由医院感染控制科上报上级卫生行政部门和药品监督管理部门;⑤完善护理记录,做好交接班;⑥详细记录事件的全过程,填写《护理不良事件上报表》上报护理部。

(2) 因新生儿病区接种者违反了预防接种操作规程,导致被接种疫苗的新生儿过量注射而造成的损害:①详细评估患儿全身情况,记录临床表现、发生时间等,针对接种疫苗的种类和临床症状做出对症应急处理。②卡介苗注射过量:接种部位在2~5d会出现红肿、硬结、破溃、脓肿,接种部位同侧腋窝、锁骨下淋巴结肿大,体温升高、乏力,极个别发生肺结核等。当出现卡介苗注射过量时,立即使用异烟肼和普鲁卡因局部环形封闭 qd×3d 后,q3d×5~7 次,严重者可肌内注射和口服异烟肼,已经发生溃疡者,使用异烟肼冲洗溃疡部位并抗感染治疗。③乙肝疫苗注射过量:一般表现为局部过敏反应为主,如局部红肿、疼痛、硬结,极少数者会出现发热,恶心等全身症状,但一般在 1～3d 内可自行消失。反应范围小可以不处理,症状严重者按医嘱给予抗过敏、抗感染治疗。④严密监测患儿病情变化,完善护理记录,做好交接班。⑤2h 内报告医院感染控制科,及时做出事件分析及整改。⑥详细记录事件的全过程,填写《护理不良事件上报表》上报护理部。

【应急流程】

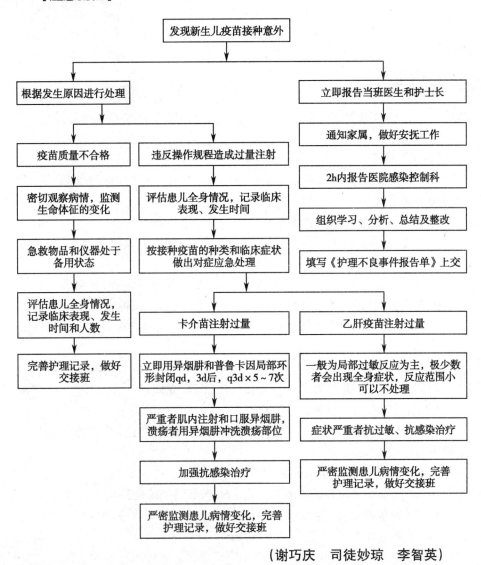

（谢巧庆　司徒妙琼　李智英）

第五章　新生儿猝死的应急预案

【目标】

防范新生儿在住院期间因各种原因出现的猝死意外事件，并及时做好意外事件后的抢救处置工作，最大限度地降低意外事件导致的各种并发症，尽量杜绝死亡率。

【应急预案】

1. 值班人员严格遵守医院及科室各项规章制度，坚守岗位，加强巡视，及时发现病情变化。

2. 每天检查急救物品和仪器处于完好的备用状态。

3. 医护人员熟练掌握新生儿心肺复苏流程，常用急救仪器性能、使用方法、注意事项等。

4. 当发现新生儿猝死症状时（意识丧失、大动脉搏动消失、呼吸停止），应迅速做出判断，就地进行心肺复苏抢救，不能离开患儿，请他人通知医生。

5. 患儿肩胛下垫一折叠的毛巾，头部轻度仰伸，摆鼻吸气位，使气道开放。

6. 用吸球或吸引器清除呼吸道分泌物，先清理口咽后清理鼻腔分泌物。

7. 其他医护人员迅速备好急救物品和仪器，立即进行人工呼吸、心脏按压、加压给氧等新生儿复苏抢救流程。

8. 开放静脉通道，根据患儿情况遵医嘱使用抢救用药，直至患儿恢复自主呼吸与心跳。

9. 使用心电、血氧饱和度监护仪。

10. 严密观察生命体征，抢救结束后 6h 内准确记录抢救过程。

11. 详细记录事件的全过程，组织全体护理人员对存在问题进行原因分析，并制订整改措施，做好持续质量改进。

12. 填写《护理不良事件上报表》上报护理部。

【应急流程】

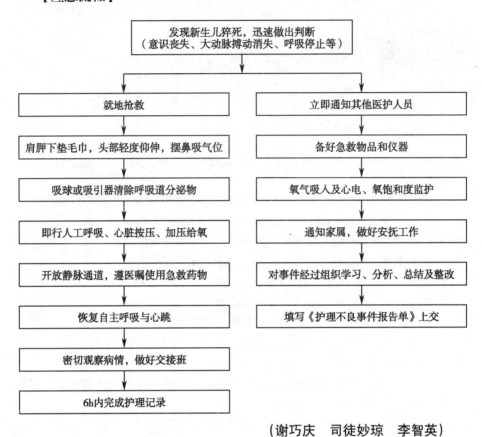

发现新生儿猝死，迅速做出判断
（意识丧失、大动脉搏动消失、呼吸停止等）

就地抢救　　　　　　　　　　立即通知其他医护人员

肩胛下垫毛巾，头部轻度仰伸，摆鼻吸气位　　　　备好急救物品和仪器

吸球或吸引器清除呼吸道分泌物　　　　氧气吸入及心电、氧饱和度监护

即行人工呼吸、心脏按压、加压给氧　　　　通知家属，做好安抚工作

开放静脉通道，遵医嘱使用急救药物　　　　对事件经过组织学习、分析、总结及整改

恢复自主呼吸与心跳　　　　填写《护理不良事件报告单》上交

密切观察病情，做好交接班

6h内完成护理记录

（谢巧庆　司徒妙琼　李智英）

参考文献

[1] 兰炯采，负中桥，陈静娴. 输血免疫血液学实验技术[M]. 北京：人民卫生出版社，2011.

[2] 邵肖梅，叶鸿瑁，邱小汕. 实用新生儿学[M]. 4 版. 北京：人民卫生出版社，2011.

[3] 吴本清. 新生儿危重症监护诊疗与护理[M]. 北京：人民卫生出版社，2011.

[4] 陈小伍，于新发，田兆嵩. 输血治疗学[M]. 北京：科学出版社，2012.

[5] 王憬惺. 输血技术[M]. 北京：人民卫生出版社，2013.

[6] 张玉侠. 实用新生儿护理学[M]. 北京：人民卫生出版社，2015.

[7] 苏绍玉，胡艳玲. 新生儿临床护理精粹[M]. 北京：人民卫生出版社. 2017.

[8] 崔焱，仰曙芬. 儿科护理学[M]. 6 版. 北京：人民卫生出版社. 2017.

[9] 邢林生. 儿童线性 IgA 大疱性皮肤病的临床护理体会[J]. 安徽卫生职业技术学院学报，2009，41（3）：71-72.

[10] 傅雯萍，吴彬彬，王恒. UGTIAIG71R 基因多态性对母乳性黄疸程度的影响[J]. 临床儿科杂志，2010，28（3）：255-257.

[11] 王慧萍，周金梅. 动静脉同步换血治疗新生儿溶血病的护理[J]. 现代中西医结合杂志，2010，19（2）：248-249.

[12] 罗梅，何静，陈方祥. 54 例重度 ABO 新生儿溶血病换血治疗结果分析[J]. 重庆医学，2010，39（2）：232-233.

[13] 宋泳红，朱清碧. 新生儿外周动静脉同步换血不良反应的护理[J]. 护士进修杂志，2010，25（7）：621-622.

[14] 黄世荣，段捷华. 新生儿 ABO 溶血病并红细胞葡萄糖 -6- 磷酸脱氢酶缺乏症临床对比分析[J]. 中国综合临床杂志，2010，8（26）：880-883.

[15] 唐慧，杨艳，李映兰，等. 儿童早期预警评分在急性淋巴细胞白血病患儿中的应用[J]. 中华护理杂志，2017，52（12）：1422-1426.

[16] 肖红梅. 迟发型母乳性黄疸的诊治分析[J]. 中国实用医药，2011，6（29）：58-59.

[17] 黄世荣. G-6-PD 缺乏症在新生儿高胆红素血症的影响及其特点[J]. 中国医疗前沿，2012，7（11）：1-43.

[18] 张春丽，张宁. 6432 例住院分娩活产儿 G-6-PD 缺陷症筛查状况[J]. 中国妇幼保健，2012，27：1338.

[19] 黄国日，潘革. 新生儿高胆红素血症换血治疗的研究进展[J]. 医学综述，2012，18（3）：380-382.

[20] 敖正才，张洪为. 67 例高胆红素血症换血治疗的回顾性分析[J]. 中国医学创新，2013，10（32）：128-129.

[21] 杨英莲，陈贻骥. 母乳性黄疸发病机制研究进展[J]. 重庆医学，2013，42（14）：1659-1661.

[22] 马红丽，刘瑞玲，孙雪梅. 新生儿溶血病换血疗法几种血液配型方案的疗效评价[J]. 中国输血杂志，2014，27（9）：954-956.

[23] 张俊平，周英凤，周敏俊，等. 提高与母乳喂养相关的乳头疼痛或损伤管理的循证实践[J]. 中华护理杂志，2014，49（9），1062-1065.

[24] JONF. WATCHKO M D. Identification of neonates at risk for hazardous hyperbilirubinemia: emerging clinical insights[J]. Pediatrics，Clinics of North America，2009，56（3）：671-687.

[25] LAWRENCE R A，LAWRENCE R M. Breastfeeding: A guide for the medical professional（7th ed）[J]. J Human Lactation，2010，22：118.

[26] American Academy of Pediatrics Clinical Practice Guideline. Management of hyperbilirubinemia in the newborn infant 35 or more weeks of gestation[J]. Pediatrics，2004，114（1）：297-316.

[27] GOLOMBEK S G，NAVARRO M，NEGRO S，et al. Administration of intravenous immunoglobulin is not free of risk in the neonatal period[J]. Arch Pediatr，2010，17（3）：298-301.

[28] MACGREGOR E，HUGHES M. Breastfeeding experiences of mother from disadvantaged groups: a review[J]. Community Pract，2010，83（7）：30-33.

[29] HUZEBOS C V，BOS A F，ANTTILA E，et al. Early corticosteroid treatment does not affect severity of onconjugate Hyperbilirubinemia in extreme low birth weight preterm infants[J]. Acta Paediar，2011，100（2）：170-174.

[30] CHEN J，SADAKATA M，ISHIDA M. Baby massage ameliorates neonatal jaundice in full-term newborn infants[J]. Tohoku J Exp Med，2011，223（2）：97-102.

[31] ABD HAMID I J，MIYEN M I，IBRAHIM N R，et al. Randomised controlled trial of single photo therapy with reflecting curtain sversus double photo therapy in term newborns with hyperbilirubinaemia[J]. J Paediatrics Child Health，2013，49（5）：375-379.

[32] BHUTANI V K，ZIPURSKY A，BLENCOWE H，et al. Neonatal hyperbilirubinemia and Rhesus disease of the newborn: incidence and impairment estimates for 2010 at regional and global levels[J]. Pediatr Res，2013，74 Supp11：86-100.

[33] DEAN N P，FENIX J B，SPAEDER R M，et al. Evaluation of a Pediatric Early Warning Score Across Different Subspecialty Patients[J]. Pediatr Crit Care Med，2017，18（7）：655-660.

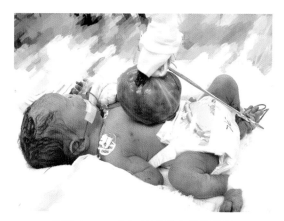

彩图 1-4-2　先天性脐膨出囊膜悬吊

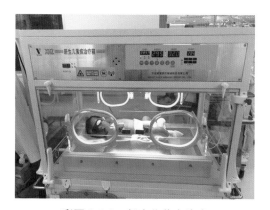

彩图 2-1-2　新生儿蓝光治疗

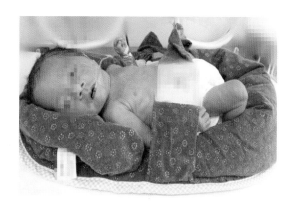

彩图 2-1-3　鸟巢式护理